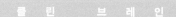

클린 브레인

인생을 바꾸는 최강의 두뇌 디톡스

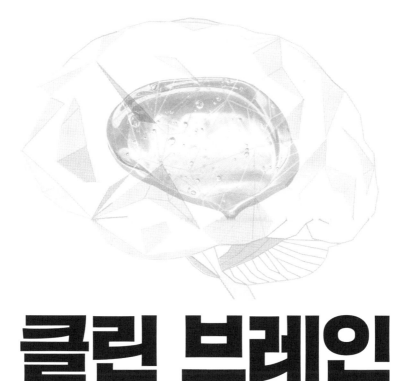

클린 브레인

데이비드 펄머터, 오스틴 펄머터, 크리스틴 로버그 지음 | 김성훈 옮김

지식너머

새로운 현실

> 행복하고 싶다면, 행복하라.
>
> — 레프 톨스토이_{Leo Tolstoy}

진정으로 행복하고, 충만하고, 잘 쉬어서 몸도 개운하고, 머리도 맑고, 자신뿐만 아니라 주변의 사람과 세상과도 깊숙이 이어져 있다고 느껴 본 적이 언제였는가? 그랬던 기억이 가물가물하다면 이 책은 당신을 위한 책이다. 오늘날 수많은 사람이 그렇게 괴로워하면서도 그 사실을 깨닫지 못하거나, 알면서도 어찌할 도리를 모르고 있다. 어떤 사람은 그냥 포기하고 그저 하루하루 반복되는 일상을 애써 살아간다. 그렇게 살 필요가 없다.

요즘 우리를 괴롭히는 역설이 있다. 현대의 생활이 우리에게 무한한 기회를 제공한다는 것이다. 우리는 먹고 싶은 것이 있으면 언제든 먹을 수 있다. 우리를 유혹하는 광대한 디지털 미디어의 세계에 푹 빠져들 수도 있고, 버튼을 누르거나 손가락만 까딱하면 마음에 드는 상품과 서비스를 구입하고, 심지어는 배우자감을 찾을 수도 있다. 그리고 자신이 어떤 생각을 하고, 어떤 관점을 갖고 있는지부터 시작해서 상품 구매 내역, 사진, 정보 검색 습관, 지금까지 누른 '좋아요'와 '싫어요', 현재 위치에 이르기까지 자신에 관한 모든 것이 공개된 가상의 세계에서 하루 종일 살 수도 있다. 우리는 연중무휴로 하루 24시간 열려 있는 이 '새로운 현실'이 우리를 건강하고 행복하게 만들어주리라 생각한다. 그런데 그렇지가 않다. 우리의 기본적 필요를 모두 충족하는 것은 물론이고 여러 면에서 우리의 기대를 뛰어넘는 시스템이라고 해서 유토피아를 창조해 주지는 않는다. 오히려 그 반대다. 우리는 예방이 어렵지 않은 질병들의 발병률이 치솟는 바람에 해결책을 고심하고 있다. 또 우리 중 많은 사람이 그 어느 때보다도 외롭고, 우울하고, 불안에 시달린다. 진정한 기쁨은 여전히 잡힐 듯 잡히지 않는다.

그런데 정말 말이 안 되는 것이 있다. 끝없이 쏟아지는 뉴스를 들으며 우리가 믿고 있는 것과 달리, 요즘 세상은 비교적 평화롭다는 것이다. 하지만 다양한 사람들을 대상으로 대규모 여론조사를 해 보면 대다수는 우리가 아주 위험한 시대에 살고 있다고 생각한다. 사람들은 두렵고, 불안하고, 초조하다. 사람들은 덫에 걸린 느낌을 받는다. 전체적으로 인생이 그리 즐겁지 못하다. 더군다나 서로에 대한 불신이 극에 달하고 있다. 2014년에 만 명의 미국인을 대상으로 한 설문조사에 따르면 수십 년 만에 정치 이데올로기 부문에서 사람들의 입장이 가장 크게 갈렸으며, 상대 진영을 부정적으로 바라보는 사람의 비율이 2004년 이래 2배가 넘었다.[1] 세상 돌아가는 소식을 꾸준히 접한 사람이라면 아마 이런 설문 결과가 놀랍지 않을 것이다.

우리는 당신에게 새로운 삶의 틀을 제공할 것을 약속한다. 튼튼한 몸과 행복한 마음을 넘어 좀더 충만한 삶을 가꾸고 유지할 방법을 함께 찾아낼 것이다. 이제 완전히 다른 종류의 브레인 워시를 해야 할 시간이 됐다.

약속, 그리고 문제

잠시 당신에게 특별한 걱정거리가 없다고 상상해 보자. 두 발을 땅 위에 굳건히 딛고 선 기분이 들고 힘이 넘친다. 내면이 죽어 버린 듯 피곤하고 짓눌린 기분 따위는 눈곱만큼도 없다. 당신은 신체의 타고난 생리학적 원리가 당신을 돌보고 스스로 치유할 것이라 믿는다. 어떤 어려운 문제가 닥치든 잘 풀릴 거라는 자신이 있으니 과도한 스트레스를 받을 일도 없다. 지난 일들이 아무리 큰 상처를 남겼다 해도 이제는 문제가 되지 않는다. 친구가 나와는 완전히 다른 관점을 갖고 있대도 괜찮다. 모든 것이 괜찮다고 느껴진다. 나 자신과 나누는 내면의 대화는 여유가 있고, 희망이 넘치며, 열려 있다.

하루하루 지날수록 현대사회의 의무가 자신을 옥죄는 참담한 기분이 드는 이때 이런 수준의 평온과 만족을 생각하기는 어렵다. 하지만 이런 평온과 만족을 당신의 현실로 만들 수 있다. 그 비결은 자신의 머릿속에서 무슨 일이 일어나는지 알고, 당신을 파멸의 길로 이끄는 회로에 변화를 주는 것이다. 이 책은 다음과 같은 간단한 전제에서 출발한다.

"우리 뇌의 작동이 심각하게 조작되어 거기서 비롯된 행동이 우리를 어느 때보다도 더 외롭고, 불안하고, 우울하고, 의심하게 만들며, 질병에도 잘 걸리고 살도 잘 찌게 한다. 그와 동시에 우리는 자기 자신으로부터, 타인으로부터, 세상으로부터 동떨어진 기분을 느낀다."

일상의 활동에서 잘못된 선택이 우리 건강에 영향을 미친다는 사실에 이의를 제기할 사람은 거의 없을 것이다. 예를 들어 우리는 정크 푸드가 몸에 안 좋고, 시간이 지나면 온갖 질병을 유발할 수도 있다는 것을 안다. 그럼에도 우리는 왜 고집스럽게 이런 음식들을 계속 먹을까? 그 대답은 무척 복잡하지만, 우리가 이런 독을 섭취하도록 프로그래밍되어 있다는 기본적인 진리에서 해결책을 찾을 수 있다.

우리의 식생활은 건강 혹은 만성 질환으로 이어질 수 있는 여러 가지 생활 습관 중 하나다. 미국 내 사망 중 70퍼센트 정도는 만성 질환 때문이다. 미국인의 절반이 당뇨, 심장 질환, 암, 알츠하이머병 등 적어도 한 가지 만성 질환을 앓고 있다.[2] 보건 의료 체계를 어떻게 바꿀 것인지를 두고 논쟁이 계속되지만, 보건 의료에 들어가는 돈의 75퍼센트가 예방 가능한 질병에 들어간다는 것을 우리는 잊고 있다.[3] 세계보건기구 WHOWorld Health Organization는 우리가 방금 말한 전체적인 만성 퇴행성 질환을 기아, 감염성 질환, 전쟁을 제치고 최고의 사망 원인으로 지목한다.[4]

부실한 식생활과 질병 사이의 중요한 관계를 이미 알고 있는 사람에게는 이것이 새로운 뉴스가 아닐지도 모른다. 하지만 <u>당신이 먹고 마시는 음식과 음료수가 감정, 생각, 세상을 인식하는 방식도 바꿔 놓는다</u>는 사실은 아마 몰랐을 것이다. 당신의 기분이나 지각도 식생활 선택에 직접적으로 강력한 영향을 미친다는 사실도 마찬가지로 중요하다. 식료품 제조 회사는 이런 사실을 교묘하게 이용해서 당신의 건강, 그리고 당신의 정신을 파괴하는 악순환 고리를 만들어 낸다. 우리가 그 고리를 깨뜨리는 방법을 보여 주려 한다. 하지만 이것은 그저 음식의 선택보다 훨씬 광범위한 문제다.

우리는 광고에 끝없이 노출되며 하루에도 몇천 번씩 즉각적 만족instant gratification이야말로 행복에 이르는 길이라는 생각을 주입당한다. 이런 메시지는 부지불식간에 들어온다. 사람들이 계속해서 잘못된 방식으로 행복을 추구하도록 설득하는 데 수십억 달러의 돈이 들어간다. 당신이 생각하기에는 인생의 성공을 위해 최선을 다하고 있는 것 같은데 상황은 여전히 나아지지 않는다. 소셜미디어를 보면 나만 빼고 다른 사람들은 모두 잘 살고 있는 것 같다. 광고는 무언가를 사면 인생이 바뀔 것이라고, 다이어트 약을 먹으면 뱃살 문제가 바로 해결될 거라고 말한다. 당신은 건강에 좋은 음식을 먹어 보려 하지만 영양은 없고 칼로리만 높은 저렴한 음식들이 무한히 공급되기 때문에 번번이 실패한다. 그리고 건강이 나빠진 것이 다 자신의 잘못처럼 느껴진다. 이런 우울한 시나리오가 이제는 표준으로 자리 잡아 만성 스트레스 문화를 부채질한다. 안타깝게도 이런 유형의 스트레스는 뇌에 해롭게 작용해서 자신의 삶을 스스로 통제한다는 주체성을 느끼게 도와줄 뇌 영역을 손상시킨다. 그리고 거기에 대처하려는 과정에서 당신은 다시 즉각적인 만족으로 빠져들기 때문에 이런 행동을 촉발하고 강화하는 신경 회로를 깨뜨리기가 더 힘들어진다. 탈출구가 더 멀어지는 것이다.

생물학적인 관점에서 보면 많은 요인이 우리를 즉각적 만족의 덫에 빠뜨린다. 예를 들어 보자. 당신은 오늘날 우리가 앓는 수많은 질병들이 만성 염증과 긴밀하게 연관되어 있음을 알고 있을 것이다. 하지만 만성 염증이 뇌에도 영향을 미쳐 판단력을 흐리고 충동적으로 행동하게 만든다는 사실은 몰랐을 것이다.

1부 '현대사회가 뇌에 미치는 영향'에서는 의미, 기쁨, 지속적 안녕을 찾으려 하는 우리를 자꾸만 약하게 만드는 정신 장악mental hijacking에 대해 알아본다. 2부 '오염에서 벗어나기'에서는 더욱 명료하게 생각하고, 타인과의 유대감을 강화하고, 건강에 좋은 습관을 키우는 데 필요한 도구들을 알아본다. 짜임새 있는 청사진이 필요한 사람들을 위해 3부 '브레인 워시'에서 이런 전략들을 한데 모아 실용적인 10일 프로그램과 레시피를 정리했다. 실제로 열흘이면 당신의 인생과 건강의 궤적에 변화가 시작될 수 있다.

이 책을 쓴 이유

아버지와 아들이 함께 책을 쓰는 경우가 흔치는 않다. 우리 두 사람은 세대는 완전히 다르지만 한 가지 같은 질문을 품고 있다. 어째서 건강과 행복을 얻기가 그리도 어려운 것일까? 우리는 이 책을 쓴 이유에 대해 대화를 나누었다.

오스틴: 내과에서 레지던트 과정을 밟는 동안 저는 개개의 질병을 진단하고 치료하는 것을 강조하는 전통적인 접근 방식을 따랐어요. 제 환자들의 여러 가지 문제점들을 제대로 짚어 내서 관리하기 위해 최선을 다했죠. 하지만 대부분의 환자들은 제 뜻을 따르는 데 별로 관심이 없어 보였죠. 환자들은 어째서 평생 약을 복용하는 것도 꺼리고, 심부전이나 당뇨를 막아 줄 식생활을 유지하는 것도 꺼릴까요?

제 관심사와 제 환자들의 관심사가 똑같을 것이라 믿은 것이 실수였어요. 제가 환자들에게 한 가지 질문을 시작하면서 이 문제가 해결됐죠. '당신이 정말로 관심을 두는 부분은 무엇인가요?'라는 질문이었습니다. 저는 환자들이 무엇보다도 건강이 중요하다고 말할 줄 알았는데, 충격을 받았죠. 건강이 제일 우선이라고 말한 사람이 거의 없었거든요. 대신 환자들이 가장 가치 있게 여기는 것은 가족, 친구, 그리고 놀랍게도 취미 활동이었어요. 이런 것들이 환자들에게 삶의 의미와 기쁨을 가져다주는 것이었어요. 환자들이 정말로 관심 있는 것은 연결connection이었어요. 좋은 건강은 그저 그 목표에 도달하기 위한 도구였던 것이죠.

저는 타인을 돕는 방법이 무엇인지 새로 생각해 볼 필요성을 느꼈습니다. 제가 환자들을 가능한 최고의 방법으로 도우려고 진정으로 원한다면 '연결'에서 출발해야 한다는 것을 깨달았죠.

이를 통해 우리가 자기 자신과, 타인과, 자신의 환경과 어떻게 상호작용하는지 더 깊이 이해하게 되었습니다. 저는 새로운 물건을 사고, 인스턴트식 디지털 상호작용에 참여하는 것으로는 의미 있는 연결을 찾지 못한다는 것을 알게 됐죠. 하지만 우리 문화는 우리가 점점 더 그쪽으로 노력을 쏟게 부추기는 것 같습니다. 데이터를 보면 걱정스러워요. 매일 단기적 해결책에 초점을 맞추어 보내는 시간이 늘어나다 보니 삶의 질을 꾸준히 개선해 줄 수 있는 순간들을 놓치는 경우가 많아 보이거든요. 이것은 그저 어떻게 연결을 고취할 것이냐의 문제가 아니라, 우리가 연결을 경험하지 못하게 가로막는 삶의 측면들을 어떻게 확인해서 제거할 것이냐의 문제라는 것을 이제는 압니다. 저는 연결을 개선하는 방법을 알아보기 시작했고, 단절로부터 빠져나오는 것이 훨씬 더 중요하다는 것을 알게 됐습니다. 이 중요한 주제를 아버지와 함께 연구하고 그 내용을 세상에 선보일 기회를 얻은 것이 제 인생에서 가장 만족스러운 경험 중 하나였습니다.

데이비드: 지난 40년 동안 제 사명은 사람들이 지식을 통해 힘을 키우도록 최선을 다하는 것이었습니다. 제 책과 강의의 핵심 주제는 언제나 식생활, 신체 활동을 비롯한 생활 방식과 건강 및 장수의 관계였죠. 이를 대중에게 전하려 애쓴 이유는 넘쳐 나는 광고에 이런 분명한 정보들이 묻혀 버릴 것 같아서였어요. 우리가 진정으로 건강, 장수, 행복, 만족을 얻지 못하게 가로막는 핵심은 바로 단절이라는 것이 제게는 분명해졌습니다. 이런 것들은 불가능한 목표가 아니죠.

이 책은 정말 제 애정이 담긴 책입니다. 제 아들과 함께 이 프로젝트에 참여해서 좋았고, 한 사람의 개인으로서 자신의 세대를 대표해서 나온 아들의 관점을 통해 새로운 것을 배울 수 있어서 정말 큰 영광이었습니다. 저는 미래에 대해 큰 희망을 갖게 되었습니다.

회로를 재구성해서 더 나은 뇌를 만들자

책을 쓰기 위해 조사를 시작했을 때 우리는 어떤 결과가 나올지 예측할 수 없었다. 첫 달에 우리 두 사람은 모두 이 과제의 중요성을 받아들이고 놀라움과 변화를 동시에 느꼈다. 연구가 깊어질수록 점점 우리가 개인들뿐만 아니라 지구와 그 안에 있는 사회들 전체에도 영향을 끼칠 대단한 사실에 더 가까워지고 있다는 것을 알 수 있었다. 이것은 사소한 문제가 아니다. 지금 지구의 운명이 위험에 처해 있다. 연결되고 행복한 사람들은 개인의 건강과 환경의 건강이라는 맥락에서 이 지구를 행복한 곳으로 만든다. 주변을 둘러보면서 우리 지구의 상태를 생각해 보면 현재의 상황이 지속 가능하지 않다는 것을 알 수 있다. 우리에게는 당신이 필요하다. 우리는 서로가 필요하다.

우리는 현대사회의 혜택이 크다는 점을 충분히 인정한다. 현대사회와 거리를 두어야 한다고 주장하려는 것이 아니다. 예를 들어 현대 기술만 봐도, 온라인 연구 데이터베이스와 화상회의 기술 같은 것이 없었다면 이 책은 나올 수 없었을 것이다. 대신 우리는 사람이 기술에 이용당하는 세계가 아니라, 사람이 의식적 주체로서 기술을 사용하는 디지털 세계가 되어야 한다고 주장한다. 우리 세계는 디지털 네트워크를 통해 서로에게 배우고, 서로 연결될 수 있는 기회를 믿기 어려울 정도로 많이 제공해 준다. 하지만 이런 기회를 올바르게 사용하는 것이 중요하다. 세상이 우리에게 줄 것이 엄청나게 많으며, 당신의 삶과 건강을 바꿀 수 있는 도구가 지금 바로 당신 앞에 놓여 있다. 우리는 그 도구들을 빨리 여러분과 나누고 싶다.

이 책은 광범위한 영역을 다루지만 우리의 전략은 당신이 당장 삶에 적용할 수 있는 실용적인 틀을 만들어 내는 것에 초점을 맞추고 있다. 우리는 현대사회에서 살고 일한다. 그래서 가능한 것은 무엇이고 현실적인 것은 무엇인지 그 한계를 잘 이해한다. 좋은 소식이 있다. 지속적인 건강과 행복을 달성하지 못하게 우리를 가로막는 것들이 우리의 힘으로 변화시킬 수 있는 범위 안에 있다는 것이다. 자기 마음의 운영체제를 점검하면 그 목표에 도달할 수 있다. 우리는 나쁜 건강, 외로움, 또다시 단기적 해결책을 찾으려는 끝없는 욕구의 희생양이 될 필요가 없다. 다시 사람들과 이어지고 인생을 변화시키는 브레인 워시의 새로운 틀은 마음을 청소하고, 명료한 사고 능력, 깊은 인간관계, 정신적 건강을 가져다 줄 뇌의 신경 회로를 활성화시키는 법을 가르쳐 줄 것이다.

준비되었는가? 그럼 시작해 보자.

코로나19 이후의 삶

이 책의 초판이 미국에서 출간되고 불과 며칠 후에 새로운 치명적인 바이러스가 전 세계를 휩쓸었다. 이미 많은 것을 짊어지고 살아가는 사람들의 어깨 위로 집단적인 불안, 공황, 스트레스가 더 큰 무게로 얹혔고, 그 바람에 우리가 전하려는 메시지가 더더욱 강력하고 중요한 메시지가 되었다. 이것은 우리가 두려움으로부터 거리를 두고, 좋은 판단 능력을 강화하고, 사고와 행동 패턴에서 안정성을 찾고, 신체적·정신적 회복력을 구축하는 행동에 참여하고, 공감 능력의 힘을 깨닫게 하는 일에 초점을 맞춘 메시지다. 이 책에서도 얘기하듯이 모든 사람이 공감하면 모든 사람이 승자가 된다.

코로나19의 세계적인 대유행은 우리가 아직 해답을 찾지 못한 수많은 질문을 제기한다. 우리는 이 바이러스의 생물학과 특성을 이제야 막 이해하기 시작했다. 코로나19 바이러스의 급속한 확산은 우리의 지식과 의학 인프라 사이의 넓은 간극과 지역 격차를 드러내고,

한 사람의 결정이 다수의 건강에 얼마나 큰 영향을 미칠 수 있는지도 보여 주었다. 그와 동시에 대유행 덕분에 전 세계적인 연대와 과학 공동 연구에 불이 붙고 있다.

지금은 연구의 초점이 바이러스가 신체에 미치는 직접적인 영향에 맞춰져 있지만 이 미지의 영역을 헤쳐 나가는 과정에서 광범위하게 정신적 고통이 야기된다는 점도 분명하다. 2020년 3월의 설문조사에 따르면 미국의 성인 중 36퍼센트가 이미 이 바이러스 때문에 정신 건강에 심각한 영향을 받고 있다. 2020년 초에 1,210명의 중국인을 대상으로 정신 건강에 대해 설문 조사를 한 결과 절반 이상이 코로나19 바이러스가 중간에서 심각 정도로 심리에 영향을 미치고 있다고 답했다. 해리스 여론조사 기관에서 진행한 또 다른 설문에서는 외로움이 급격히 증가하는 것으로 드러났다. 현재 미국인의 44퍼센트가 코로나 바이러스 대유행의 직접적인 결과로 그전보다 더 외로워졌다고 한다. 그리고 미국인 중 절반 이상(52퍼센트)이 이 시기에 자신의 정신 건강을 돌보는 방법을 알고 싶다고 했다. 지금까지 사람들의 생활이 얼마나 큰 변화를 맞이했는지 생각하면, 우리는 앞으로도 수십 년 동안 코로나19 바이러스가 남긴 심리적·경제적 여파를 경험할 가능성이 높다.

당분간은 코로나19 바이러스가 남긴 신체적·정신적 영향을 떠안고 사는 법을 배워야 할지도 모른다. 그래도 좋은 소식이 있다면, 각자가 지금 취하는 행동을 통해 이 도전을 헤쳐 나가 예측 불가능한 상황에서도 번영을 누리고 자신의 건강, 안전, 행복, 특히 정신적 행복을 보존할 수 있다는 것이다. 명확한 사고를 위해 뇌를 최적화하는 것부터 시작해, 우리는 두려움을 가라앉히고 온갖 질병에 대한 저항 능력을 강화할 수 있다. 우리가 이 책에서 설명하는 과학적인 개입 방법들을 일상생활에 적용하면, 몸을 새로이 혁신하고 뇌의 배선을 새로 짜서 최대한 힘들이지 않고 두려움도 없이 이 뉴 노멀New-Normal 시대를 헤쳐 나갈 수 있을 것이다.

우리는 이 보이지 않는 적과 싸우기 위해 자유의 일부를 임시로 포기했다. 하지만 우리에겐 이 세상에 어떤 모습으로 다시 등장할지 선택할 능력이 남아 있다. 그렇다. 우리는 당분간은 이 싸움이 이어지리라는 것을 인정해야 한다. 하지만 우리는 성장의 기회도 함께 살펴보아야 한다. 우리가 생각과 건강에 투자를 아끼지 않으면 우리가 하는 모든 행동에서 최고의 자신으로 거듭날 수 있고, 우리 앞에 놓인 도전과 더 쉽게 맞설 수 있을 것이다. 부디 이 책이 여러분에게 이 어려운 시기를 함께 헤쳐 나가는 데 필요한 건강과 강인함을 줄 수 있기를 바란다.

PART2
오염에서 벗어나기

PART3
브레인 워시

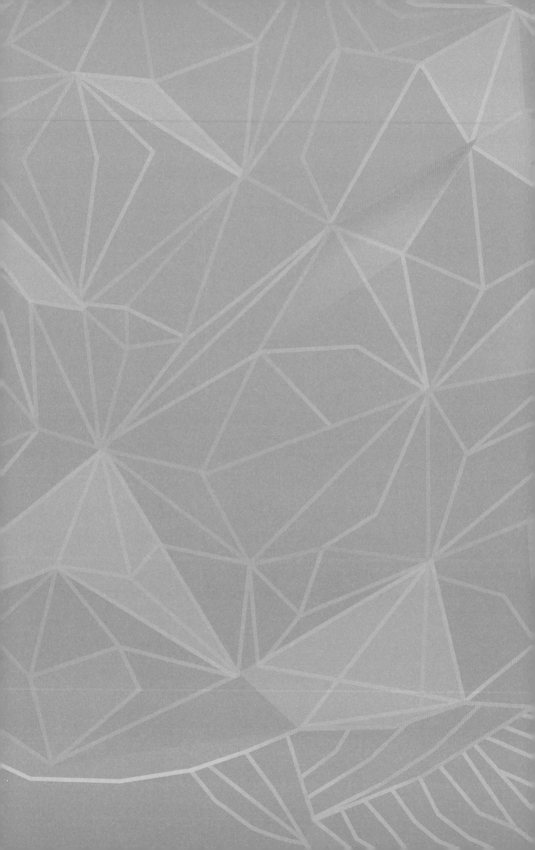

현대사회가
뇌에 미치는 영향

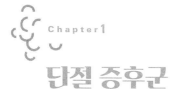

단절 증후군

안 타 까 운   상 황

> 물질적인 삶의 방식에는 우정, 사랑 따위의 개념이 존
> 재하지 않습니다. 그저 기계처럼 하루 24시간의 노동만
> 존재할 뿐입니다. 따라서 현대사회에서 우리는 결국 계
> 속 돌아가는 그 거대한 기계의 일부가 되어 버립니다.
>
> — 달라이 라마, 『기쁨의 발견The Book of Joy』

당신이 오늘 아침 눈을 뜨고 맨 처음 한 일은 무엇인가?
평소 당신의 아침은 어떤 식으로 흘러가는가? 장담하건대 당신의 아
침은 불과 10년이나 15년 전과 비교해도 극적으로 변했을 것이다. 눈
을 뜨고 스마트폰을 확인하거나 소셜미디어 혹은 매체를 접하기까지
몇 분이나 걸리는가? 화면 넘기기나 클릭은 몇 번이나 하는가? 평소
아침 식사로 무엇을 먹는가? 차가운 시리얼, 베이글, 머핀, 페이스트
리 혹은 도넛 같은 것을 꾸역꾸역 입에 넣지는 않는가? 집을 나서기

전까지 사랑하는 가족들과 어떻게 상호작용하는가?

항상 가는 길을 따라 직장으로 차를 몰고 갈 때 당신은 자기 자신에게 주파수를 맞추며 다가올 하루에 차분히 정신을 집중하는가? 아니면 압박감에 불안하고 조각난 기분을 느끼는가? 교통신호에 집중하고 있어야 할 시간에 문자를 보내고, 이메일을 확인하고, 통화를 하지는 않는가? 직장에서는 업무에 오랜 시간 집중하지 못하고 자꾸 디지털 기기로 손이 가지는 않는가? 일하는 책상에서 점심을 먹는가? 항상 휴대폰을 근처에 두고 종일 멀티태스킹을 하는가? 사람들을 직접 만나기보다는 대부분 이메일, 문자, 전화 통화로 연락하는가?

일이 끝나면 당신은 산책이나 운동을 하며 기분을 전환하는 시간을 갖는가? 아니면 집으로 돌아와 반주를 한잔하며 가공식품과 포장식품으로 차린 저녁 식사를 하는가? 하루 일에 지친 상태로 잠자리에 들어 보지만 잠을 잘 수가 없는가? 자다가도 간간이 눈이 떠지는가? 아침이 오면 피곤하고 늘어진 기분으로 잠에서 깨어 또다시 단조롭고 똑같은 일상을 시작하는가?

21세기가 시작된 이후로 우리 사회는 근본적인 변화를 겪었다. 여기에는 우리를 창살에 가두어 놓는 개인용 기술personal technology이 폭발적으로 증가한 것이 한몫했다. 이제 전 세계 사람들 중 70퍼센트 정도가 스마트폰을 갖고 있는 것으로 추산된다.[1] 일반적인 인터넷 사용자는 하루에 2시간 이상을 소셜네트워크에서 보낸다고 한다.[2] 한 여론조사에 따르면 미국인들이 깨어 있는 시간 중 42퍼센트는 눈이 텔레비전, 스마트폰, 컴퓨터, 태블릿, 혹은 기타 장치에 고정되어 있다고 한다.[3] 미국인이 하루에 평균 8시간을 잔다고 가정할 때 하루에 평균 6시간 43분을 스크린을 보면서 사는 셈이다. 이것을 평생으로 환산하면 7,956일, 혹은 거의 22년에 해당하는 시간이다.

지각변동 같은 이 거대한 변화가 주변 모든 것과 단절되는 문화를 낳고 말았다. 우리는 길을 걸을 때도 스마트폰에 눈이 꽂혀 고개를 숙이고 걷고, 자기와 다른 생각은 철저히 외면해 버린다. 한편 우리에게 무엇을 하라고 말하는 메시지들이 융단폭격하듯 쏟아진다(뭘 먹으면 좋다, 뭘 사면 좋다, 게시물을 더 올려라, '좋아요'를 더 많이 받아라 등등). 주의를 기울이면 자신의 내면에서 공허와 갈망을 느낄 수 있다. 현대의 소비 지상주의에 발맞춰 우리의 뇌도 물리적으로 변하고 있다. 큰 그림을 보고 세심히 계획한 결정을 내릴 수 있도록 고도로 진화된 뇌에 대한 접속이 차단되는 것이다. 그와 동시에 우리를 충동적이고, 불안하고, 두렵게 만들고, 땜질식 해결법을 계속 갈망하게 만드는 신경 회로들은 강화되고 있다. 신경 회로가 이런 식으로 재구성되면 우리는 장기적인 행복과는 거리가 먼 것에 더 많은 시간과 돈을 쓰면서 계속 불만족스러운 상태로 남게 된다. 이것이 바로 이윤 추구를 목적으로 하는 기업들이 원하는 바다. 소비자가 만족하지 못하는 상태로 남아 있어야 더 큰 이윤을 남길 수 있기 때문이다. 즉각적 만족을 원하는 뇌의 원시적인 욕망을 사로잡으려는 상업적 이해관계 때문에 우리의 뇌는 점점 더 타인에 의해 통제되는 프로그램에 사로잡혀 돌아가고 있다. 이것이 우리의 무서운 현실이다.

당신의 주의력과 판단 능력은 경매에서 가장 높은 값을 부르는 자에게 팔려 나간다. 당신의 심리학과 생물학을 어떻게 조작해야 최대의 이윤을 남길 수 있을지 가장 잘 이해하고 있는 회사들에 말이

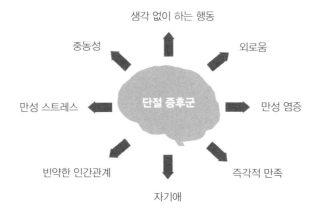

생각 없이 하는 행동

중동성

외로움

만성 스트레스

단절 증후군

만성 염증

빈약한 인간관계

즉각적 만족

자기애

다. 이런 회사들은 강력한 신경 회로를 이용해서 거의 저항이 불가능할 정도의 중독을 이끌어 낸다. 여기에 중독되면 단기적 쾌락, 그리고 상업이 만들어 낸 지속 가능한 즐거움이라는 환상에서 빠져나오지 못한다. 우리는 지속 가능한 행복으로부터 분리된 이런 상태를 '단절 증후군disconnection syndrome'이라 부르고자 한다. 이제 이것에 맞서 싸울 때가 되었다. 위 그림은 단절 증후군의 제일 중요한 여덟 가지 특징을 나열한 것이다.

현대의 역설

단절 증후군에 맞서는 첫 단계는 우리가 믿게 된 세상과 진짜 현실 사이의 차이를 냉정하게 바라보는 것이다. 가려진 장막 넘어 우리의 현실을 바라보기란 버거운 일일 수 있다. 하지만 이런 과정을 통해야만 진정한 힘이 생겨난다. 현실을 있는 그대로 받아들임으로써 자기 삶의 통제권을 되찾는 일을 시작할 수 있다. 당신의 뇌가 어떻게, 왜 장악당하고 말았는지 이해함으로써 자신의 삶을 바꾸겠다는 선택이 가능해진다. 자기에게 도움이 되지 않는 선택을 도움이 되는 선택으로 대체하면 당신은 장기적인 만족과 지속적 충만을 추구하는 자유를 누릴 수 있다. 그리고 자기 뇌의 회로를 통제할 수 있게 되면 계속해서 좋은 선택을 내리는 시스템을 구축할 수도 있다.

언뜻 보면 지금처럼 행복을 추구하고 달성할 기회가 많았던 적도 없는 것 같다. 소셜미디어를 보면 사람들은 하나같이 즐겁고, 텔레비전 광고를 보다 보면 우리가 어떤 기분 장애를 겪든 약 하나면 다 해결될 것처럼 믿게 된다. 하지만 불안증과 우울증의 발생 비율은 계속해서 오르고만 있다. 1999년에서 2016년까지 거의 모든 국가에서 자살률이 증가했고, 청소년들 사이에서는 2007년에서 2016년 사이에 자살률이 56퍼센트나 치솟았다.[4] 미국에서 항우울제 처방 건수가 1990년대 이래 400퍼센트 이상 늘었음에도 상황이 이렇다.[5] 합법적인 것이든 불법적인 것이든 우리가 복용하는 약은 전반적으로 많아지고 있다. 불안증이 있는 노년층(만 65세 이상) 인구 중 절반 정도가 자낙스Xanax, 발리움Valium, 아티반Ativan 등 벤조디아제핀benzodiazepine 약물을 복용한다. 잠재적으로 생명을 위협하는 이 약물의 부작용은 잘 알려져 있다.[6] 미국 성인의 4분의 1 정도는 불면증에 시달리며, 많은 사람이 수면제에 의존한다.[7] 전 세계적으로 알코올 소비율 또한 늘어나는 추세인데, 특히나 경제가 점점 서구화되고 있는 인도와 중국에서 증가하고 있다.[8] 청소년과 젊은 성인의 폭음도 마찬가지로 늘고 있다.[9] 정신이 번쩍 들게 하는 이 통계치들만 봐서는 지금의 현실이 사람들에게 만족을 주는 문화라 하기 힘들다.

강박적으로 소셜미디어를 사용하고 있으니 타인과 더 연결된 기분이 들 것 같지만, 미국인 중 거의 절반은 때때로 혹은 항상 외로움을 느낀다고 한다. 외로움을 토로하는 비율이 가장 높은 연령대는 만 18에서 22세 사이의 성인들이다.[10] 게다가 미국인들 중 절반만이 사람과 사람이 직접 대면하는 의미 있는 대인 관계를 누리고 있다고 한다.[11] "인간은 사회적 동물이다"라는 아리스토텔레스Aristotles의 말은 옳았지만, 지금 우리는 아리스토텔레스가 말했던 사회화 방식으로 다시 돌아가야 할 상황이다. 아리스토텔레스의 시절에는 분명 단절 증후군으로 고통받을 일은 없었을 것이다.

이런 현대의 문제들이 생겨난 이유와 해결 방법을 이해하려면 우리에게 있는 가장 강력한 도구에 의지해야만 한다. 뇌는 '진화'라는 지구에서 가장 강력한 힘에 의해 빚어졌다. 인간의 뇌는 수백만 년에 걸쳐 변화하는 압력에 적응하여 다양한 조건 아래서도 번영할 수 있게 됐다. 뇌의 회복탄력성resiliency과 가소성plasticity은 알면 알수록 놀랍다. 하지만 뇌는 그 놀라운 능력에도 불구하고 여전히 아주 오래전에 작성된 프로그램을 운영 중이고, 그 프로그램은 현대 기술에 의해 징발되거나 해킹당하기 쉽다는 것을 이해해야 한다. 컴퓨터 바이러스가 소프트웨어를 감염시켜 기능을 바꿔 버리는 것과 아주 비슷하다. 예를 들어 달콤한 음식에 대한 우리의 원초적 욕망, 그리고 사회적 수용social acceptance에 대한 욕망은 수백만 년 전에는 의미가 있었다. 당시에는 먹을 것이 귀한 겨울을 버틸 방법이나 부족에서 추방당

할 가능성에 대해 걱정해야 했기 때문이다.

하지만 한때는 생존에 도움이 되었던 소중한 적응 방식이 이제는 착취의 수단으로 변질되고 말았다. 이 핵심적인 생존 시스템은 오래 전부터 뇌에 새겨져 있었지만 이제는 우리의 의사결정 과정을 조작하고 돈, 관심, 충성심을 사로잡으려 하는 기업들의 표적이 되고 말았다. 가장 중요한 부분은 그 때문에 우리가 자존감을 잃어 간다는 것이다. 우리의 정체성은 끝없이 흘러나오는 메시지에 공격받고 있다. 그 메시지는 우리가 사람들에게 어떻게 보여야 하고, 어떻게 느껴야 하고, 무엇을 얻기 위해 싸워야 하는지 강요한다. 그 바람에 우리는 무능력한 사람이 된 것 같은 기분을 느끼게 된다. 이제 우리 뇌가 가진 더 높은 수준의 사고 능력 및 기능에 다시 접속할 때가 됐다.

> 당신은 사고 능력과 판단 능력을 빼앗길 위험에 처해 있다. 그것이 가치 있는 것이기 때문이다. 기업으로서는 그 가치가 곧 이윤 창출로 연결된다.

인간의 뇌는 무한한 복잡성과 능력이 잠재한 놀라운 선물이다. 인간이 특별해질 수 있었던 한 가지 이유는 유난히 커진 앞이마겉질prefrontal cortex(전전두엽피질) 때문이다. 앞이마겉질은 이마 두개골 바로 뒤쪽에 자리 잡고 있으며 새겉질neocortex(신피질)의 거의 3분의 1을 차지한다. 새겉질은 뇌에서 가장 최근에 진화한 부분으로 대뇌 깊숙이 있는 백질white matter을 둘러싸는 회백질gray matter로 구성되어 있다. 미래를 대비해 계획하는 능력, 공감을 표현하는 능력, 타인의 관점에서 상황을 바라보는 능력, 사려 깊은 결정을 내리는 능력, 긍정적인 사회적 행동에 참여하는 능력 등 인간을 인간답게 만드는 모든 고차원적 뇌 기능은 바로 앞이마겉질 덕분이다(이와는 대조적으로 침팬지의 앞이마겉질은 새겉질의 17퍼센트, 개는 13퍼센트에 불과하다).

앞이마겉질은 생각과 행동을 조직적으로 기획해서 요리 같은 간단한 과제부터 책 집필 같은 복잡한 과제에 이르기까지 다양한 목표의 달성을 돕는다. 앞이마겉질에서 수행하는 활동을 집행 기능executive function이라는 용어로 표현한다. 집행 기능에 해당하는 것으로는 서로 충돌하는 여러 생각을 구분하는 능력, 좋은 것과 나쁜 것, 더 좋은 것과 가장 좋은 것, 같은 것과 다른 것을 판단하는 능력, 현재의 활동이 미래에 미칠 결과를 이해하는 능력, 설정된 목표를 향해 나아가는 능력, 과거의 경험을 바탕으로 행동의 결과를 예측하는 능력, 사회적 '통제력'(잘 다스리지 못할 경우 사회적으로 용인되지 않는 결과로 이어질 수 있는 욕망을 억누르는 능력) 등이 있다. 현재 급증하는 집행 기능에 대한 과학적 연구를 통해 실제로 우리가 통제할 수 있는 수많은 환경적 요소들이 앞이마겉질의 건강과 기능에, 궁극적으로는 우리의 행동과 안녕에 영향을 준다는 사실이 밝혀지고 있다.

안타깝게도 현대 생활은 뇌가 앞이마겉질을 최대로 활용할 수 없게 획책하고 있다. 그래서 우리의 행동은 충동, 두려움, 즉각적 만족에 대한 욕구에 좌우된다. 이런 것들은 편도체amygdala(뇌의 감정 중추)의 과활성화와 뇌 보상회로reward circuits(뒤에서 더 자세히 다룬다)의 지속적 자극에 의해 촉발된다.

이 난국에서 벗어날 방법이 있다. 우리는 당신의 식생활, 수면

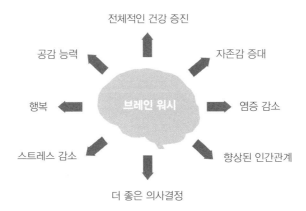

위생, 자연과의 만남, 운동 습관, 의식적 소비, 마음 챙김 수련, 대인 관계 등을 개선하면 당신의 마음이 어떤 영향을 받는지 보여 주고, 당신이 앞이마겉질과 다시 접속해 말 그대로 더 나은 뇌를 구축하고 더 나은 판단 능력을 키우며 결국에 가서는 더 나은 당신이 될 수 있게 도울 것이다. 위 그림은 우리가 다룰 내용들을 시각적으로 표현한 것이다.

생물학 전쟁

아니나 다를까 가공식품 제조사들은 자기들 덕분에 우리가 바라던 사람이 될 수 있었다고 주장한다. 이제 더 이상 주방의 노예가 될 필요가 없으니 신속하고 바쁘게 일을 할 수 있다고 말이다. 하지만 이런 사회 변혁을 추진하기 위해 그들이 사용해 온 소금, 설탕, 지방은 그들의 손아귀 안에서는 영양분이 아니라 차라리 무기다. 이들은 이 무기를 이용해서 자신의 경쟁자를 물리칠 뿐만 아니라 우리가 계속해서 다시 그들에게 돌아와 더 달라고 손을 내밀게 만든다.

— 마이클 모스, 『배신의 식탁 Salt Sugar Fat』

우리가 얼마나 심하게 중독되었는지 제일 빨리 이해할 수 있는 방법은 우리의 밥상 위에서 펼쳐지는 생물학 전쟁에 대해 생각해 보는 것이다. 우리는 '건강식품점 health food store'이라는 개념을 별다른 의문 없이 받아들인다. 하지만 그러면 필연적으로 이런 의문이 떠오른다. "건강식품이라니? 그럼 다른 식품점에서 파는 건 뭔데?"

영양의 세계에서 우리는 식품이라는 단어의 실제 의미를 왜곡한 새로운 정의의 노예가 되어 버렸다. 우리의 식생활은 지난 만 년 동안 입이 떡 벌어질 정도로 큰 변화를 겪었다. 영양으로서의 음식이란 개념은 이제 사라졌다. 대신 우리는 에너지 밀도는 높고 영양은 빈약한 음식과 음료수를 소비한다. 그리고 이것이 우리의 건강, 특히나 뇌의 건강을 망쳐 놓는다. 과잉 칼로리는 우리 몸을 비만, 고혈압, 심장 질환, 당뇨, 암 등 예방할 수 있었던 만성 질환의 나락으로 빠뜨려 결국에는 조기 사망으로 이끈다. 미국 터프츠대학교 Tufts University의 프리드먼 영양 과학 및 정책 대학원 Friedman School of Nutrition Science and Policy에서 진행한 연구에 따르면 빈약한 식습관 때문에 미국에서 매일 천 명에 가까운 사람이 심장 질환, 뇌졸중, 당뇨 등으로 사망하고 있다.[12]

최악의 문제는 무엇일까? 영양분이 빈약한 음식을 섭취하다 보면 몸과 뇌가 그런 음식을 더욱더 갈망하는 악순환 고리에 빠져 뇌의 구조를 악화시킨다는 점이다. 그에 따르는 대가 또한 점점 커지고 있다. 2016년에는 비만으로 인한 만성 질병 때문에 직간접적으로 발생한 비용이 무려 1조 7,200만 달러였다.[13] 이는 미국 국내총생산GDP의 거의 10퍼센트에 이르는 액수다.

안타깝게도 '빈 칼로리empty calories(영양은 없고 열량만 높은 음식 – 옮긴이)'를 섭취하는 바람에 체중 과잉이 된 사람들은 애초에 이런 병적 상태를 만들어 낸 중독 시스템의 희생자가 아니라 오히려 실패한 사람으로 여겨진다. 당신이 체중 때문에 씨름하고 있다면, 이 게임은 이미 결과가 정해진 판이기 때문에 당신의 의지력이 질 수밖에 없음을 이해해야 한다. 이것은 당신의 잘못이 아니다. 7장에서는 건강에 좋은 것이라고는 남김없이 제거된 현대 식품이 어떻게, 그리고 왜 그렇게 중독성이 강해졌는지 알아본다. 이런 중독성은 헤로인이나 코카인 같은 강력한 마약에 못지않다. 전 세계적인 마약의 위기와 유행병처럼 번지는 비만의 위기 사이에는 여러 가지 공통점이 있다. 마약에 대한 갈망은 당분에 대한 갈망과 유사하다.

고도 가공식품의 극치인 설탕과 비만은 하루가 멀다 하고 악마로 묘사된다. 하지만 당신의 문제는 이것이 아닐지도 모른다. 어쩌면 당신은 음식을 잘 가려서 먹고 있어서 스스로를 정크 푸드 중독자라고 생각하지 않으며 체중도 건강하게 유지하고 있을 수 있다. 어쩌면 당신은 잠이 부족하거나 사랑하는 이들과 함께할 시간이 부족해서 건강이 나빠지고 단절 증후군이 생기고 있는지도 모른다. 어쩌면 당신은 일중독에 빠져서 몇 년 동안 건물 밖으로 나가 자연 속에서 산책 한번 해 보지 않은 사람일 수도 있다. 아니면 디지털 장비와 좀처럼 떨어질 줄 모르고 틈만 나면 소셜미디어에 매달리는 사람일 수도 있다. 이 책에는 분명 당신에게 도움이 될 부분이 있을 것이다. 우리는 기어를 바꿔 주는 도구를 당신의 삶에 맞추어 적용하는 여러 가지 전략을 소개할 것이다.

데이비드의 기어 바꾸기

저는 신경외과 수련을 받던 첫 해에 여러 가지 인생의 교훈을 배웠습니다. 당시는 1980년대 중반이었는데 업무 강도가 정말 엄청났죠. 우리 레지던트들은 36시간을 일하고 12시간을 쉬었고, 한 번에 몇 주씩 연이어서 그러기도 했어요. 그저 잠이 부족해서 피로를 풀지 못한다는 말로는 부족했죠. 이렇게 잠이 부족한데 업무의 스트레스까지 겹치니 당연히 건강이 불안정해졌고, 질 좋은 음식을 먹는 일에 투자할 시간도 거의 없었기 때문에 곧 몸이 안 좋아졌습니다. 그해에 제가 처음으로 겪은 건강 문제는 식도염esophagitis이었습니다. 식도에 염증이 생겨서 음식을 삼키려고 하면 말 못할 정도로 아팠습니다. 심지어는 물만 마셔도 그랬죠. 이어서 이질dysentery에 걸렸습니다. 고열과 설사가 동반되는 심각한 병이죠. 제 경우는 탈수가 너무 심해서 며칠 동안 정맥주사로 수액을 맞아야 했어요. 그러다 좀 나아질 만하니까 이번에는 수두chicken pox에 걸렸습니다.

그 시점에서 저는 직업을 바꿀까 고민했어요. 그리고 얼마 지나지 않아서 어느 날 밤, 부모님 댁에서 저녁 식사를 하던 중에 다른 병이 찾아왔습니다. 밥을 먹는데 점점 불편해지더니 곧 믿기 어려울 정도의 통증이 생겼습니다. 특히 고환에 통증이 느껴졌죠. 그때까지 경험해 본 어떤 통증과도 비교가 안 될 정도였습니다. 몸을 부딪는 스포츠를 하다가 겪었던 것보다도 심했죠. 부모님은 저를 데리고 당장 응급실로 갔고, 볼거리 진단을 받았죠. 하마터면 불임이 될 수도 있었습니다.

돌이켜 보면 수면 부족에, 만성 스트레스에, 빈약한 식생활에, 자연과의 접촉도 거의 없다시피 했으니 건강이 심각하게 위태로워진 것이 당연했습니다. 실제로 받지는 않았지만 제 몸의 염증 수준을 평가하는 혈액검사를 받았다면 당연히 극단적인 수치가 나왔을 겁니다. 다행히도 제게 어떤 변화가 필요한지 분명하게 알 수 있었습니다. 전공을 신경외과에서 신경의학과로 바꾸기로 결심했죠. 신경의학과에서는 제 시간과 제 생활을 더 잘 통제할 수 있었으니까요. 저는 정말로 그 간단한 결정이 저를 살렸다고 믿습니다. 적응에 도움이 안 되는 수많은 생활 방식이 저를 끌어내리려고 하는 와중에, 여러 해를 거치며 저는 생활 방식의 모든 요소들에 문제가 생겨야만 병이 생기는 것은 아님을 알게 됐습니다. 나쁜 식습관, 부족한 수면, 가차 없이 이어지는 스트레스도 모두 단독으로 파괴적인 작용을 할 수 있는 것이죠.

심각한 문제나 차질에 대처할 때 혹은 크나큰 실망이나 상실을 경험할 때도 우리는 여전히 낙관적 태도와 만족감을 밑바탕에 깔고 삶을 살아갈 수 있다. 행복과 좌절은 공존할 수 있다. 하지만 충동에 휩싸이고, 외롭고, 자기애에 빠져 있고, 세상에 무관심하고, 열정도 없는 동안에는 진정한 기쁨을 느낄 수 없다. 이런 것들은 기쁨과 공존하지 못하며 우리를 단절되게 만들고, 우리를 아프게 한다.

현대사회의 건강 문제를 그저 교과서에 나열된 질병 목록에 다 담을 수는 없다. 진정한 건강이란 구체적인 진단을 넘어서 정신적 · 육체적 행복으로 활기가 넘치는 상태다. 이런 행복이 머물 자리는 자기 자신, 타인, 우리가 모든 인류와 공유하는 생활공간과 깊게 연결될 때 찾을 수 있다. 그곳에 닿기 위해서는 핵심 주자인 뇌를 면밀하게 들여다보아야 한다.

Chapter 2

놀라운 뇌

뇌 의 역 사

행복한 삶을 사는 데 필요한 것은 거의 없다. 모든 것은
당신의 내면에, 당신이 생각하는 방식 속에 있다.

— 마르쿠스 아우렐리우스Marcus Aurelius

단 1초 동안에도 우리 뇌는 어지러울 정도로 많은 신호를 보내고, 이 필수 정보들은 최고 시속 430킬로미터의 속도로 뉴런neuron을 따라 전달된다. 화학적 자극과 전기적 자극을 통해 소통을 주고받는 신경계의 기본적 단위세포인 뉴런은 느린 심장박동 속도에 비하면 정말 어마어마한 속도로 신호를 보낸다. 잠시 멈춰 서서 인간의 뇌에 대해 생각해 보면 정말로 놀랍다. 머리뼈에 싸여 있는 1.3킬로그램 정도의 이 기관 속에는 은하계에 속한 별의 숫자보다 더 많은 연결이 있다. 이 기관은 우리가 늘 변화하는 복잡한 세상을 이해하고, 무언가에 대해 인식하기도 전에 판단을 내리도록 도와주면서 우리의 모든 인생 경험을 창조해 낸다. 정교한 뇌 덕분에 우리는 실제로 생존을 위협하는 수많은 도전 앞에서도 지구상에 번성할 수 있었다.

현대화된 국가에서는 기본적 수요가 거의 충족되고, 잠재적으로 생명을 위협하는 위험도 거의 제거되었다. 이론적으로 보면 인생의 목적과 기쁨, 건강 추구에 집중할 수 있는 기회가 열린 것이다. 하지만 우리는 유행병처럼 퍼진 외로움, 우울증, 불안, 중독, 예방할 수도 있었던 만성적인 질병이 창궐하는 상황에 직면하고 있다. 이는 오래전에 확립되어 수백만 년 동안 우리의 생존을 거들어 주었던 뇌의 처리 방식이 현대 생활의 여러 측면에 장악당했기 때문이다. 그 바람에 우리는 계속해서 즉각적 만족을 갈망하고 불필요하게 스트레스, 두려움, 불만족 상태에 머물게 되었다. 1장에서 얘기했듯이 우리는 이것을 단절 증후군이라 부른다. 우리는 어떻게 이런 일이 일어나는지를 뇌의 회로 수준에서 보여 주고, 그 통제력을 되찾아 더 충만하고, 행복하고, 능동적인 삶을 살아가는 방법을 알아보려고 한다.

당연한 얘기지만 당신의 하루하루는 깨어 있는 시간을 채우는 경험과 상호작용으로 정의된다. 이 모든 순간을 이해하려면 먼저 처리 과정을 거쳐야 한다. 뇌에 들어 있는 천억 개 이상의 뉴런들은 신경전달물질neurotransmitter을 이용해서 이 일을 해낸다. 신경전달물질이란 뇌를 가로지르며 메시지가 전달되게 해 주는 화학신호분자다. 이 메시지는 호르몬hormone을 통해서도 변경된다. 호르몬 또한 뇌와 나머지 몸에 영향을 미치는 화학 메신저다. 종합적으로 보면 신경전달물질과 호르몬이 함께 작동하여 기쁨, 분노, 배고픔, 성욕, 욕망 등의 느낌을 빚어낸다. 이 분자들은 음식, 수면, 육체적 행동, 환경 및 타인과의 상호작용에 절대적인 영향을 받는다. 당신이 느끼는 스트레스, 감사의 마음, 공감, 타인을 향한 연민의 수준에도 영향을 받는다. 뇌 속이든 인체의 다른 부위든 신호를 전달하는 경로에 결함이나 불균형이 생기면 건강, 심지어는 행동에도 문제가 생길 수 있다. 지휘본부인 뇌를 중심으로 이 생물학에 대해 더 자세히 알아보자.

함께 흥분하는 것은 함께 연결된다

뇌는 전기적으로 정말 성미돕나. 매 순간마다 전기 신호가 뉴런을 타고 움직이며 뇌세포 사이에서 정보를 전달한다. 각각의 신호가 뉴런의 끝부분에 도달하면 신경전달물질이라는 화학 메신저가 시냅스synapse로 분비된다. 시냅스는 뉴런과 뉴런을 연결하는 작은 틈새다. 이 틈새는 뉴런들 간에 소통이 끝없이 이루어지는 복잡한 영역으로, 소통이 강할수록 뉴런들은 긴밀하게 연결된다. 이 책에도 나오는 흔한 신경전달물질의 예로는 도파민dopamine, 세로토닌serotonin, 아드레날린adrenaline, 노르아드레날린noradrenaline, 엔도르핀endorphin 등이 있다.

각 뉴런은 이웃한 뇌세포들과 수천 개의 연결을 형성할 수 있다. 그래서 전형적인 사람의 뇌에는 수조 개의 시냅스가 만들어진다. 이웃한 세포들은 가지돌기dendrite를 통해 신경전달물질을 수신한다. 그러면 가지돌기가 신경전달물질을 다시 전기 신호로 변환하고, 그렇게 메시지가 이어서 전달된다. 이런 복잡한 배선 덕분에 뉴런들은 서로 소통하면서 생각, 감각, 운동 같은 경이로운 생물학적 현상들을 만들어 낸다.

우리 평생에 가장 혁명적인 발견 중 하나는 뇌의 가소성이다. 이는 사람이 사는 동안 뇌가 계속해서 새로운 신경 연결을 형성하면서 스스로를 재조직할 수 있다는 의미다. 그래서 뇌는 외부의 영향에 반응하여 유연하게 변화할 수 있다. 당신이 지금 당장이라도 뇌의 회로를 변화시킬 수 있다는 것이다. 신경학계에는 함께 흥분하는 뉴런은 함께 연결된다는 말이 있다. 한 뇌세포가 다른 뇌세포에게 신호를 보내면 그 두 뉴런 사이의 연결이 더욱 강해진다는 뜻이다. 두 뉴런 사이에 오가는 신호가 많아질수록 그 연결도 더욱 강력해진다. 당신이 무언가 새로운 것을 경험할 때마다 뇌는 회로의 배선을 조금씩 바꿔 가며 그 경험을 수용한다. 당신이 특정 행동에 더 많이 참여할수록 그 행동에 필요한 신경 연결은 더욱 지우기 힘들어지고 영향력도 강해진다. 간단히 말하자면 무언가를 많이 할수록 그 일을 더 많이 하게 된다는 의미다. 이것은 당신에게 좋은 일이든 나쁜 일이든 똑같이 적용된다.

사실 당신이 선택한 뇌 사용 방법이 뇌가 전체적으로 어떻게 조직될지 결정하는 데 도움이 된다. 당신이 세상을 배우고 경험하면 그 과정에서 뉴런들 사이의 연결이 변화한다. 새로운 연결이 만들어지고, 사용되지 않는 연결은 제거된다. 이렇게 해서 더욱 효율적인 뇌가 구축되는 것이다. 뇌는 경험, 학습, 심지어는 부상 등에 반응해서 구조나 기능 면에서 모두 지속적·역동적으로 스스로를 바꾸어 나간다. 우리의 좋은 친구이자 뇌 가소성 연구의 선구자인 신경과학자 마이클 머제니치Michael Merzenich 박사는 샤론 베글리Sharon Begley의 『달라이 라마 마음이 뇌에게 묻다Train Your Mind, Change Your Brain』에서 이 부분을 완벽하게 설명해 놓았다. "경험에 관심attention이 결합되면 신경계의 구조와 미래의 기능에 물리적 변화가 나타난다. 이것을 통해 우리는 분명한 생리학적 사실을 알 수 있다. (…) 바로 매 순간 우리는 끝없이 변화하는 우리 마음의 작동 방식을 선택하고 다듬는다는 사실이다. 실질적으로 우리는 자신이 다음 순간에 어떤 존재가 될지를 매 순간 선택하는 것이며, 이런 선택은 우리의 물질적 자아에 물리적 형태로 각인되어 남는다."[1]

머제니지 박사의 가소성 설명이 핵심이다. 뇌가 시냅스 연결을 형성하고 조직할 수 있는 능력을 의미하는 신경 가소성neuroplasticity은 우리에게 이롭게 작용할 수도, 해롭게 작용할 수도 있기 때문이다. 즉 우리가 끝없이 우리에게 부정적인 생각을 주입하거나 두려움을 불러일으키는 활동에 참여하기로 선택한다면, 뇌의 회로는 이런 부정적이고 두려운 상태에 반응하도록 배선될 것이다. 14대 달라이 라마가 한 말은 대단히 설득력이 있다. "우리가 가꿔 온 뇌는 우리가 살아온 삶을 그대로 반영한다."

뇌가 자신의 연결들을 강화하고 보호할 수 있는 것은 주로 BDNFbrain-derived neurotrophic factor(뇌유래신경영양인자)라는 단백질 덕분이다. BDNF는 시냅스 연결 부위에서 활성화된다. 과학자들은 이 단백질의 결핍으로 고통받는 사람들을 연구하면서 BDNF에 대해 많이 알게 되었다. 예를 들면 알츠하이머병 환자들은 BDNF의 수치가 떨어진다는 연구 결과가 있다.[2] 세계적으로 저명한 퇴행성 신경 질환 전문가 데일 브레드슨Dale Bredesen은 이 질병의 주된 특징으로 뇌세포 사이의 연결(시냅스) 상실을 꼽았다.[3] 우리는 단편적 사실들을 엮어서 어떻게 단절 증후군이 알츠하이머 같은 질병의 발생 요인이 될 수 있는지 보여 줄 것이다. 사실 인지 기능 저하의 예방은 삶의 목적, 기쁨, 건강을 평생에 걸쳐 지키고 확대해 나간다는 이 책의 핵심 주제와도 긴밀하게 맞닿아 있다. 사고 능력과 지적 능력을 보존하려면 뇌 건강의 최적화가 대단히 중요하다. 그리고 그것이 바로 브레인 워시 프로그램의 목표다.

과학자들이 뇌에서 BDNF를 증가시킬 방법을 찾기 위해 노력하는 것도 당연하다. 이런 면에서는 우리가 선택하는 생활 방식도 큰 영향을 미치는 것으로 드러났다. 당신은 이 놀라운 정보를 이용해서 앞이마겉질 같은 중요한 영역을 표적으로 삼아 뇌에 새로운 연결을 형성할 수 있다. 그러면 지난 경험에서 배운 내용과 미래에 예상되는 결과를 바탕으로 의식적이고 훌륭한 판단을 내리는 데 도움이 될 것이다. 브레인 워시 프로그램에는 BDNF를 증가시켜 뇌를 변화시키는 전략도 포함되어 있다.

세 개의 뇌

뇌는 전기적으로 봐도 놀랍지만, 진화적으로 봐도 역시나 경이롭다. 당신에게는 세 개의 뇌가 있다고 할 수 있다. 각각의 뇌는 인간 진화의 서로 다른 단계들을 반영한다.[4] 현재 과학적으로 받아들여진 뇌 활성 모형은 더 복잡하지만 세 개의 뇌 모형은 단순해서 우리의 논의에 도움이 될 것이다.

파충류의 뇌

최초로 등장한 우리의 가장 오래된 뇌는 그 기원이 선사시대 파충류로 거슬러 올라간다. 공룡을 생각하면 된다. 우리는 현대의 파충류, 조류와도 이 뇌 부분을 여전히 공유한다. 인간은 뇌줄기brainstem 안에 이 뇌 부분이 있어, 아주 기본적이면서도 생명 유지에 필수적인 기능을 지배하며 몸 전체에서 직접 입력을 받는다. 예를 들면 뇌줄기는 심장박동, 호흡, 혈압, 혈액순환, 소화, 그 유명한 투쟁-도피 반응fight-or-flight response 등에 관여한다. 이 뇌의 두드러지는 특징은 본능적이고 자동적이라는 것이다. 이것은 생존에 대단히 중요한 부분이지만 우리가 굳이 신경 쓰지 않아도 알아서 작동한다.

둘레계통 뇌

우리가 포유류로 진화하고 나서야 그다음 단계의 뇌 발달이 일어났다. 바로 둘레계통 뇌limbic brain(변연계 뇌)다. 둘레계통 뇌는 뇌줄기 위에 자리 잡고 앉아 그 아래 있는 오래된 파충류의 뇌로부터 입력을 받는다.

둘레계통 뇌는 입력된 감각을 바탕으로 감정을 생성한다. 뇌줄기의 반응과 마찬가지로 둘레계통 뇌의 반응도 자동적이어서 의식적인 분석이나 깊은 생각, 해석 없이 반사적으로 일어날 때가 많다. 이런 반응은 보존과 생존의 필요성 때문에 발생했다. 둘레계통 뇌에서 우리는 배고픔, 통증, 졸림, 분노, 두려움, 즐거움 등의 원초적 경험에 대한 신체적·정서적 편향을 찾아볼 수 있다.

둘레계통이 그토록 중요해진 한 가지 이유는 도파민과 엔도르핀의 분비와 관련이 있기 때문이다. 이 중요한 화학 메신저에 관한 정보는 다음 장에서 더 자세히 다루고, 여기서는 우리의 '보상회로'와 행동에 강력한 영향을 미친다는 점만 짚어 보자. 보상회로는 음식, 섹스, 사회적 상호작용 같은 보상에 우리가 반응하는 방식을 지배하는 뇌의 신경 회로다. 우리가 즉각적 만족을 끝없이 갈구하고 중독 증상을 보일 때는 도파민이 핵심적인 역할을 한다. 우리 몸의 아편 수용체opiate receptor에 작용해서 기분을 좋게 만드는 화합 물질인 엔도르핀도 여기에 관여하고 있다. 우리가 보상회로를 가동시키는 무언가를 경험하면 이 뇌 화합 물질이 뇌와 몸에 영향을 미쳐서, 기분 좋은 감각을 만들어 내는 자극은 무엇이든 찾아 나서게 만든다.

둘레계통은 단일 구조물이 아니다. 둘레계통의 구체적인 요소들에 대해서는 과학자들 사이에 논란이 있지만 대부분의 과학자가 포함시키는 요소로는 편도체amygdala, 해마hippocampus, 시상thalamus, 시상하부hypothalamus, 띠이랑cingulate gyrus 등이 있다. 이 모든 요소가 함께 작동해서 뇌의 가장 중요한 과정 일부를 통제하고 있는 것이다. 이 모든 요소들의 해부학을 이해하거나 이 구조물들이 어떻게 협력하는지 과학적으로 세세하게 알 필요는 없다. 이 책의 논의를 진행하기 위해 알아야 할 부분만 간단히 살펴보자. 상당한 관심이 집중되고 있는 둘레계통의 한 영역, 바로 편도체다.

편도체는 몇십 년 동안 수많은 연구의 주제였다. 과학자들이 의도적으로 실험동물의 편도체를 손상시켰더니 공격적인 행동을 잃어 버리고, 두려움에 대한 정상적 반응도 사라졌다. 겁이 없어진 것이다. 원숭이를 대상으로 한 연구는 수십 년 전부터 진행되어 왔지만 인간에 대해서는 근래에야 비슷한 연구 결과가 보고됐다. 2010년에 발견된 44세 여성 환자의 특이한 사례 덕분에 과학자들은 편도체 상실이 행동에 영향을 미친다는 것을 확인할 수 있었다.[5] 이 여성은 희귀한 질병 때문에 원래 편도체가 있어야 할 자리의 뇌 조직이 존재하지 않았다. 이 여성은 뱀이나 거미 같은 생물을 보고도 전혀 무서워하지 않았고, 아무 걱정 없는 태평한 모습으로 자신을 위험에 내몰았다. 한번은 밤중에 공원을 혼자 걸어가다가 칼을 든 남성에게 공격을 받았다. 그런데도 그다음 날 이 여성은 다시 똑같은 공원을 걸어서 지나갔다. 한편 세계적으로 유명한 등반가 알렉스 호놀드Alex Honnold는 다큐멘터리 영화 〈프리 솔로Free Solo〉에서 요세미티 국립공원의 하프돔Half Dome을 로프도 없이 단독으로 등반한 과정을 보여 주었는데, 그가 이렇게 겁이 없는 것에도 뇌의 흥분 방식이 한몫했다. 알고 보니 편도체의 활성이 정상적이지 않았던 것이다.[6] 그가 감각을 추구하는 모험을 하면서 실질적인 죽음의 위험을 오가는 동안에도 그의 편도체는 비교적 차분함을 유지했다. 그의 편도체가 정상적으로 기능했다면 애초에 이런 모험을 시작도 하지 않았을 것이다.

편도체는 위협 반응threat-response 시스템과 위협 해석threat-interpretation 시스템의 통제 센터다. 편도체는 실제 위협이나 인식된 위협에 대한 기억을 조절한다. 둘레계통의 해마가 주요 기억 중추라는 점은 짚고 넘어가야겠다. 다만 그 근처에 있는 편도체도 거기도 참여한다는 말이다. 이 뇌 구조물들은 감정을 자극하는 사건 후에 활성화되어 기억 응고화memory consolidation 과정(저장된 기억을 불안정한 상태에서 안정적인 상태로 만드는 과정 − 옮긴이)에서 서로 대화를 나눈다. 강력한 감정을 유발하는 것이든 아니든 일반적으로 기억에는 앞이마겉질도 관여한다. 해마와 앞이마겉질 간의 상호작용은 새로운 기억이 기존에 존재하는 지식 네트워크에 동화되도록 뒷받침해서 궁극적으로는 기억 응고와 기억 회상의 토대를 마련해 준다.

한편 편도체는 실제 위협과 인식된 위협뿐만 아니라 감정으로 채워지는 다른 경험들도 기록해 두었다가 미래에 그와 비슷한 사건을 알아볼 수 있게 도와준다. 예를 들어 도로에 큰 물체가 있는 것을 두 눈으로 감지하자마자 급하게 자동차 브레이크를 밟았던 경험을 생각해 보자. 이런 경우 반응이 즉각적이고 자동적으로 나타나기 때문에 의식적인 의사결정 과정을 필요로 하지 않는다. 이런 반응은 우리 생존 본능의 일부다.

데이비드의 편도체

몇 년 전에 저는 인생의 중요한 교훈을 얻었습니다. 제 아내와 제가 막 코스트코에서 쇼핑을 마쳤을 때였죠. 우리는 카트를 잡고 계산대에 서 있었고, 거의 계산을 하려던 참이었죠. 아내가 갑자기 깜박하고 카트에 담지 않은 것이 있음을 깨달고 제가 줄에서 기다리는 동안 그것을 가지러 갔습니다. 아내는 그 물건을 가지고 다시 돌아왔는데, 우리 뒤에 줄을 서고 있던 한 남자가 보기에는 새치기로 비쳤나 봅니다. 그 사람이 계속해서 저를 쳐다보며 부정적인 말들을 뱉었죠. 저는 그 사람을 무시했습니다.

그러자 그의 공격성이 제 아내에게로 향하더군요. 그 사람이 아내에게 위협적으로 다가가 말을 거는 모습을 보고 제 뇌는 바로 이성을 상실했습니다. 저는 완전히 공격 모드로 그 남자에게 다가갔는데, 다행히 그 사람이 그것을 느꼈는지 바로 손바닥을 올리며 뒷걸음질 치더군요. 다행히 저도 평정심을 되찾을 수 있었고, 상황은 진정되었습니다. 그날 차를 몰고 집으로 돌아오는 길에 많은 것을 생각하게 됐습니다.

편도체가 감정, 공포와 강하게 관련되어 있다 보니, 발달의 문제 때문이든 신경전달물질 불균형 때문이든 구조적 손상 때문이든 편도체가 비정상적으로 기능하면 우울증, 외상 후 스트레스 장애PTSD, 공포증phobia, 불안증, 충동성 같은 것과도 관련될 것이라 생각할 수 있다. 실제로 그렇다. 하지만 여기 중요한 교훈이 있다. 건강한 뇌라도 편도체 속 회로가 무언가에 장악되거나 변경될 수 있다는 점이다. 어설프게 편도체를 건드렸다가는 큰 문제가 뒤따를 수 있다. 예를 들어 불안증은 기존의 경험에 의해서만 위험하다고 인식되는 무언가에 대

해 편도체를 기반으로 나타나는 반응이다. 실제로는 위험이 존재하지 않음에도 편도체가 위험 신호를 보내면 공황 발작panic attack이 일어날 수 있다. 그리고 편도체는 그저 정신 건강에서만 역할을 하는 것이 아니다. 우리는 이 뇌 영역의 과도한 활성화가 좋은 판단을 내리고 감정을 조절하는 능력도 저해할 수 있음을 보여 주려고 한다. 여기서 가장 중요한 점은 편도체를 잘 다스려 자신의 삶을 되찾을 방법이 있다는 점이다. 우리가 그 방법을 알려 줄 것이다.

편도체는 감정, 충동성, 보상 등에 강력한 영향을 미친다. 무엇이 우리 사회를 지금의 궁지로 몰아넣었는지 얘기할 때 편도체의 과활성화는 빠지지 않는다. 하지만 뇌는 서로 단절된 부분과 기능들이 모여 있는 집합체가 아니다. 편도체는 두려움을 유도하는 사건에 대한 우리의 반응과 이런 사건을 기억하는 능력을 이끌지만, 앞이마겉질을 비롯한 다른 뇌 영역들과 협력하며 작동하고 있다.

세 번째 뇌

가장 최근에 일어난 진화의 세 번째 단계에서 포유류는 둘레계통 뇌 위에 대뇌겉질이라는 새로운 뇌를 발달시켰다. 사람의 뇌 사진을 보면 수없이 접혀 있는 주름이 보일 것이다. 바로 대뇌겉질이다. 뇌에 주름이 많을수록 뇌의 표면적이 넓어지고 능력도 더 좋아진다. 우리가 분석적이고 논리적으로 생각하고, 문제를 해결하고, 미래를 계획하고, 추상적 사고를 하는 등의 고차원적인 추론 능력을 갖추게 된 것도 이 뇌 영역 덕분이다. 가장 진화된 이 뇌 영역은 더 오래되고 원시적인 뇌의 충동성을 조절하고 통제하려고 한다. 이것을 '하향식 뇌 기능top-down brain functioning'이라고 한다.

우리는 '새로운' 세 번째 뇌의 등장으로 둘레계통 뇌와 균형을 잡아 줄 추를 갖추며 새로운 생존 기술을 확보하게 됐다. 대뇌겉질은 우리의 지적인 면을 담당하며 사색적이고 체계적이다. 앞이마겉질은 대뇌겉질에서 핵심 부위다. 앞이마겉질의 복잡성은 인간만의 독보적 특성이다. 이것은 뇌의 총 부피 중 10퍼센트 정도를 차지하며 앞에서 얘기했듯이 전체 새겉질의 거의 3분의 1을 차지하고 있다. 수많은 직원과 기업을 거느리고 지시하는 최고 경영자처럼 앞이마겉질은 유입되는 정보를 바탕으로 가능한 한 최고의 반응을 찾아내려고 한다. 그래서 우리는 상황에 즉흥적으로 반응하는 대신 여러 가지 대안을 비교하며 계획을 수립할 수 있다. 집행 기능을 이런 과정으로 정의할 수 있으며, 이것은 반응성이 높은 편도체의 기능과는 정반대되는 것이다.

편도체와 앞이마겉질은 끝없이 소통한다. 이 두 뇌 영역 사이의 소통은 충동성과 감정을 조절하는 능력뿐만 아니라 행동에도 영향을 미친다. 두 활성의 균형이 너무 한쪽으로 치우쳐서 편도체의 원초적 반응이 아무런 견제 없이 지배하게 되면 골치 아픈 일이 일어난다. 예를 들어 과학자들은 편도체와 앞이마겉질 사이의 연결이 약하면 불안증으로 이어질 수 있다는 것을 밝혀냈다.[7] 앞이마겉질이라는 감독이 없는 상황은 방 안에 어른 없이 아이들만 잔뜩 있는 경우와 비슷하다. 감정적으로 덜 성숙한 아이들은 아무런 규칙도, 원칙도, 경계도 없이 미친 듯이 날뛴다.

연구에 따르면 편도체와 앞이마겉질 사이의 소통은 현대사회의 특징인 만성 스트레스와 수면 부족에 의해 방해받는다.[8] 건강에 좋지 않은 디지털 노출, 자연과의 접촉 부족, 빈약한 식생활은 문제를 더 키울 뿐이다. 이것은 개개인뿐만 아니라 지구 전체의 건강에도 큰 위협이 된다. 뒤에서 곧 보겠지만 앞이마겉질의 활성이 상대적으로 약한 사람은 그렇지 않은 사람들보다 지구의 건강에 대해 별로 걱정하지 않는다. 간단히 말해서 타인을 대하는 방식부터 환경을 대하는 방식에 이르기까지 모든 면에서 말 그대로 이기적이라는 것이다. 의사결정을 할 때 앞이마겉질을 적극적으로 활용할 수 있다면 우리는 공감 능력과 연민이 더 가득한 사람이 될 수 있다. 이것은 중요한 문제이고, 패러다임을 바꿀 기회가 될 수도 있다.

> 앞이마겉질로부터 멀어지는 것이야말로 인간의 생존에 가장 중대한 실존적 위협이다.

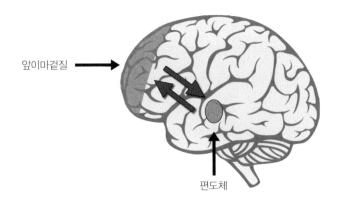

앞이마겉질

편도체

신기한 피니어스 게이지의 사례

피니어스 게이지_{Phineas Gage}(1823-1860)는 신경의학, 심리학, 신경과학 커리큘럼에서 빠지지 않는 단골이 되었다.[9] 그의 이야기는 사람을 끄는 힘이 있어서 일반인들 사이에서도 많이 회자되었다. 우리는 그중에서 별로 강조되지 않았던 부분을 말해 주고 싶다. 이것은 우리의 주제 및 신경 가소성의 힘과 깊은 관련이 있는 얘기다. 우선 게이지의 인생을 짧게 살펴보자.

게이지는 철도 건설 노동자였다. 그는 바위를 폭파시키는 작업을 하다가 커다란 쇠막대기가 머리를 완전히 관통하는 끔찍한 사고를 낭한다. 그 막대기는 왼쪽 뺨 바로 아래로 들어가서 머리뼈 꼭대기 왼쪽을 뚫고 나왔다. 사고가 있고 30분 후에 에드워드 윌리엄스_{Edward Williams}라는 의사가 그를 진단했다. 윌리엄스는 게이지와의 만남에 대해 다음과 같이 적었다.[10]

"내가 마차에서 내리기도 전에 그의 머리에 난 상처가 제일 먼저 눈에 들어왔다. 뇌에서 뛰는 맥박이 분명하게 보였다. 마치 쐐기 모양의 물체가 아래에서 위쪽으로 관통해 나온 것처럼 그의 머리 꼭대기는 뒤집어 놓은 깔때기 모양이었다. 내가 그의 상처를 검사하는 동안 게이지 씨는 자기가 어떻게 부상을 입었는지 구경꾼들에게 설명하고 있었다. 나는 당시에는 게이지 씨의 진술을 믿지 않았고, 그가 사람들을 속인다고 생각했다. 하지만 게이지 씨는 그 막대기가 자기 얼굴을 뚫고 지나간 것이 맞다고 고집했다. 그러다 그가 일어나서 구토를 했다. 그러자 구토로 생긴 압력에 눌려 뇌에서 티스푼으로 반 정도 되는 뇌 조직이 밀려 나와 바닥에 떨어졌다."

믿기 어렵지만 1800년대 중반에 일어난 사건이었는데도 게이지는 이 부상에서 살아남아 거의 30년을 더 살았다. 이 사건은 뇌의 기능을 이해하는 데 크나큰 영향을 미쳤다. 특히 뇌와 성격의 관계를 더욱 잘 이해하게 해 주었다. 이 사고로 게이지는 앞이마겉질에 심각한 외상을 입어 성격에 일시적으로 큰 타격을 입었다. 그는 부상을 당하기 전에는 대단히 강직하고 정서적으로 안정된 사람이었다고 한다. 하지만 사고 직후 고집 세고, 참을성 없고, 천박하고, 공감 능력이 없는 사람으로 변해 버렸다. 부상당한 게이지를 최종적으로 돌본 의사 존 마틴 할로John Martyn Harlow는 다음과 같이 말했다.[11]

"말하자면 그의 지적 능력과 동물적 성향 사이의 평형 혹은 균형이 파괴된 것으로 보인다. 그는 변덕스럽고, 불손하고, 가끔은 너무도 역겹고 불경스러운 말을 쏟아 내고(예전에는 이렇지 않았다), 자기 동료들을 거의 존중하지 않고, 자신의 욕구에 어긋나는 제약이나 조언을 참지 못하고, 가끔은 못 말릴 정도로 고집이 세지만 때로는 변덕이 심하고 우유부단해서 이것저것 계획을 세우다가도 이내 그 계획을 버리고 실현 가능성이 있어 보이는 다른 계획으로 눈을 돌린다. 지적 능력과 발현은 아이 수준인데 강인한 남자의 동물적 열정을 갖고 있다. 그는 학교 교육은 제대로 받지 못했지만 부상을 당하기 전에는 정신적 균형이 잘 잡혀 있었고, 그를 아는 사람들은 그를 상황 판단이 빠르고 똑똑한 사업가이자 자신의 계획을 아주 힘 있고 끈기 있게 수행해 내는 사람으로 우러러봤다. 이런 점에서 보면 그의 정신에 급격한 변화가 찾아온 것이다. 그 차이가 너무도 분명해서 그의 친구와 지인들은 그를 두고 더 이상 자기가 알던 그 게이지가 아니라고 말했다."

이 이야기는 편도체와 앞이마겉질의 독특한 기능적 속성을 보여 주는 사례로 많이 언급된다. 침착한 신사였던 게이지는 부상으로 앞이마겉질이 망가지는 바람에 불경하고 참을성 없는 사람이 되고 말았다. 그래서 그의 편도체는 앞이마겉질에서 오는 침착하고 이성적인 입력이 끊긴 상태에서 아무런 견제도 없이 흥분할 수 있게 됐다.

하지만 이 이야기에는 덜 유명하지만 훨씬 큰 깨달음을 주는 부분이 있다. 그 부상 이후 게이지는 칠레에서 역마차 마부로 여러 해 동안 일했다. 그는 말년에 사회적 품위를 일부 회복한 것으로 보인다. 이것은 뇌가 적절한 환경에서는 치유하고 변화할 수 있음을 분명하게 보여 준다. 신경 가소성의 힘을 방증하는 것이다. 게이지는 큰 부상에도 불구하고 앞이마겉질과의 연결을 재확립할 수 있었던 것으로 보인다. 그는 발작적인 분노에 휩싸이거나 충동에 굴복해서 다리 밑으로 뛰어내려 죽지 않았다. 그는 일련의 발작을 겪은 후에 사망했는데, 아마도 그 부상이 장기적으로 미친 영향 탓이었을 것이다. 그의 머리를 뚫고 지나간 쇠막대기는 현재 하버드의대 워런해부학박물관Warren Anatomical Museum에 전시되어 있다.

피니어스 게이지의 이 극적인 이야기로부터 우리는 현대 생활과의 유사점을 발견할 수 있다. 게이지가 물리적 부상을 통해 앞이마겉질과 단절되었던 것처럼 우리 역시 앞이마겉질과 단절되었다. 좋은 소식은 게이지와 마찬가지로 우리도 신경 가소성의 힘을 빌어 그 연결을 다시 되찾고, 새로 교육시켜 강화할 수 있다는 것이다. 우리는 그 상처를 씻어 내고 치유할 수 있다.

피니어스 게이지에 대한 관찰은 현대 기술의 도움 없이 이루어졌지만, 그럼에도 뇌를 완전히 새로운 관점에서 바라볼 단서를 제공해 주었다. 요즘에는 뇌 연구에 사용할 수 있는 발전된 도구들이 매우 많다. 사실 앞이마겉질의 힘을 연구하고 활용하는 완전히 새로운 분야가 등장하고 있다. 새롭게 진행된 흥미로운 연구에 따르면 사람에게 뇌의 특정 부위를 표적으로 비침습적인noninvasive 저에너지 전류를 맥동으로 흘려보내면(전문용어로는 경두개 직류 자극법transcranial direct current stimulation, tDCS이라고 한다) 뇌의 기능성이 거의 즉각적으로 변하면서 자기통제력self regulation이 향상되었다(이 치료 형태는 낮은 수준의 전류를 이용하는 것으로 전기 경련 치료electro convulsive therapy, ECT와는 완전히 다른 치료라는 점에 주의하자).

2019년에 옥스퍼드대학교, 하버드의대, 캘리포니아대학교 버클리캠퍼스 출신으로 이루어진 국제적 연구진이 《미국 의학 협회지Journal of the American Medical Association》에 발표한 연구에서는 불안증을 앓는 여성 집단을 대상으로 앞이마겉질에 전기 자극을 1회에 걸쳐 진행했다.[12] 그 결과 편도체의 두려움 신호는 감소한 반면 주의 조절 능력은 향상됐다. 주의 조절 능력attention control이란 '무엇에 주의를 기울이고 무엇을 무시할지 선택해서 집중하는 능력'을 말한다. 이 연구는 앞이마겉질의 활성을 강화하면 궁극적으로는 인식된 위협에 대한 반응을 관리하는 데 도움이 된다는 것을 보여 주었다. 간단히 말하면 세상이 덜 무서워지고, 무서움에 따른 반응도 줄어든다는 것이다. 특히 반응하지 않는 것이 바람직한 상황에서의 반응이 줄어든다. 뇌 자극 연구에 대한 2019년 논문에서 과학자들은 이렇게 말했다. "자기통제력은 (…) 사람이 자신의 생각, 느낌, 행동을 목적의식적인 방식으로 유도할 수 있게 해 준다. 자기통제력은 목표 지향적 행동에 반드시 필요하며 육체적·정신적 건강, 심리적 안녕, 윤리적 의사결정, 강력한 대인 관계 등을 비롯한 인생의 여러 가지 측면과 연관이 있는 것으로 여겨져 왔다. (…) 앞이마겉질을 자극하면 앞이마겉질과, 감정과 보상 과정에 관여하는 겉질아래영역subcortical region(피질하영역) 즉 편도체와 보상 체계reward system 간 활성의 균형을 바꾸어 줌으로써 자기통제력을 성공적으로 촉진해 준다."[13]

이런 유형의 연구는 임상에 적용할 수 있는 분야가 대단히 넓다. 예를 들어 불안 장애anxiety disorder가 있는 사람은 이 비침습적/비약물성 접근 방식을 이용해서 불안 장애를 관리할 수 있을 뿐만 아니라 그런 장애를 야기한 뇌 영역의 기능을 향상시켜 집중력과 의사결정 능력을 높이고, 전반적으로 세상을 더 따뜻한 곳으로 바라보게 만들 수 있다. 현재는 이런 종류의 전기 자극 치료법이 얼마나 효율적이고 안전한지 평가가 진행 중이다. 하지만 여기서 중요한 메시지는 앞이마겉질의 활성화가 인생을 개선하는 강력한 힘이라는 것이다. 그리고 그것을 활성화시킬 방법은 우리의 통제 범위 안에 있을 가능성이 크다.

유아기 스트레스

우리가 일부러 사람의 편도체−앞이마겉질 연결을 손상시켜 볼 일은 없겠지만 유아기 스트레스의 피해자로부터 얻어 낸 중요한 통찰이 있다. 2018년의 한 연구에서 펜실베이니아대학교와 MIT 공대를 비롯한 몇몇 기관 출신의 연구자들은 어린 시절의 역경

(가족의 사망, 부모의 갈등, 심각한 사고 등)이 편도체와 앞이마겉질 사이의 연결에 어떤 영향을 미치는지, 그리고 이 연결에 가해진 손상이 공격적 행동 및 주의력 문제 등의 사안과 어떤 관련이 있는지 조사해 보았다.[14] 어린 시절에 겪은 스트레스는 정신 건강 장애의 분명한 위험 요인인데, 연구자들은 이를 편도체-앞이마겉질 연결의 손상으로 설명할 수 있는지 확인하고 싶었다. 이 연구에서 연구자들은 만 4세에서 7세 사이의 아동 79명을 대상으로 MRI(자기 공명 영상)를 촬영하고, 설문을 통해 심한 스트레스를 유발한 인생 사건, 공격적 행동, 주의력 문제, 불안증, 우울증이 있는지 평가해 보았다. 이 연구의 결과는 시사하는 바가 컸다.

우선 스트레스를 주는 인생 사건에 노출되는 것이 편도체-앞이마겉질 연결의 약화와 긴밀하게 관련되어 있었다. 또한 스트레스에 노출되는 것은 공격적 행동과 주의력 문제, '정신 건강 저하의 증상들'과 강하게 연관이 있었다. 한 중요한 관찰에서 연구자들은 자신의 연구 결과를 나이가 더 많은 아동과 청소년에게서도 발견할 수 있다고 지적했다. 이들은 다음과 같이 결론 내렸다. "우리의 연구는 편도체의 기능적 연결이 비정상적인 어린 아동은 감정 조절 능력이 떨어질 가능성이 있으며, 훗날 임상적으로 의미 있는 증상으로 발현될 수 있음을 보여 준다."[15]

만성 스트레스가 앞이마겉질에 미치는 영향은 막강하다. 그리고 이런 영향이 어린 시절의 정신적 외상에서만 나오는 것도 아니다. 다른 종류의 스트레스 요인들도 앞이마겉질의 연결성을 약화시키고, 심지어 앞이마겉질 자체에 손상을 입혀 편도체가 견제 없이 기능하게 만들 수 있다.

현대의 영향력이 우리의 건강과 행복을 어떻게 바꾸어 놓고 있는가 하는 질문의 해답을 찾아가는 과정에서 앞이마겉질과 편도체를 이해하는 것이 핵심적이다. 이어질 장에서 우리는 이런 정보를 어떻게 이용해서 앞이마겉질을 활성화하고 편도체를 달랠 수 있는지 보여 줄 것이다. 하지만 그 전에 먼저 단절 증후군이 우리 뇌의 연결성에만 영향을 미치지 않고, 그 밑바탕에 깔려 있는 화학적 메시지와 보상 체계에도 영향을 미친다는 것을 설명할 필요가 있다. 이제 다음 장으로 넘어가 보자.

Chapter 3

뇌의 천국과 나락

보 상 으 로 가 는 길

> 안에 낚싯바늘이 없는지 확인하기 전에는 절대 쾌락이
> 라는 미끼를 물지 말라.
>
> — 토머스 제퍼슨Thomas Jefferson

만약 타임머신을 타고 농업이 발명되기 전인 2만 년 전
으로 돌아가 사람들에게 마약 같은 것 없이 자연스럽게 황홀한 쾌감
을 마지막으로 느꼈던 때가 언제였냐고 물어본다면 아마 섹스를 했을
때, 혹은 거대한 사냥감을 잡아 친구들과 함께 불을 피워 놓고 기념
으로 잔치를 벌였을 때 등의 답이 돌아올 것이다. 물론 당시 선조들은
그 명칭을 몰랐겠지만 보상 경로reward pathway라는 딱 알맞는 이름이
붙은 체내 메커니즘의 활성화에 대해 얘기하는 것이다. 실제로 보상
은 쾌락으로 이어진다. 보상은 별개의 자극에 대한 반응으로 경험되
어 즐거움과 흥분을 제공해 준다. 이 생물학 영역은 우리의 진화적 발

달에서 필수적인 부분이다. 보상의 역할은 먹을거리와 물을 찾고, 번식을 위해 섹스를 하고, 새로 태어난 아기를 돌보는 등 생명 유지 활동을 촉진하는 것으로 수만 년에 걸쳐 호모 사피엔스_{Homo sapiens}의 생존을 가능하게 한 핵심적 기능이었다. 그리고 이제는 오래전에 확립된 이 뇌 시스템이 실제로 어떤 회로로 구성되어 있는지 과학 연구를 통해 잘 이해하게 됐다. 하지만 이는 안타깝게도 사람들이 그런 사실을 이용해 다른 사람들을 착취하는 데도 도가 텄다는 의미이기도 하다.

이제 독자 여러분도 뇌의 오래된 생물학과 새로운 생물학에 대해 어느 정도 감을 잡았으니 우리가 어떻게 스스로를 행복에서 멀어지게 하는 중독에 빠지는지 뇌의 화학을 들여다보자.

쾌락의 힘

당신의 뇌는 즐거운 경험에 대해 균일하고 계획적인 방식으로 반응한다. 뇌는 옛날 옛적에 몸의 운영체제 속에 새겨진 대본을 충실히 따른다. 우선 중간뇌에 자리 잡은 작은 뉴런 무리인 배쪽뒤판구역_{ventral tegmental area}(복측피개영역)으로부터 신경전달물질인 도파민이 분비되어 뇌의 다른 많은 영역으로 급속히 퍼진다. 이 도파민은 감정과 기억 형성에 깊숙이 관여하는 편도체와 해마로도 간다. 하지만 우리의 논의에서 가장 중요한 부분은 따로 있다. 도파민은 측좌핵_{nucleus accumbens}이라는 보상 회로 속 또 다른 중요한 구조물로도 이동한다. 측좌핵은 쾌락의 경험에 직접적으로 관여하는 뉴런들의 집합체다. 그리고 도파민은 앞이마겉질로도 이동한다. 앞이마겉질은 주의를 집중하고 계획을 세우는 것을 도와주는 영역이다. 당신이 보상회로를 가동시키는 자극을 경험하면 도파민이 분비되면서 일련의 화학적 메시지들이 쏟아져 나와 몸에게 계속해서 그 보상을 얻어 내고, 기억해 두었다가 나중에 그런 행동을 다시 하라고 말해 준다. 이 보상체계는 매우 복잡한 방식으로 작동하지만 여기에서는 최대한 단순화해서 설명해 보겠다.

도파민은 보상 체계의 핵심이다. 하지만 흔히 알려진 내용과 달리 도파민이 쾌락의 느낌을 만들어 내는 것은 아니라는 것이 과학계의 중론이다. 대신 도파민 수치가 올라가면 무언가를 원하고 갈망하는 강력한 느낌을 만들어 내는 것으로 보인다. 그렇지만 일부 보상은 실제로 내인성 오피오이드 펩티드endogenous opioid peptide(오피오이드는 아편과 유사한 작용을 한다는 의미 — 옮긴이)를 활성화시킨다. 내인성 오피오이드 펩티드는 모르핀처럼 쾌락을 불러일으킨다. 이것은 뇌에서 만들어 내는 천연 아편이다. 보상 회로에 관해 중요한 점이 하나 있다. 도박이나 심지어 쇼핑 같은 현대적 활동에도 이 회로가 쉽게 과활성화되어 도파민 시스템의 균형이 깨지면서 갈망을, 결국에는 중독성 행동을 낳을 수 있다는 것이다. 물론 자극에 따라 이 회로는 다양한 방식, 다양한 정도로 활성화된다. 예를 들어 헤로인이나 코카인 같은 마약은 보상 회로를 더 강력하게 활성화시키기 때문에 다른 물질보다 훨씬 큰 의존성을 일으킨다.

해마, 편도체, 앞이마겉질, 측좌핵은 모두 도파민 수용체를 갖고 있다. 도파민은 이 각각의 뇌 영역에 서로 다르게 영향을 미친다. 아직은 과학자들이 도파민의 정확한 작동 방식을 맞춰 보고 있는 상황이지만 당신의 뇌 속에서 일어나는 일을 단순화해서 생각해 볼 수 있다. 편도체가 어떤 경험을 긍정적인 것으로 해석하면 그것을 다시 반복할 수 있도록 해마가 그 경험을 기억에 저장한다. 그동안 도파민 수치가 올라가면서 측좌핵에 불이 켜져 활성화된다. 그리고 당신이 지금 하고 있는 일을 계속하도록 재촉한다. 예를 들어 당신이 아이스크림을 크게 한 숟가락 떠서 먹는다고 하자. 아이스크림은 너무나 달콤하고 맛있다. 그럼 편도체는 그것이 당신을 기분 좋게 만든다는 점에 주목하고, 해마는 나중에 다시 아이스크림을 구하는 법을 기억하려고 당신이 아이스크림을 얻기 위해 한 행동을 기록해 둔다. 측좌핵은 아이스크림을 당장 한 입 더 떠먹으라고 부추긴다. 한편 앞이마겉질은 당신이 아이스크림을 마저 먹는 데 집중할 수 있게 돕는다. 이런 식으로 보상 회로가 계속해서 돌아간다.

수확체감의 법칙

보상 경로가 계속 활성화되고 도파민이 폭발적으로 분비되어 나오다 보면 결국에는 수확체감의 법칙law of diminishing returns이 발동한다. 마약이 큰 문제를 일으키는 이유도 바로 이 때문이다. 예를 들어 중독성이 강한 약물들은 뇌세포가 분비하는 도파민을 비롯해 쾌락을 유도하는 다른 뇌 화합 물질의 양을 어마어마하게 늘려 놓는다. 그러면 뇌는 그 균형을 맞추기 위해 도파민의 생산량을 낮추고 그 도파민이 작용할 수 있는 수용체의 숫자를 줄인다. 이렇게 되면 다음에 마약을 다시 할 때는 같은 양을 써도 똑같은 효과가 나지 않는다. 내성이 생겨 버렸기 때문이다. 안타깝게도 그래서 마약 복용자는 똑같은 황홀경을 느끼기 위해 마약 복용량을 늘린다. 뇌가 마약에 계속해서 적응하는 동안에 판단과 기억을 담당하는 뇌 영역들에도 변화가 찾아온다. 이런 패턴이 굳어지면 마약을 구하는 행동이 습관으로 자리 잡으면서 중독의 무대가 마련된다.

하지만 요즘에는 아편이나 알코올 같은 전통적인 중독성 물질만 중독을 일으키는 것이 아니다. 이 강력한 회로를 반복적으로 과활성시키는 것이 있다면 무엇이든 뇌를 변화시켜 큰 문제를 야기할 수 있다. 모두들 알다시피 갈망과 관련된 행동이 항상 이로운 것만은 아니다. 하루 24시간 내내 쾌락을 추구하여 즉각적 만족만을 좇으면 우리를 끝없이 갈망하게 만드는 신경 회로는 강화되고 앞이마겉질은 침묵하게 된다. 앞이마겉질이 둘레계통을 통제하는 힘이 약해지기 때문이다. 이것은 인터넷 서핑, 스마트폰, 원클릭 쇼핑, 고칼로리 음식, 소셜미디어 등에 빠지는 방식으로 발현될 수 있다.

균형 유지

뇌는 다양한 신경화학 시스템의 균형을 유지하려고 부단히 노력하고 있다. 이러한 노력은 뇌의 신경전달물질 수준을 바꾸는 지속적인 신경생물학적 변화와 시냅스 변화를 통해 이루어진다. 상향 조절upregulation과 하향 조절downregulation이라는 리듬이 존재한다. 예를 들어 잠을 자야 하는 밤에는 억제성 신경전달물질인 GABAgamma aminobutyric acid(감마아미노뷰티르산)가 깨어 있는 동안에 활성화되던 신경전달물질을 억제한다. 반면 기민하게 깨어서 생각하고 반응해야 할 낮에는 뇌가 스스로의 균형을 다시 맞추면서, 자는 동안 나타나는 억제성 통제가 완화된다.

시대에 뒤쳐진 생존 본능

수많은 사람이 그치지 않는 불안과 걱정 속에서 살아간다. 어찌 보면 당연한 일이다. 수면 부족에 시달리고 끝없이 흘러드는 부정적인 뉴스에 휩싸이다 보면 원초적인 '생존 모드' 스위치가 켜질 뿐만 아니라 뇌의 회로 배선과 그에 따른 행동에 심각한 후속 효과가 나타난다. 이를 조금 더 살펴보자.

스트레스를 경험하거나 두려움을 느끼면 우리의 몸은 다양한 화합 물질을 분비하여 반응한다. 그 중심에 있는 코르티솔cortisol은 혈당수치와 면역 기능에 영향을 미치는 등 여러 가지 생물학적 작용을 촉발한다. 고전적인 투쟁-도피 반응은 아드레날린과 노르아드레날린(노르에피네트린)이 시스템 안에서 폭주할 때 개시되어 심박수와 혈압을 올리고 몸 전체에 흐르는 혈류를 변화시킨다. 이 반응은 우리가 스트레스 요인에 대처할 수 있게 준비시키는 역할을 한다. 보상 경로와 마찬가지로 스트레스 반응 경로는 진화를 거치면서 가장 확실하게 자리 잡은 과정 중 하나다.

그럼 우리가 스트레스에 노출되었을 때 뇌의 회로에는 무슨 일이 일어날까? 편도체가 스트레스 경로를 활성화하면, 다시 이 스트레스 경로가 앞이마겉질의 조절 능력을 저해하고 편도체의 기능을 강화한다. 이렇게 해서 높은 수준의 스트레스로 인해 편도체가 계속 시스템을 장악하는 악순환 고리가 형성된다. 결국 우리 뇌의 반응 패턴은 느리고 사려 깊은 앞이마겉질이 통제하던 패턴에서 편도체 및 관련 둘레계통 구조물들이 반사적·즉흥적·감정적으로 반응하는 패턴으로 바뀌게 된다. 우리가 스트레스를 받을 때 충동적, 비이성적으로 변하고 의사결정 능력이 전반적으로 떨어지는 이유가 여기에 있다.

가장 중요한 부분은 우리가 만성 스트레스에 시달릴 때는 삶의 통제권을 편도체에 넘겨 버림으로써 편도체가 점점 더 많은 판단과 결정에 영향을 미치게 된다는 점이다. 스트레스는 편도체에게는 보약이고, 앞이마겉질에는 독약인 셈이다. 동물실험을 보면 만성 스트레스가 앞이마겉질의 물리적 구조에 변화를 일으켜 충동적인 편도체를 억누르는 능력이 점점 떨어지는 것을 확인할 수 있다.[1] 한편 만성 스트레스는 편도체에서 새로운 뉴런의 성장도 촉진한다.[2] 이렇게 편도체가 더 강해지면 심사숙고해서 현명한 판단을 내리는 데 문제가 생겨 더 장기적으로 스트레스를 만들어 내며 문제를 고착화시킨다. 이렇게 해서 단절 증후군이 상황을 장악하는 것이다. 《네이처 뉴로사이언스Nature Neuroscience》에 발표된 눈이 번쩍 뜨이는 한 논문은 이렇게 얘기한다. "사색적인 뇌 상태에서 반사적인 뇌 상태로의 전환은 우리가 위험에 처해 있을 때는 생존에 도움이 될지도 모른다. 하지만 뛰어난 인지능력이 있어야 잘 살 수 있는 정보화 시대에는 오히려 그것이 인생을 파멸로 이끌 수 있다."[3]

이렇게 스트레스로 야기되는 뇌의 리모델링이 지속되게 내버려 둘 경우 우리는 쾌락을 얻고 고통을 피하려는 욕구가 주도하는 임시 방편만을 추구하게 된다.

이 연쇄적 과정에서 가장 흥미로운 부분은 스트레스가 도파민 분비를 크게 늘린다는 점이다.[4] 앞서 언급했듯이 오랜 시간 너무 많은 도파민이 분비되면 도파민 시스템이 바뀌고 손상되어 갈망이 주도하는 건강에 나쁜 행동으로 내몰리게 된다. 한 예로 우리는 도파민 시스템의 균형을 회복하기 위해 탄수화물 함량이 높은 음식을 폭식할 수도 있다. 편도체를 바탕으로 하는 반응이 고조된 상태에서 만성적으로 살다 보면 이런 반응을 관리하기 위한 행동 패턴, 습관, 루틴 등이 생겨나기 쉽다. 이렇게 되면 우리는 통제력을 잃고 압도당하는 느낌을 받게 된다.

이제 단절 증후군을 만들고 강화하는 행동들을 자세히 살펴보겠다. 이어지는 장에서 더욱 깊게 다루겠지만 미리 예습을 해 두면 뇌에서 실제로 일어나는 일을 이해하는 데 도움이 될 것이다.

단절된 일상

미국인들은 일반적으로 수면이 부족한 상태에서 잠을 깬다. 빈약한 수면이 건강에 미치는 영향은 잘 알려져 있지만, 그 외에도 수면 부족은 스트레스 호르몬이자 투쟁-도피 반응의 핵심 요소인 코르티솔 호르몬의 생산을 늘린다. 아침에 코르티솔 수치가 높게 나타나는 것은 일반적인 스트레스 느낌뿐만 아니라 우울증의 증상과도 관련이 있는 것으로 나타났다. 현미경 수준에서 보면 코르티솔은 포도당과 지방의 대사에 영향을 미치고 면역계의 기능에도 역할을 한다. 더군다나 코르티솔 수치가 높아지는 현상은 다양한 질병에서 발건되며, 몸에 전체적으로 더 큰 대사 스트레스를 주는 것으로 흔히 알려져 있다. 우리의 논의와 가장 관련이 큰 부분은 스트레스가 앞이마 겉질을 직접적으로 위협하면서 편도체의 권한을 강화한다는 점이다.

우리는 눈을 뜨면 무슨 일을 할까? 무려 79퍼센트의 성인이 깨어나서 15분 내로 스마트폰에 제일 먼저 손을 뻗는다.[5] 만 18세에서 24세 사이의 연령대를 대상으로 하면 그 비율은 89퍼센트로 올라간다.[6] 스마트폰을 확인하고 싶은 갈망을 즉각적으로 해소하는 것은 도파민 폭주에 따르는 결과다. 내가 마지막으로 올린 인스타 포스팅에 '좋아요'를 누른 사람이 몇이나 될까? 누구 문자한 사람 없나? 내가 모르고 못 받은 통화는 없었을까? 지난 밤 사이에 이메일은 몇 통이나 왔을까? 우리는 즉각적 만족을 기대하도록 조건화되었다.

설문 조사 결과에 따르면 매일 아침 식사를 하는 미국인 중 34퍼센트가 가장 흔히 선택하는 음식은 차가운 시리얼이었다. 또한 우리 중 3분의 1이 밥을 먹을 때 왠지 마음이 급해진다는 것을 보여 준다.[7] 거의 대부분의 시리얼, 특히나 아동용으로 시중에 나온 시리얼에는 설탕이 첨가되어 있다. 흔히들 건강에 좋다며 광고하는 제품들이다. 도넛, 머핀, 혹은 다른 아침 식사 대용 가공식품으로 하루를 시작하는 사람도 많다. 커피를 마시는 것은 괜찮다. 하지만 모카 라테나 아이스 블렌디드 커피 음료를 마시는 사람이면 차라리 달달한 밀크셰이크를 마시는 편이 낫다. 대규모 데이터를 보면 이런 유형의 고혈당지수 음식(혈당 수치를 신속하게 높이는 음식)은 그 자체로 염증 경로를 통해 우울증에 영향을 줄 수 있다.[8]

염증은 중요한 신경전달물질인 세로토닌의 작용에 대항한다. 염증이 앞이마겉질을 이용하는 능력도 위협한다는 사실 또한 알아야 한다. 2018년에 에머리대학교Emory Univeristy에서는 fMRI(기능적 자기 공명 영상)를 이용해서 우울증을 앓는 환자들을 연구해 보았다. 그 결과 염증이 편도체와 앞이마겉질 사이의 연결 강도를 심각하게 약화시키는 것으로 밝혀졌다.[9] 더군다나 염증은 위협적인 이미지에 대한 편도체의 반응도 증가시키는 것으로 보인다.[10] 잘못된 음식 선택, 수면 부족, 활동량이 부족한 생활 방식, 자연과의 접촉 부족 등 다양한 원인에 의해 몸에서 염증이 증폭될 수 있음을 고려하면 이런 연구 결과는 너무욱 의미가 싶다. 염승을 강화하는 것은 무엇이든 앞이마겉질 활용 능력을 위협해서 편도체가 제멋대로 기능하게 만들 수 있다. 이는 충동적 행동을 누그러뜨리는 데 도움이 되는 앞이마겉질의 장점을 잃게 된다는 의미다.

의학 학술지를 보면 염증을 빈약한 의사결정이나 충동성 같은 행동 실수와 연관짓는 과학이 각광받고 있다. 만성 염증이 몸 전체에 영향을 미치고 우울증, 치매 같은 질병과 강력하게 연결되어 있다는 사실은 잘 알려져 있다. 그러니 염증이 의사결정이나 고급 사고 과정 같은 일상의 기능과 연결되어 있다고 해도 놀랍지 않다. 그래서 염증을 조장하는 것, 혹은 앞이마겉질을 방해하거나 마음대로 끌어들여 사용하는 것들에 더욱 의심이 간다.

우리 선조들은 아마도 만성 염증에 대처할 필요가 없었을 것이다. 그래서 우리 몸은 장기적으로 노출되는 염증에 효과적으로 대응하도록 진화하지 못했다. 어떻게 하면 만성 염증을 예방할 수 있을까? 음식의 선택이 아주 좋은 출발점이다.

> 염증이 뇌에 일으키는 파급효과가 궁극적으로는 자신의 행동과
> 감정에 대한 통제력 저하로 이어질 수 있다.

음식은 행동에 관한 정보다

우리가 먹는 것이 앞이마겉질에 접속하는 능력을 위협한다는 개념은 그 자체로 게임 체인저가 될 수 있다. 이것은 말 그대로 식생활이 우리를 더 자기중심적이고 공감 능력이 떨어지는 사람으로, 쾌락을 더 추구하고 절제 능력이 떨어지는 사람으로 내몬다는 의미다. 음식이 실질적으로 우리의 행동을 지배한다! 정제 탄수화물 함량이 높은 식단은 뇌졸중, 심장 질환, 당뇨 등에 걸릴 확률을 증가시키며 수많은 건강 문제와도 관련이 있다. 우리는 성공을 위해 먹지만 실제로는 질병에 힘을 보태는 셈이다.

음식, 특히나 달달한 음식에 대한 우리의 갈망은 그 뿌리가 우리 선조들에게로 거슬러 올라간다. 당분에 대한 욕망은 잠재적 생존 메커니즘으로 우리 몸에 각인되어 있다. 수렵 채집 생활을 하던 선조들에게는 달콤한 과일을 능동적으로 찾아 나서는 것이 대단히 큰 도움이 됐다. 달콤하다는 것은 과일이 익었다는 신호다. 그래서 우리 선조들은 과일의 영양가가 정점에 도달했을 때 먹을 수 있었다. 보통 늦여름이나 가을에 익은 과일에서 섭취한 당분은 선조들의 몸에서 지방을 생산해 저장하게 해 주었다. 이렇게 축적된 지방은 칼로리를 섭취

하기 힘든 겨울을 나는 동안 에너지 저장소 역할을 해서 생존을 도왔다. 달콤한 맛의 또 다른 중요한 특성은 곧 안전함이다. 사실상 달콤하면서 독이 있는 과일은 없다. 따라서 달콤한 맛은 추구할 만한 중요한 특성이었다.

달콤한 맛은 뇌의 도파민 보상 경로를 극적으로 활성화시킨다. 이 부분은 정교한 뇌 촬영 기술을 통해 입증되었다.[11] 알다시피 이 경로는 보상을 많이 받을수록 더 많은 자극을 필요로 한다. 배부르게 식사를 한 다음에도 여전히 설탕이 잔뜩 들어간 후식 생각이 나는 이유가 뭐라고 생각하는가? 저녁 식사를 막 끝낸 후 커다란 초콜릿 케이그 한 조각을 문제없이 뚝딱 밀어 치울 수 있는 이유가 무엇이라 생각하는가? 설상가상으로 보상 체계를 과도하게 자극하면 도파민 신호가 바뀌어 중독성 증상으로 이어진다. 이런 과정은 도파민 수용체에 변화를 일으키는 동시에 앞이마겉질을 약화시켜 충동적 욕구와 중독 성향을 통제하는 능력을 떨어트리는 것으로 보인다.[12] 요약하면 당분 (그리고 몸에서 신속하게 당분으로 바뀌는 단순 탄수화물)은 당신의 보상 경로로 강력하게 침투해 신경화학을 바꾸어 놓음으로써 당신의 건강을 해치고 더 많은 당분을 원하게 만든다. 사실 고도 가공식품 제조사들이 바라는 부분도 바로 이것이다.

단절 증후군을 악화시키는 전형적인 일상의 또 다른 측면을 이어서 살펴보자.

뉴스 속보가 뇌를 망가뜨린다

세상 돌아가는 소식을 살피는 것으로 하루를 시작하는

사람들이 많다. 미국인 중 95퍼센트는 뉴스를 꼬박꼬박 챙겨 보고, 우리 중 85퍼센트는 적어도 하루에 한 번은 뉴스를 확인한다.[13] 뉴스는 편도체와 직접 대화하면서 앞이마겉질로부터 주의를 떼어 놓기 때문에 스트레스를 증가시키고 투쟁–도피 반응을 자극한다. 사람을 불안하게 만드는 속보 헤드라인이든, 텔레비전 화면 아래쪽에서 계속 깜박이는 단신이든, 오늘날 뉴스가 전달되는 방식을 보면 공포와 불안을 키워 만성 스트레스 상태가 이어지게 만든다. 그렇다고 뉴스를 통해 신뢰할 만한 정보를 얻는 것도 아니다. 지역 뉴스를 크게 신뢰한다는 사람이 우리 중 22퍼센트에 불과하니까 말이다.[14] 전국적 뉴스 기관을 대상으로 하면 이 수치는 18퍼센트로 더 떨어진다.[15] 한편 소셜미디어를 통해 뉴스를 접하는 미국 성인 중 그 정보를 신뢰하는 사람은 4퍼센트에 불과하다. 그에 더해서 우리는 초당파적 뉴스 시스템에 대한 신뢰가 거의 없다. 우리 중 74퍼센트는 뉴스 매체가 특정 당파적 관점에 치우쳐 있다고 믿는다.[16] 그리고 우리 중 72퍼센트는 뉴스가 현실을 지나치게 부풀린다고 생각한다.[17] 아무래도 우리는 뉴스를 편향적이고 신뢰 불가능한 것으로 여기는 듯하니, 어쩌면 스트레스를 사랑하는 편도체로부터 리모컨을 빼앗을 시간이 되지 않았나 싶다.

우리가 세상을 만성 스트레스와 공포라는 렌즈로 바라보기 시작해서 이성적이고 냉정한 앞이마겉질을 잃어버리면 어떤 일이 일어날까? 우리는 세상을 불필요하게 부정적인 방식으로 바라보게 된다. 현재는 전 세계적으로 그 어느 때보다도 극빈자 비율이 낮고, 민주주의가 꽃을 피운 평화롭고 경제적으로 안정된 시대임에도 불구하고

2017년 조사에 따르면 어느 때보다도 많은 미국인들이 베트남전쟁이 한창이었던 50년 전보다 살기가 더 퍽퍽해졌다고 믿고 있었다.[18] 1990년대에서 2000년대로 오는 동안 미국의 범죄 발생률은 실제로 감소했으나[19] 그와 반대로 믿는 사람이 많다. 범죄가 증가했다고 믿는 가장 큰 이유는 텔레비전과 신문 때문이었다.[20] 미국의 스트레스 원인을 조사한 한 설문 조사에 따르면 '엄청난 스트레스'를 받는다고 보고한 사람 중 40퍼센트가 뉴스를 원인으로 꼽았다.[21] 대학생들을 겨우 15분 정도만 뉴스에 노출시켜도 불안증이 심해졌다.[22] 그리고 이것은 신경 가소성과 직접적인 관련이 있다. 부정적인 생각을 많이 할수록 우리 뇌도 비관주의에 더 길들여지고, 주변 세상을 더 부정직으로 바라보는 경향이 생긴다. 부정적인 것을 많이 경험할수록 신경 가소성을 통해 당신도 더 부정적인 사람이 되어 간다.

칼레브 리타루Kalev Leetaru 박사는 빅 데이터 분석을 전문으로 하는 연구 과학자다. 조지타운대학교에서 그는 '빅 데이터의 마법사'로 불리고, 오번대학교에서는 사이버 보안 및 국토 안보 센터Center for Cyber and Homeland Security에서 선임 연구원으로 일하고 있다. 그는 데이터를 이용해서 세상을 이해하는 방법에 대해 자주 글을 쓴다. 2011년에 그는 「컬처노믹스 2.0Culturomics 2.0」이라는 논문을 발표했다. 이 논문에서 그는 1945년에서 2005년 사이에 나온 《뉴욕타임스》 기사들 (590만 건)과 2006년에서 2011년 사이에 나온 영어로 된 웹사이트 기사들의 전문을 모두 검토해 보았다.[23] 리타루는 다음과 같이 말했다. "《뉴욕타임스》는 1960년대 초반에서 1970년대 초반까지 십 년 동안은 점점 '강하게 부정적인' 경향을 보이다가 그 후로 잠시 '약간 부정적인' 방향으로 회복하고 2001년 911 테러까지는 '약간 더 부정적인' 방향으로 흐르다가 911 테러 이후로 4년간 '뚜렷하게 더 부정적인' 방향으로 변했다."

　　《뉴욕타임스》로는 미국에서 나타나는 경향만을 읽을 수 있다는 우려 때문에 이 연구는 세계 방송 요약Summary of World Broadcasts이라는 서비스에서 나온 데이터도 같이 검토했고, 그 결과 1979년에서 2010 년까지 부정성이 거의 직선적으로 꾸준히 증가했다는 결론이 나왔다. 이런 것이 왜 중요하다는 말인가? 현대 뉴스에서 나타나는 부정성의 상당 부분은 정치적·이데올로기적 분열에서 기원한 것이다. 이것은 두려움과 분노로부터 나오며, 이런 감정은 편도체의 활성을 촉진한다. 이런 식으로 부정성에 노출되는 것이 더 큰 문제를 영구화한다. 인생이란 언제나 이상에 못 미치는 부정적인 상태라는 데 많은 사람이 동의하겠지만, 다양한 질병에서 부정성은 언제나 건강에 좋지 않은 영향을 미친다는 점에 주목해야 한다. 마지막으로 부정성이 증가한다는 것은 스트레스 호르몬인 코르티솔의 수치가 더 높아진다는 의미가 될 수 있다. 앞에서도 말했듯이 스트레스는 편도체에 불을 당긴다.

　　우리는 이제 의도적으로 진실을 호도하는 가짜뉴스에 대해서도 걱정해야 할 처지다. 2017년에 MIT에서 수행한 한 연구는 가짜뉴스가 모든 범주에서 진실보다 훨씬 더 멀리, 빠르게, 깊게, 넓게 퍼져 있다는 것을 보여 주었다.[24] 가짜뉴스는 진짜 뉴스보다 리트윗될 가능성이 70퍼센트나 높았다. 흥미롭게도 자동 로봇에 의한 뉴스의 전파는 진짜 뉴스나 가짜뉴스나 마찬가지였다. 이는 잘못된 정보를 공

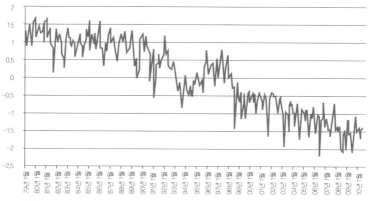

1979년부터 2010년까지 세계 방송 요약의
보도 내용에서 측정한 월별 평균 논조

(출처) Dr. Kalev H. Leetaru, "Culturomics 2.0: Forecasting Large-Scale Human Behavior Using Global News Media Tone in Time and Space," First Monday 16, no. 9 (2011).

유하는 주체가 로봇이 아니라 사람임을 암시한다. 소셜미디어에서
기사를 읽는 미국인 중 86퍼센트는 팩트체크를 생략한다. 더 중요한
점은 우리에게 진짜 뉴스와 가짜뉴스를 구분할 능력이 없다는 것이
다. 최근의 연구를 보면 젊은 성인의 59퍼센트는 자기의 비판적 사고
능력을 대단히 자신하지만 대다수는 가짜뉴스와 진짜 뉴스를 일관되
게 가려내지 못했다.[25] 그것을 비판하려는 것은 아니다. 요즘에는 진
짜를 판별하기가 정말 힘들기 때문이다. 무엇이 진실인지 더 이상 알
지 못하면 오늘날 정말 흔한 선정적이고 분열을 초래하는 이야기들의
희생자가 되고 만다. 이것이 두려움과 분노를 활성화시키고, 그럼 이
것이 다시 우리의 앞이마겉질 활용 능력을 떨어뜨린다. 물론 이성을
담당하는 앞이마겉질의 작동이 줄어들면 뉴스의 정당성에 의문을 잘
제기하지 않게 되어 문제는 더욱 악화된다.

또 하나 걱정되는 부분은 뉴스 사이트나 다른 기술이 보상 회로를 장악해서 우리의 주의력과 시간을 훔쳐 간다는 점이다. 디지털 플랫폼(특히 소셜미디어)은 알고리즘을 이용해서 우리에게 무엇을 보여 줄지 판단한다. 이것이 필터 버블filter bubble(이용자의 관심사에 맞춰 필터링된 정보만 제공하는 바람에 편향된 정보에 갇히는 현상 – 옮긴이) 효과를 만들어 낸다. 우리가 온라인에 접속했을 때 보게 될 것을 컴퓨터 프로그램이 선별해서 보여 주기 때문이다. 이런 알고리즘의 임무는 우리의 관심을 사로잡는 것이지 우리의 교육 수준을 증진하거나 삶의 질을 개선하는 것이 아니다. 우리가 컴퓨터 화면에서 보는 것들은 우리로부터 무언가를 빼앗고 우리의 데이터, 관심, 돈 같은 것을 뽑아내기 위해 설계되었다. 우리는 클릭베이트clickbait(클릭을 유도하는 낚시성 글 등 – 옮긴이)라는 선정적이고 과장된 웹 링크에 계속해서 노출된다. 클릭베이트가 이렇게 극단적으로 퍼지게 된 이유가 있다. 우리가 계속해서 다시 돌아와 더 많은 것을 갈구하게 만드는 것이 목표이기 때문이다. 이것은 한마디로 도파민 버튼이다. 우리가 클릭베이트를 클릭할 때마다 우리는 편도체의 반응을 키우는 뇌 버튼을 누르는 셈이다. 그리고 그럴 때마다 우리는 앞이마겉질로부터 점점 더 멀어진다.

직장 문제

일단 출근하면 우리는 행복하지가 않다. 마음은 자꾸 다른 곳에 가 있고, 스트레스가 느껴진다. 우리는 자신이 일과 단절되어 있음을 느낀다. 사실 미국인의 절반 정도는 자기 직업에 불만을 느낀다고 한다.[26] 고용인들은 일주일에 10시간 정도는 일하면서 지겨움을 느낀다고 말하고,[27] 갤럽 조사에서는 전 세계적으로 고용인의 87퍼센트가 자기 업무에 의욕을 느끼지 못했다.[28] 그렇다면 미국의 고용인 중 79퍼센트가 항상, 자주, 혹은 때때로 정신이 산만해지고 업무에 집중하기 어렵다고 말하는 것이 전혀 놀랍지 않다.[29] 이렇게 업무에 의욕이 없고 단절되어 있으니 앞이마겉질을 끌어들여 고차원적인 사고를 하기가 어려운 것도 당연하다. 그리고 이렇게 마음이 다른 데 있고 스트레스 수준도 높다 보니 고용인들은 직장에서 일주일에 5시간 정도를 전화를 하거나 업무와 관련 없는 활동을 하며 보낸다. 헛된 위안을 찾는 것이다. 이들은 운동, 명상, 자연과의 만남 등 정말로 건강에 좋은 무언가를 하기보다는 중독성 있는 행동에 이끌린다. 그런 행동 중 상당수는 혼자만 고립되어 몸을 쓰지 않고 앉아서 하는 것들이다. 혼자 고립된 채 보내는 것과 몸을 잘 쓰지 않고 주로 앉아서 보내는 것은 우리 삶을 괴롭히는 두 가지 원흉이다.

일과 후

　　직장에서 힘겨운 하루를 보내고 나면 우리 뇌는 너무 피곤해서 별다른 일을 할 수 없을 것 같다. 미국인은 평균적으로 하루에 거의 6시간을 텔레비전, 컴퓨터, 모바일 장치와 함께 보낸다(그중 4시간 45분은 텔레비전 시청 시간이다). 한마디로 집에 들어오자마자 텔레비전부터 켠다는 의미다.[30] 우리는 하루의 스트레스를 풀어 줄 신속한 보상을 추구하고, 건강에 좋지 않은 고탄수화물 식사가 그런 보상을 준다. 그리고 우리는 당연히 먹는 동안에도 스마트폰을 내려놓

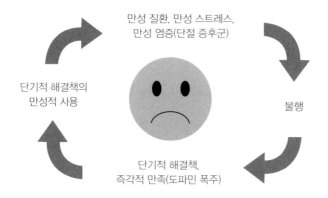

만성 질환, 만성 스트레스,
만성 염증(단절 증후군)

단기적 해결책의
만성적 사용

불행

단기적 해결책,
즉각적 만족(도파민 폭주)

지 않음으로써 지속적으로 보상 회로를 활성화시킨다. 이렇게 하면 우리는 어떻게든 세상과 연결된 기분을 느끼지만 실상은 정말로 중요한 것으로부터는 심각하게 단절되어 버린다. 우리는 낮 시간의 의무와 스트레스에서 해방시켜 줄 달콤한 잠을 꿈꾸며 하루 일과를 마무리하지만 그것 역시 잡힐 듯 잡히지 않는 목표이기는 마찬가지다.

일반적으로 우리의 하루는 편도체는 활성화시키고 앞이마겉질은 억누르는 일들로 가득 채워져 있다. 더군다나 현대 생활은 우리가 스트레스로 지칠 때 쉬운 해결책을 추구하도록 유혹한다. 우리는 언제든 단기적 행복과 중독성 보상에 접근할 수 있다. 그런데 안타깝게도 이런 것들이 문제를 더 악화시킨다. 우리는 우리를 불행하게 만드는 것에 몰두하는 것이야말로 지속적인 행복으로 이르는 길이라고 믿도록 세뇌당했다.

그래도 좋은 소식이 있다. 당신의 삶은 더 나은 변화를 이끌어 낼 기회로 가득하다는 것이다. 뇌의 다양한 기능에 균형을 잡아 줄 기회, 활기를 잃은 앞이마겉질을 깨워 다시 이어질 기회 말이다. 그러고 나서야 비로소 우리는 우리 자신을, 우리의 지구를 구할 수 있다.

Chapter 4

첨단 기술에 장악당하다

디지털 생활은 어떻게 우리를 단절시키는가

앱만 있으면 식사도 주문하고, 낯선 사람에게 차도 얻어 타고, 요금도 지불할 수 있는 세상이 오는 바람에 사람과 상호작용할 필요가 점점 줄어드는 듯 보인다. 첨단 기술은 의학, 심리학, 산업 등에서 셀 수 없이 많은 발전을 가능하게 한 도구지만, 동시에 우리가 스스로를 자동화시켜 친밀한 인간관계로부터 멀어지게 만든다. 그래서 사람들은 역사상 그 어느 때보다도 정서적으로 소원해지고 말았다.

— 리사 스트로먼Lisa Strohman(디지털 시민 아카데미 창립자)

기술은 하인일 때는 쓸모가 있지만, 주인이 되면 위험하다.

— 크리스티안 루이스 랑에Christian Lous Lange(노벨평화상 수상자)

오스틴은 처음 소셜미디어를 사용하기 시작했을 때 여러 가지 가능성을 보았다. 편안한 소파에 앉아서 전 세계 모든 사람이 무슨 일을 하면서 지내는지 볼 수 있었다. 우정도 더 잘 유지할 수 있었다. 아이디어가 떠오르면 더 큰 규모로 쉽게 테스트할 수 있었고, 전 세계에 있는 다양한 집단의 사람들로부터 배울 수 있었다. 하지만 가능성은 가능성일 뿐, 실제로는 그냥 생각 없이 사진이나 게시물을 훑으면서 시간만 죽이고 있었다. 오스틴은 홍수 같이 쏟아지는 광고, 혐오 발언, 어설픈 의견들을 헤치고 다녔다. 소셜미디어는 시간을 제일 많이 잡아먹는 존재가 되었고, 생산성과 개인적 성장에도 강력한 방해물이 되었다. 그렇다고 소셜미디어가 아무런 도움이 되지 않는다는 말은 아니다. 하지만 이 질문을 던지기 위해 그 부분은 넘어가겠다. 오스틴은 소셜미디어에 무엇을 빼앗기고 있을까?

스마트폰, 컴퓨터, 태블릿은 생활을 더 편리하게 만들기 위해 디자인된 것으로 보이지만 결국은 우리의 관심을 잡아먹는 기계로 변했다. 오스틴은 또래들이 기술을 더 이상 자신의 삶을 개선하는 데 이용하지 않고, 능동적인 삶을 대신하는 데 사용하는 모습을 지켜보았다. 외식을 하거나 친구와 시간을 보낼 때도 그 소중한 순간에 디지털 장치들이 끼어들지 않는 경우가 없다. 브레인 워시 프로그램에서 소개하는 변화를 실천에 옮기기 전만 해도 오스틴은 이메일, 페이스북, 인스타그램을 확인하느라 집중력이 끝없이 흐트러지기 일쑤였다. 이것은 건강한 존재 방식이 아니다.

디지털 해커

　　현대 세계에서 기술만큼 혁명적이고 신속하게 진화하는 측면은 없을지도 모르겠다. 기술은 의료에서 제조에 이르기까지 모든 영역에서 발전을 거듭하며, 사회에 혁명을 일으켜 인류가 기존에는 상상도 못했던 방식으로 번영할 수 있게 해 주었다. 현대 기술은 쇼핑에서 업무, 여행, 교육, 유흥, 은행 업무, 소통에 이르기까지 우리 삶의 거의 모든 영역을 더 편하게 만들어 주었다. 인터넷과 관련 소통 기술의 확산에 따라 지식의 민주화에도 기여해서 컴퓨터, 태블릿, 스마트폰이 있는 사람이면 팟캐스트, 블로그, 유튜브 비디오 등의 형태로 누구나 무료로 교육을 받을 수 있게 됐다.

　　하지만 우리 모두가 현대 기술의 어두운 측면도 알고 있다. 기술이 우리를 산만하게 만든다는 것은 의심의 여지가 없다. 기술은 보상회로를 활성화시켜 우리를 즉각적 만족에 중독시킨다. 신기술에 지나치게 의존하게 되면 생각 없이 행동하는 경우도 많아진다. 목적 없이 인터넷을 서핑하고 온라인 스토어와 소셜미디어를 훑어보다 보면 나중에는 시간과 에너지가 다 어디로 갔나 싶은 생각이 든다. 하지만 기억하자. 이런 웹사이트들은 우리가 몇 시간이고 정처 없이 떠다니게 만들고 싶어한다.

　　과학은 여전히 이런 식으로 생각 없이 온라인을 떠도는 것이 정신 건강에 어떤 영향을 미치는지 연구 중이다. 하지만 당장 나와 있는 해답도 있다. 그리고 디지털에 연결되어 보내는 시간이 늘어나면 자기 성찰과 대인간 상호작용에 쓰는 시간이 줄어든다는 것도 이미 알고 있다. 이런 변화는 방대한 규모로 일어나며, 공공 부문 어디에서나 쉽게 볼 수 있다. 우리가 깨어 있는 동안에 초점을 맞추는 대상이 극적으로 바뀌었다. 이를 우리의 전체적 목표에 비추어 고려해 봐야 한다. 장기적인 행복과 건강한 판단 능력을 고취하는 삶의 변화를 꿈꿀 때는 우리가 현대 기술을 어떻게 사용하고 있는지, 그것이 우리 뇌를 어떻게 변화시키고 있는지 반드시 살펴보아야 한다.

우리 대부분은 인터넷의 유혹에 휘둘린다. 일을 할 때나 현대 생활의 일상적인 다른 활동을 할 때도 상당 부분 인터넷에 의존하기 때문이다. 우리는 기술의 긍정적인 측면과 부정적인 측면 사이에서 균형을 잡아야 하는 어중간한 상황에 붙잡혀 있다. 현대 세계를 살아가는 데 기술은 필수적인 부분으로 자리 잡았지만, 이 기술 때문에 우리의 정신은 역사상 가장 발전되고 설득력 강한 기술에 노출되고 있다. 우리가 전자장치들을 손에서 내려놓기가 그토록 어려운 것도 다 이유가 있다. 중독될 수밖에 없도록 설계되었기 때문이다.

트리스탄 해리스Tristan Harris는 구글의 전직 디자인 윤리학자다. 그는 또한 베테랑 마술사로서 마술사와 제품 개발자들의 작업 방식 사이의 유사점을 지적한다. 즉, 인간의 정신이 갖고 있는 약점을 이용하는 것이다. 그는 이렇게 적었다. "마술사들은 맹점, 가장자리, 취약점, 인지의 한계 등을 찾는 것부터 시작한다. 그래야 사람들이 깨닫지도 못하는 사이에 그들의 행동에 영향을 미칠 수 있기 때문이다. 일단 사람들의 버튼을 누르는 방법을 알고 나면, 피아노 치듯 사람들을 연주할 수 있다."[1]

현대 기술이 이런 지식을 우리에게 불리하게 사용한다면 어떻게 될까? 우리가 게시물에서 '좋아요'를 확인할 때마다, 이메일의 받은 편지함을 들락거릴 때마다, 온라인 장바구니에 불필요한 물건을 담을 때마다 우리는 뇌를 가득 채우는 도파민의 노예가 된다. 이런 대부분의 기술은 장기간에 정당한 과학적 방법으로 검증되지 않았다. 그리고 어떤 결론을 내릴 수 있을 만큼 우리 주변에 충분히 오래 있지도 않았다. 이것은 아주 연구하기 까다로운 영역이다. 그럼에도 불구하고 우리는 이미 눈에 띄는 의학적 문제점들을 기록하기 시작했다. 가장 손쉽게 접할 수 있는 사례는 인터넷 중독이다.

새로운 중독

표준 정신과 진단 지침Diagnostic and Statistical Manual of Mental Disorders, DSM-5에서는 '인터넷 중독'을 공식적인 진단명으로 인정하지 않지만 그럼에도 인터넷 중독은 점점 더 실질적인 문제로 취급받고 있다. 그럴 만한 이유가 있다. 국제적 메타 분석에 따르면 인터넷 중독(정상적인 생활을 방해하고 가족, 친구, 연인, 생산적인 업무 능력에 스트레스와 문제를 야기하는 온라인 관련 강박행위) 증세를 보이는 사람이 6퍼센트 정도라고 한다.[2] 이 정도면 질병이라 부르기에 부족함이 없다. 전 세계적으로 인터넷 사용자가 40억 명이 넘으니 그중 6퍼센트 이상이라면 약 2억 5천만 명의 사람이 중독 수준으로 인터넷 의존성을 보인다는 말이다.[3] 이 정도면 영국 인구의 5배에 가까운 수치다. 그리고 이 숫자는 훨씬 더 커질 것이다. 세계 최대의 회사들이 디지털 미디어의 중독성을 더 끌어올리기 위해 노력하고 있기 때문이다.

　　한편 중독 그 자체만 걱정할 것이 아니라, 마음이 중독된 결과로 생기는 문제에도 초점을 맞춰야 한다. 위의 분석 내용을 발표한 저자들은 인터넷 중독이 주관적 지표(삶의 만족도)와 객관적 지표(환경조건의 질) 모두에 반영되는 삶의 질과 반비례 관계라는 것도 밝혀냈다. 간단히 말하면 인터넷 중독은 삶의 만족도 저하와 연관된다. 여기에서 중독이 삶의 만족도 저하를 가져온다고 단정할 수는 없다. 반대로 삶이 재미없다 보니 인터넷에 중독될 가능성이 높아진 것일 수도 있다. 어느 쪽이든 문제가 아닐 수 없다. 인터넷 중독 비율은 젊은 세대에서 제일 높다. 최근 중국에서 나온 한 연구 결과를 보면 청소년들 사이의 인터넷 중독 비율이 16퍼센트 정도로 전체 평균보다 훨씬 높았다.[4] 이것은 미국의 연구를 비롯해서 다른 연구 결과와도 일맥상통한다. 이를 보면 젊은이들 사이의 인터넷 중독 문화가 인터넷의 성장과 함께 커지고 있음이 드러난다.[5]

　　이런 수치들을 앞에 두고 우리는 이런 질문을 던져 보아야 한다. 뇌에서 대체 무슨 일이 일어나는 것인가? 지난 몇 년 동안 연구자들이 해답을 구하는 데 도움을 주었다. 여러 편의 수준 높은 연구를 통해 정상 대조군과 비교했을 때 인터넷에 중독된 사람들의 뇌에서 실제로 구조적인 변화가 일어난다는 것이 입증되었다.[6] 앞쪽띠걸질 anterior cingulate(전대상회)이라고 부르는 특정 뇌 영역이 있다. 이 영역은 둘레계통 및 앞이마걸질과 독특하게 연결되어 있다. 앞쪽띠걸질은 앞이마걸질과 함께 충동적 조절을 가라앉히는 것을 돕는다. 인터넷에 중독된 사람은 다른 사람보다 앞쪽띠걸질의 크기가 작다는 것이 연구를 통해 분명히 밝혀졌다는 사실에 걱정이 앞선다. 근래의 한 연구는 인터넷 중독자들의 앞이마겉질과 앞쪽띠겉질 사이 연결이 더 약해질 수 있음을 보여 주었다.[7]

뇌에 이런 특성이 있는 사람이 인터넷 중독에 더 잘 걸리는 것인지, 아니면 인터넷 중독이 이런 특성을 야기하는 것인지 아직은 확실치 않다. 하지만 우리의 선택과 행동이 뇌를 바꾼다는 사실은 안다. 중독성 기술의 과도한 사용이 이런 구조적 차이를 촉발할 가능성이 조금이라도 있다면, 이런 연구 결과를 심각하게 받아들여야 할 것이다. 인터넷을 사용하는 사람은 어느 정도 인터넷 사용이 뇌에 미치는 영향에 취약할 수밖에 없다. 바꿔 말하면 꼭 인터넷 중독의 기준에 해당하지 않더라도 그 영향에 휘둘릴 수 있다는 말이다.

생각이 줄어든다

기술은 중독 회로에 미치는 영향에 그치지 않고, 우리를 생각 없이 행동하게 만듦으로써 고등 뇌 기능에서 멀어지게 만들 수도 있다. 우리가 클릭베이트에 관심을 빼앗겨 계속해서 뉴스피드만 넘겨보고, 대기 중인 동영상만 계속해서 틀어 놓는다면 정신을 집중해서 생각하고 표현하는 능력이 허비되고 만다. 거의 의식이 없는 상태에서 활동을 하다가 문득 정신을 차리면 우리는 그렇게 많은 시간이 흘렀는데도 남은 것이 아무것도 없음을 깨닫게 된다. 전혀 생산적이지 못한 시간을 보낸 것이다. 차라리 뇌에 휴식을 주었더라면 더 좋았을 것이다. 시간을 낭비했다는 것을 인식하고 나면 짜증이 밀려오면서 자신을 원망하게 된다. 그러면 그런 우울한 기분을 해결해 줄

미봉책을 찾게 되고, 악순환이 이어진다. 어느새 우리는 다시 인터넷에 매달리거나 정크 푸드를 찾아 부엌으로 향한다.

당신이 이렇게 생각 없는 상태에 있는 것이 기업의 이득으로 이어진다는 것을 이해해야 한다. 덕분에 당신은 자신의 시간 활용에 의문을 제기하지 않게 되니까 말이다. 웹사이트, 앱, 다른 디지털 플랫폼에서 보내는 시간이 길어질수록 그 회사의 지갑은 두둑해진다. 유튜브에 자동 재생 기능이 있는 이유도 그 때문이다. 자동 재생 기능은 당신이 다음 동영상을 굳이 선택하지 않아도 기존의 재생 기록을 바탕으로 관련 동영상들을 자동으로 재생해 준다. 웹사이트들이 지독히디 싫을 민큼 괴강된 클릭베이트를 기꺼이 걸어 두는 이유도 마찬가지다. 이 장 말미에서 이런 생각 없는 행동과 싸울 수 있는 쉽고 실용적인 방법을 소개한다.

친구가 줄어든다

디지털 커뮤니케이션을 통해 얻는 혜택이 분명히 있지만 디지털 커뮤니케이션이 사람과 사람이 만나서 이루어지는 상호작용과 똑같지 않다는 것은 우리도 알고 있다. 그리고 우리는 디지털 장비들이 디지털이 아닌 세계에서 사람들과 함께 보내는 시간의 질을 점점 저하시키는 모습을 목격한다. 디지털 장비는 우리를 산만하게 만들고 인간관계를 손상시킨다.

2018년의 한 연구에서는 수백 명의 사람을 모집해 한 식당에서 친구나 가족과 식사하게 해 보았다.[8] 일부 참가자는 폰을 탁자 위에 꺼내 놓은 반면, 일부 참가자들은 폰을 어딘가에 넣어 두었다. 당연한 얘기지만 폰을 꺼내 놓은 사람들은 정신이 더 산만해지고 식사의 즐거움도 줄어들었다고 보고했다. 또 다른 실험에서는 서로 모르는 두 사람이 대화를 하는 동안 폰을 꺼내 놓았더니(심지어는 그 폰이 두 사람 중 그 누구의 것도 아니었는데도) 공감하는 관심사에 대한 인식의 수준이 낮아졌다.[9] 그리고 폰을 치웠더니 서로 모르는 사람들끼리 대화의 질이 훨씬 좋았다고 보고했다. 이 연구들은 식사를 할 때나 대화를 할 때는 꼭 폰을 치워 두라고 말해 준다.

시카고대학교와 하버드대학교의 연구진들이 진행한 실험에서는 다른 사람과 악수를 하면 협력 행동이 많아지고 협상 결과가 개선된다는 것을 보여 주었다.[10] 이것은 직접 대면에서 나오는 풍부한 정보와 미묘한 뉘앙스로부터 얻을 수 있는 여러 가지 이점 중 하나일 뿐이다. 보디랭귀지, 얼굴 표정, 심지어 타인의 냄새까지도 모두 대면 소통의 복잡한 상호작용에 기여한다. 디지털 커뮤니케이션에서는 이런 것이 상당 부분 소실되고 만다.

스티븐 아스마Stephen Asma 교수는 디지털 생활의 공유 공간을 '육체와 분리된 공간disembodied space'이라고 적묘하게 표현했다. 철학자이자 『감정적 마음The Emotional Mind』의 공저자인 아스마는 디지털 세계의 중요한 단점을 다음과 같이 지적했다. "우리는 서로를 실제로 만져 볼 수도, 서로의 냄새를 맡을 수도, 얼굴 표정이나 기분을 감지할 수도 없다. 진정한 유대감은 심리적이기보다는 생물학적인 것이기 때문에 물리적 접촉이 필요하다. 감정적으로 촘촘하게 얽힌 우정이 실재할 때 비로소 친구들의 뇌와 몸에서 옥시토신oxytocin과 엔도르핀이 만들어진다. 이런 것들이 친구들을 다른 인간관계보다 더욱 깊게 하나로 이어 준다."[11]

　심리학자 겸 기술 건강technology wellness 전문가인 리사 스트로먼도 우리와의 대화에서 이와 비슷한 말을 했다. "기술을 통한 대화에만 의존하는 경우 대화에 집중하면서 몸을 가까이 숙인다거나, 말 한 마디에 얼굴이 붉어진다거나, 자세를 계속 바꾸는 등 우리가 사람을 직접 만나 행동을 관찰하면서 얻는 단서들이 모두 소실되고 맙니다. 우리는 감각을 통해 기억을 부호화합니다. 첫 키스를 했을 때 나던 풀밭의 냄새, 따뜻한 코코아 한잔이 주는 안락한 느낌, 어린 시절에 살던 집에서 들려오던 익숙한 새소리 같은 감각적 입력들은 모두 우리가 영구적 기억으로 부호화해 놓은 감성 공간emotional space의 중앙 무대로 우리를 데리고 가죠. 우리가 디지털 세계에 빠져서 이런 감정적 연결 없이 살아가는 법을 배우다 보니 우리를 인간애, 품위, 사랑으로 상호 연결된 사회적 존재로 만들어 주던 것을 잃어 가고 있습니다."[12]

정신 건강도 나빠진다

　현대 기술의 과도한 사용은 정신 건강과도 연관된다. 2017년의 한 논문에서 성인의 스마트폰 사용과 정신 건강의 관계에 대한 실험들을 검토한 결과 한 가지 패턴이 반복적으로 나타났다. 우울증, 불안, 스트레스가 모두 문제 있는 스마트폰 사용과 관련이 있었던 것이다.[13] 여기서 말하는 '문제 있는 스마트폰 사용'이란 스마트폰을 너무 많이 사용해서 생활에 지장이 생기는 경우를 말한다. 틈만 나면 인터넷을 이용하는 대학생들도 우울증의 증상을 경험한다는 결과가 거듭해서 나왔다. 더 심란한 점은 가용한 연구들을 검토한 논문에 따르면 인터넷 중독에 따른 자살 위험이 성인은 거의 2배로, 18세 미만 청소년은 거의 4배로 증가했다는 것이다.[14] 이것 역시 인과관계가 아닌 상관관계일 뿐이다. 우울증이 있는 사람이 현대 기술을 과도하게 사용할 가능성이 큰 것인지 아니면 그 반대인지는 아직 알 수 없다. 그럼에도 이것은 충격적인 결과다.

젊은 사람들이 이런 영향에 특히나 취약한 데는 여러 가지 이유가 있다. 첫째, 이들은 신기술을 제일 많이 사용하는 층이다. 둘째, 이들은 정신이 아직 성장하는 중이기 때문에 영향을 더 쉽게 받는다. 이를 우려한 소아과 의사들이 마침내 지속적으로 커지는 디지털의 문제점을 한목소리로 지적하고 나섰다. 2018년에 소아과 의사들의 주력 학술지인 《미국 소아과학회지Pediatrics》에 논문이 하나 발표됐다. 이 논문에서 저자들은 특히나 소셜미디어 사용을 '정상화된 중독normalized addiction'이라 표현하며 이렇게 설명했다. "물질 중독의 증상은 점진적으로 진행되고 금단현상이 나타나며 사용량에 따라 달라지는데, 청소년들의 소셜미디어 이용 패턴이 이것과 닮아 있다."[15]

이들은 의료인들에게 만 11세 이상의 모든 청소년을 대상으로 설문을 실시해서 그들의 생활에서 소셜미디어 사용이 심각한 문제가 되는지를 판단해 보라고 권장한다. 이 설문에는 다음과 같은 질문 사례가 들어간다. "자신이 소셜미디어를 너무 많이 이용한다고 생각합니까?", "소셜미디어를 보는 것이 자신감을 높여 주거나 떨어뜨립니까?"

이것이 지나치다고 생각하면 아시아에서는 전체적으로 훨씬 공격적인 개입이 이루어지고 있음을 고려하자. 중국에서는 소셜미디어에 중독된 십 대들을 위한 소년원이 만들어졌다. 대한민국에서는 그와 비슷하게 중독된 청소년들이 실제 세상과의 관계를 다시 회복할 수 있도록 인간적 상호작용을 중시하는 디지털 디톡스 시설에 보낸다. 이런 청소년 중 상당수는 온라인상의 친구들밖에 없기 때문이다.[16] 이런 사례가 특별히 당신이나 당신이 사랑하는 사람에게는 해당하지 않을 수도 있지만 우리 모두 조심할 필요가 있다. 디지털 노출이라는 면에서 보면 아동은 탄광 속 카나리아와 비슷한 처지인지도 모른다. 그리고 아동이나 성인 모두에게 현대 기술 중 소셜미디어만큼 인기 많고 문제도 많은 부분은 없을지도 모른다.

> "할 일 없이 때워야 할 시간이 5분 있을 때 트위터는 35분을 때울 수 있는 아주 훌륭한 방법이다."
> – 맷 커츠*Matt Cutts*(소프트웨어 엔지니어 겸 전직 구글 웹 스팸 팀 팀장) [17]

사회적 단절

우리는 사회적 존재다. 우리는 살아남기 위해 서로를 필요로 한다. 우리가 페이스북이나 인스타그램 같은 사회 기술에 강하게 이끌리는 데는 그런 점도 한몫한다. 소셜미디어는 장소에 상관없이 함께 모여 아이디어와 사랑을 공유할 수 있게 해 주기 때문이다. 하지만 여기에는 대가가 따른다. 그리고 소셜미디어에 참여하는 사람들의 범위를 생각해 보면, 그로 인한 부정적 영향력은 무엇이든 전 세계적인 문제가 된다.

전 세계적으로 인터넷 사용자들은 평균 8.5개의 소셜미디어 계정을 갖고 있다.[18] 예상 가능한 일이지만 만 16세에서 24세 사이의 사람들은 하루 시간 중 상당 부분을 소셜미디어에 쓴다. 평균 3시간 1분 정도다. 반면 만 55세에서 64세 사이의 사람들은 2.85개의 계정을 갖고 있다. 먼저 전 세계 인구인 77억 명에 이 수치를 대입해 보자. 당신이 이 글을 읽을 즈음이면 80억 명에 가까워졌을지도 모른다. 앞에서 얘기했듯이 인터넷 사용자는 40억 명 이상이며, 활발하게 소셜미디어를 사용하는 사람은 35억 명이다. 소셜미디어에 투자하는 평균 시간은 2시간 22분이다.[19]

2018년 미국의 소셜미디어 광풍[20]

- 만 18세에서 29세 사이의 사람 중 88퍼센트가 어떤 형태로든 소셜미디어를 이용한다.
- 만 30세에서 49세 사이의 사람 중 78퍼센트가 어떤 형태로든 소셜미디어를 이용한다.
- 성인 중 68퍼센트가 페이스북Facebook을 이용한다.
- 페이스북 이용자 중 74퍼센트가 사이트를 매일 방문한다.
- 성인 중 35퍼센트가 인스타그램Instagram을 이용한다. 2017년과 비교하면 7퍼센트가 상승했다.
- 만 18세에서 24세 사이의 사람 중 78퍼센트가 스냅챗

Snapchat을 이용한다. 그중 71퍼센트는 이 앱을 하루에도 몇 번씩 이용한다.

• 여성 중 41퍼센트가 핀터레스트Pinterest를 이용한다.

당신은 소셜미디어를 통해 삶에 의미와 가치를 부여하고 있다고 느끼는가? 아니면 소셜미디어가 삶을 최대한 충만하게 사는 능력을 좀먹고 있다고 느끼는가? 소셜미디어 개발에 가장 긴밀하게 관여하는 사람 중 몇몇이 이런 질문에 대답하기 시작했다. 이들의 견점이 대단히 주목할 만하다.

차마트 팔리하피티야Chamath Palihapitiya는 페이스북 개설에 관여했던 벤처 투자가로 2011년에 페이스북을 떠났다. 스탠포드대학교 경영대학원과의 인터뷰에서 그는 소셜미디어 분야의 창업에 그가 어떤 역할을 했느냐는 질문을 받고 솔직하게 대답했다. "저는 정말 큰 죄책감을 느낍니다. 우리는 무언가 안 좋은 일이 일어날 수도 있다는 것을 알았던 것 같아요." 그는 이어서 이렇게 말했다. "우리는 사회를 조각내는 도구를 만들어 냈습니다. 사람들은 이 도구에서 빠져나와야 해요."[21]

슬프게도 우리가 그의 메시지를 마음 깊이 받아들이는 것 같지는 않다. 소셜미디어 사용은 매우 가파르게 증가하고 있다. 한 연구진이 누군가에게 1년 동안 페이스북을 사용하지 않게 하려면 얼마나 많은 돈을 대가로 지불해야 할지 계산해 보았다. 케니언칼리지의 경제학

교수 제이 코리건Jay Corrigan 박사는 적게는 하루, 길게는 1년 동안 페이스북 계정을 닫는 대가로 돈을 지불하는 일련의 경매를 이용해 터프츠대학교 및 미시건주립대학의 연구자들과 공동으로 연구를 진행했다. 그 결과 페이스북 이용자들이 자신의 계정을 1년 동안 닫는 대가로 평균 천 달러 이상의 돈을 요구한다는 것을 알아냈다.[22] 아무래도 우리는 이 정도의 돈을 받아야 끊을 수 있을 정도로 소셜미디어를 너무 사랑하나 보다!

또 다른 연구에서는 규칙적으로 페이스북을 이용하는 사람을 천 명 이상 연구에 포함시켰다(참가자 중 94퍼센트는 매일 페이스북을 이용하며 대부분은 이용 시간이 하루에 30분 이상이었다).[23] 연구자들은 무작위로 일부 사람을 선택해 평소처럼 계속 페이스북을 이용하게 하고, 나머지 사람들은 일주일 동안 페이스북 이용을 중단시켰다. 그리고 참가자들을 대상으로 연구 전과 후로 삶의 질이 어떻게 변했는지 물어보았다. 그랬더니 일주일 동안 페이스북을 끊었던 사람들은 평소처럼 이용한 사람에 비해 삶의 만족도가 훨씬 높아졌다고 보고했다. 어쩌면 당연한 일인지도 모르겠지만 페이스북과 거리를 두었던 사람들은 또한 페이스북을 계속 이용한 사람에 비해 실제 사회생활에 대한 만족도 역시 높아졌다고 보고했다.

펜실베이니아대학교의 연구자들도 비슷한 실험을 진행했다. 143명의 학부생을 대상으로 3주에 걸쳐 일부는 페이스북, 인스타그램, 스냅챗 앱을 각각 하루에 10분씩만 이용하도록 제한하고, 일부는 평소처럼 이용하게 했다.[24] 연구자들은 스크린 숏을 감시하여 참가자들이 다양한 앱에 하루에 몇 분이나 쓰는지 확인했다. 이런 식으로 개입을 했더니 소셜미디어 사용을 제한했던 사람들은 외로움 평가에서 상당히 낮은 점수를 보였다. 소셜미디어 사용을 제한한 집단의 사람들 중 실험을 시작할 때 우울증 점수가 높았던 사람들이 끝에는 우울증 점수가 낮아졌다.

또 다른 연구에서는 연구자들이 만 19세에서 32세 사이의 미국인 1,800여 명을 대상으로 설문 조사를 실시했다.[25] 이 연구자들은 참가자들이 느끼는 사회적 고립의 정도와 관련해서 그들의 소셜미디어 사용을 검사해 보았다. 그 결과 소셜미디어를 가장 많이 이용하는 집단은 가장 적게 이용하는 집단보다 사회적 고립을 느끼는 비율이 세 배 이상 높았다. 이 연구는 다음과 같이 결론을 내린다. "우리의 가설과 반대로 소셜미디어를 많이 사용하는 젊은 성인들의 경우 사회적 고립이 줄어들기는커녕 더 늘어나는 것으로 보인다."

소셜미디어가 나쁘기만 하다는 말은 아니다. 소셜미디어는 비즈니스의 강력한 도구이며, 전 세계 사람들의 참여를 이끌어 내거나 사람들이 서로를 응원하고 지지해야 할 때도 큰 도움이 된다. 하지만 소셜미디어를 능동적이고 적극적으로 사용하는 경우와 아무 생각 없이 수동적으로 사용하는 경우는 그 영향이 완전히 다르다는 점을 이해해야 한다. 목적을 가지고 사용할 때 소셜미디어는 훨씬 큰 도움이 된다. 이 점을 입증해 주는 데이터가 있다.[26] 그냥 수동적으로 다른 사람의 게시물을 이리저리 구경만 하는 것이 아니라 다른 사람들과 긍정적으로 소통하면서 게시물을 올리고 댓글도 남기면서 능동적으로 소셜미디어에 참여하면 장점을 누릴 수 있고, 앞서 언급한 곤란한 부분들도 피할 수 있다. 하지만 건강한 이용과 건강하지 못한 이용 사이에서 어떻게 균형을 맞출 것인가? 우선은 우리가 소셜미디어를 어떻게, 왜 사용하는지 생각해 보고, 스스로에게 자기가 지금 하는 행동이 자신에게 도움이 되는지 아니면 그저 공허한 시간 때우기에 불과한지부터 물어보자. 다음에 소셜미디어를 할 때는 타이머로 5분을 맞추고 시작하는 방법을 고려해 보자. 그리고 시간이 다 되면 앞으로 소셜미디어를 하면서 얻고 싶은 것이 무엇인지 스스로에게 물어보자. 과연 이것이 내 시간을 보내는 가장 좋은 방법일까? 그렇지 않다면 접속을 끊고 나오자. 아주 간단한 실천이지만 깨닫는 바가 있을 것이다.

앞에서 인터넷 중독이 뇌의 구조적 변화와 연결되어 있다고 설명했다. 건강에 이롭지 못한 소셜미디어 사용은 일종의 인터넷 중독이라 할 수 있으므로, 과학자들이 그런 변화를 두고 콕 집어 소셜미디어 사용의 결과라 말한 것이 놀랍지 않다. 뇌 영상 촬영 연구를 통해 소셜미디어를 중독될 정도로 과용하는 사람의 뇌들보corpus callosum(뇌의 좌반구와 우반구를 이어 주는 구조물)에는 백질의 양이 적다는 것이 밝혀졌다.[27] 이것은 두 반구의 연결 상태가 효율성이 떨어진다는 의미다. 이 중요한 연결 부위에 유전적으로 기형이 있는 사람은 사람들과의 사회적 상호작용과 학습에 어려움을 겪을 때가 많다. 소셜미디어에 과도하게 참여함으로써 오히려 타인과 진정한 상호작용을 할 수 있는 능력이 손상된다니 참 역설적이다.

이것은 우리의 자존감과도 직접 연결되어 있다. 우리는 모두 사회적 승인social approval에 취약하다. 집단에 소속되고, 동료들에게 받아들여지고, 인정받고 싶은 욕구는 인간의 가장 강력한 동기 중 하나다. 이것 역시 생존을 위해서는 부족에 소속되어 인정을 받아야 했던 원시시대의 필요에서 기원했다. 하지만 이제 우리의 사회적 승인은 기술 회사들의 손아귀에 달렸다.

2016년에 로스앤젤레스 캘리포니아대학교의 로런 셔먼Lauren Sherman 박사와 그녀의 동료들은 fMRI를 이용해서 뇌가 소셜미디어에 어떤 식으로 영향을 받는지 연구했다.[28] 그녀와 연구진은 청소년들에게 인스타그램에서 가져온 이미지를 보여 주면서 각 사진 아래 보이는 '좋아요' 숫자를 변화시켜 보았다. 그 결과 예상대로 '좋아요' 숫자가 제일 많은 사진이 뇌에서 보상 경로와 관련된 부분의 활성을 증가시키는 것으로 보였다. 나중에 이루어진 연구에서는 '좋아요' 이모티콘 자체도 이 뇌 영역에 불이 들어오게 만드는 것으로 나왔다. 우리가 여기에 중독되는 것이 당연해 보인다.[29]

진짜 문제는 당신이 사회적 플랫폼을 따라 남들이 하는 대로 하고 있으니 올바르게 행동하고 있다고 생각한다는 것이다. 인간은 남들이 하는 것을 따라 할 때 제일 안전하다고 느낀다. 그래서 우리는 이런 플랫폼에 참여하는 것이 무해하다고 생각한다. 그리고 그동안 당신의 보상 회로는 누군가가 당신의 게시물과 상호작용할 때마다 조작되고 있다. 바로 눈앞에서 당신의 보상 체계가 해킹당한다. 한마디로 놀아나는 것이다.

기술은 언제나 우리의 생존이나 종으로서의 성공에 필수적이었다. 불을 창조하기 위해서는 새로운 기술이 필요했다. 숟가락도 한때는 새로운 기술적 발명에 해당했다. 현대 기술의 여러 측면 또한 믿기 어려울 정도로 유용하다. 하지만 이제 우리가 진화의 새로운 국면에 도달했음을 인정해야 한다. 기술이 우리를 이용하고 조작할 수 있는 국면 말이다. 우리는 또한 우리가 기술 장치와 불가분의 관계로 연결되는 바람에 사람과 사람이 직접 만나는 의미 있는 상호작용을 배제할 지경까지 왔다는 사실을 무시할 수도 없다. 더군다나 기술은 우리를 인공조명, 그중에서도 특히 블루라이트에 노출시키는 경향이 있다. 이런 인공조명은 숙면 등 건강한 생활의 또 다른 측면들을 방해한다(8장 참조). 가장 중요한 부분은 디지털 상호작용이 우리 뇌를 불리하게 변화시킬 수 있다는 사실에 대처해야 한다는 점이다.

이 책에서 우리의 사명은 당신에게 명확하게 생각하는 힘, 장기적으로 당신에게 가장 이로운 선택을 내릴 능력을 되찾아 주는 것이다. 정신을 산만하게 하고 생각 없이 중독에 빠져들게 하는 기술은 당신이 그 목표에 도달하지 못하게 막고 당신을 감정적으로 가라앉게 만든다. 하지만 당신의 문제가 소셜미디어이든, 동영상 중독이든, 이메일 중독이든, 혹은 전반적으로 건강하지 못한 인터넷 사용 방식이든, 우리에겐 그 문제를 해결할 도구가 있다.

T.I.M.E. 테스트를 통과하였는가?

사람들이 자기가 스크린을 보면서 보내는 시간이 얼마나 되는지 추적하고 스마트폰 중독을 피할 수 있게 돕는 앱들이 등장하기 시작했다. 하지만 굳이 앱이 없어도 여기서는 우리의 T.I.M.E. 도구를 사용하면 된다. 자신의 기술 사용을 평가할 때, 특히 디지털 미디어와 디지털 소통에 관해 평가할 때라면 자신의 활동이 T.I.M.E.을 제대로 지키고 있는지 확인할 필요가 있다.

T: 시간제한Time restricted. 자신의 목표를 완수하는 데 필요한 최소한의 시간을 정해서 준수하자. 만약 당신이 유튜브 비디오를 시청하거나 소셜미디어 플랫폼을 훑어보고 싶다면 타이머를 20분 뒤로 설정해 놓자. 그렇게 하지 않으면 자기가 생각했던 것보다 더 많은 시간을 보낼 때가 많기 때문이다. 만약 친구와 연락을 하거나 온라인으로 필요한 물건을 구입한 후에 아무 목적도 없이 온라인 쇼핑 사이트를 헤매게 된다면, 이런 활동을 할 때는 타이머를 5분에서 10분 정도로 맞춰 놓자. 계속 타이머의 시간을 바꿔 보면서 석낭한 시산을 찾아낸 다음에는 그 시간을 꼭 준수하자!

I: 목적의식Intentional. 앞에서 자세히 다루었듯이 우리와 기술의 상호작용 중 많은 부분은 내가 아닌 다른 엉뚱한 사람을 이롭게 하기 위해 설계되었다. 목적의식을 갖고 디지털 제품을 이용하면 그 힘을 다시 되찾는 데 도움이 된다. 이메일, 소셜미디어, 비디오, 텔레비전, 혹은 개인적으로 문제가 있는 기술을 활용할 때는 그 전에 스스로에게 그것을 통해 얻으려는 것이 무엇이며, 그것이 정말로 도움이 되는 것인지 물어보자. 이 질문에 만족스러운 대답을 찾을 수 없다면 계획을 다시 생각해 보자. 모든 디지털 행위는 목적의식 아래 이루어져야 한다.

M: 마음 챙김Mindful. 디지털 미디어 소비에 마음 챙김으로 접근한

다는 의미는 그런 기술을 사용하는 동안에 당신이 그것을 어떻게 사용하고 있는지 의식하고, ㄱ 기술이 당신에게 어떤 영향을 미치고 있는지도 의식하는 것을 말한다. 이렇게 의식적으로 디지털을 사용하면 생각 없이 이루어지는 활동이 만들어 내는 덫에 대응할 수 있다. 이것을 어떻게 실천에 옮길 수 있을까? 디지털 소비를 하는 동안에 잠시 멈추는 시간을 끼워 넣어 자신의 기술 사용 방식이 어떤지, 그로 인해 어떤 기분을 느끼고 있는지 질문을 던져 보자. 웹사이트가 당신을 화나게 만드는가? 게시된 사진들을 보는 동안 남들이 나를 어떻게 볼까 걱정되고, 질투심이 생기고, 스스로가 무능하고 열등하게 느껴지는가? 마음 챙김을 실천에 옮기면 자신의 뇌를 들여다볼 수 있는 창이 열린다. 그 창을 통해 보이는 모습이 마음에 들지 않는다면 거기서 물러날 수 있는 기회도 열린다.

E: 질적 향상Enriching. 디지털 세계는 클릭베이트, 혹은 당신의 관심을 사로잡기 위해 디자인된 내용물들로 가득 채워져 있다. 이 중에는 그저 시간 낭비에 불과한 것이 많다. 하지만 디지털 미디어는 믿기 어려울 정도로 풍부한 지식에 접근할 기회를 제공해서 우리 자신과 이 세상을 더 잘 이해하게 도와줄 수 있다. 서로 다른 이 두 가지 경험을 분리하는 한 가지 방법은 자기가 받아들이고 있는 내용이 질적 향상을 도모하는 것인지 스스로에게 물어보는 것이다. 이것이 내 지식을 키워 주는가? 나를 더 나은 사람으로 만들어 주는가? 내게 자신감과 낙관적인 태도를 심어 주는가? 아니면 그저 정신을 산만하게 만들 뿐인가?

당신이 하는 모든 일을 T.I.M.E. 테스트로 시험해 보자!

Chapter 5

공감이라는 선물

단 절 증 후 군 으 로 부 터 벗 어 나 기

> 하지만 시간의 가르침을 따라 나의 마음은 남이 잘 되면
> 나도 기뻐하고, 남이 아파하면 나도 아파하는 법을 배
> 웠네.
>
> — 호머Homer

> 그 누구도 홀로 떠 있는 섬이 아니다. 모든 사람은 대륙
> 의 일부다.
>
> — 존 던John Donne

데이비드는 여러 해 전에 병원 회진을 돌다가 뇌졸중에
서 회복 중이던 한 신사의 병실에 들어섰다. 프랭크는 회복은 나쁘지
않았지만 차질이 좀 생기는 바람에 입원 기간이 길어지고 있었다. 대
화를 하다가 데이비드는 그의 기분이 그 전 회진 때와는 눈에 띄게 달

라진 것을 알아차렸다. 자기 뇌에서 벌어진 일 때문에 삶이 영원히 바뀌리라는 것을 깨닫기 시작해서 그럴 수도 있고, 아니면 그냥 입원 기간이 너무 길어져서 그런 것일 수도 있었다. 어쨌거나 그는 기분이 착 가라앉아 있었다.

데이비드가 그에게 기분이 달라져 보인다는 얘기를 꺼내자, 그가 바닥을 쳐다보고 고개를 저으며 이렇게 말했다. "이젠 행복하지가 않습니다."

데이비드는 어떻게 도울 수 있겠느냐고 물어보며 잠깐이라도 바깥바람을 쐴 수 있게 해 주겠노라고 했다. 그의 대답을 절대 잊지 못할 것이다. "제가 바라는 선 양파 샌드위치밖에 없습니다."

데이비드는 잠시 할 말을 잃었다. 우선, 고작 양파 샌드위치 같은 것이 이 사람의 기분에 그렇게 큰 영향을 미칠 수 있다는 것에 놀랐다. 둘째로 데이비드는 양파 샌드위치가 무엇인지도 몰랐다! "양파 샌드위치가 뭐죠?" 그랬더니 그가 설명하기를 그냥 마요네즈를 바른 흰 식빵에 두껍게 썬 양파 한 장을 올려놓은 것이라고 했다.

뭐, 그런 문제라면 어려울 것이 없었다. 데이비드는 그에게 왜 양파 샌드위치를 먹으면 행복해지느냐고 물어보았다. 그는 어렸을 때 자기가 짜증이 나 있을 때마다 엄마가 양파 샌드위치를 만들어 주었노라고 설명했다. 그의 머리 깊숙한 곳에 자리 잡은 이 기억 덕분에 데이비드는 환자를 도울 수 있는 아주 멋진 기회를 붙잡을 수 있었다.

데이비드는 간호사실로 가서 프랭크의 점심 메뉴에 양파 샌드위치를 넣어 줄 수 있는지 물어봤다. 간호사들이 병원 주방 직원에게 확인해 보았더니 양파 샌드위치는 '일반 메뉴'에 있는 음식이 아니라서 불가능하다는 답변이 왔다.

이것이 프랭크에게 얼마나 중요한지 알았기에 데이비드는 거기서 단념하지 않았다. 그의 차트를 집어 들고 의사들이 검사, 약물, 기타 항목 관련 지시 사항을 적는 부분을 펼친 데이비드는 거기에 만드는 방법까지 구체적으로 적어서 양파 샌드위치 처방을 지시했다.

그 후 나머지 환자들을 본 다음 사무실로 돌아왔다.

그다음 날 오전은 입원시켜야 할 새로운 환자가 몇 명 들어와 바빴다. 그 후에 회진을 돌다가 프랭크의 병실 차례가 됐을 때 데이비드는 전날 그를 방문했던 사실을 잊고 있었다. 그의 병실에 들어가니 그가 환하게 웃고 있었다. 과연 양파 샌드위치 때문이었는지는 확신할 수 없지만 그 후로 프랭크의 상태가 급속히 호전된 덕분에 다음 날 그를 퇴원시켜 줄 수 있었다.

아주 작은 연민 하나가 아주 큰일을 해낼 수 있다. 문제는 현대의 문화가 우리를 자기 잇속만 차리는 행동으로 내몬다는 점이다. 요즘 같았으면 프랭크가 양파 샌드위치를 구할 수 있었을까? 앞에서 말했듯이 인간은 기본적으로 사회적 동물이며 인간이 사회로서, 개인으로서 이룬 빛나는 성공의 상당수는 팀워크와 협동으로부터 나왔다. 세상을 효과적으로 헤쳐 나가려면 다른 사람들의 행동, 심지어는 생각과 믿음까지도 이해하고 신경 쓸 수 있어야 한다. 우리가 자신을 단절 증후군의 손아귀에서 해방시켜 진정한 행복을 찾으려 한다면 반드시 공감 능력을 키워야 한다. 이제 나에게 좋은 일이 우리에게도 좋은 일임을 깨달을 때가 됐다.

우리를 지켜주고 역경에서 회복할 수 있는 힘을 주는 것은 사람들뿐만 아니라 온갖 살아 있는 것과 맺은 상호관계 및 연결이다. 안타깝게도 우리 뇌는 점점 우리가 우주의 중심이며 남들이 비틀거리며 무너져야만 자기가 앞서 나갈 수 있다고 믿도록 강요당하고 있다.

공감이란 무엇인가

어느 부모에게나 아이에게 문제가 생겼을 때 두 번 생각할 것도 없이 자리를 박차고 달려 나갔던 경험이 있을 것이다. 당신이 의자에 앉아서 마음을 사로잡는 책을 열심히 읽고 있는데 막 걸음마를 시작한 당신의 아이가 근처에서 놀다가 갑자기 넘어져서 무릎을 다쳐 울기 시작한다. 그럼 책에 쏠려 있던 당신의 주의는 즉각적으로 아이를 향하게 되고, 당신은 재빨리 아이에게 달려간다. 당신은 아이의 고통을 거의 무의식적으로 알아차린다. 당신은 아이가 어떤 기분을 느끼는지 이해하며, 적극적으로 아이를 달래 주고 싶어한다.

장 데서티Jean Decety와 필립 잭슨Philip L. Jackson은 「인간적 공감의 기능적 구조The Functional Architecture of Human Empathy」라는 논문에 이렇게 적었다. "실제로 누군가의 상황을 목격한 경우든, 사진을 보고 인지한 경우든, 소설에서 읽은 경우든, 혹은 그저 상상한 것이든, 타인의 감정과 느낌을 이해할 수 있는 이 자연스럽고 사실상 마법에 가까운 능력이 곧 공감이라는 현상론적 경험이다."[1]

오랫동안 공감에 대해 연구해 온 알링턴 텍사스대학교의 윌리엄 이케스William Ickes 교수는 이것을 '일상의 독심술everyday mind reading'이라 부른다.[2] 그렇게 부르는 이유가 있다. "그녀가 원하는 게 뭘까?", "이것에 대해 그는 어떻게 느끼고 있을까?", "그들은 무엇을 하려는 것일까?" 등의 질문은 감정을 이입해서 추론하는 것인데, 이런 능력은 보통 태어날 때부터 뇌의 하드웨어에 장착되어 있다. 하지만 그 기본 구성 요소는 선천적으로 타고나되, 타인과의 상호작용을 통해 발전시킬 수 있다.

감정이입에 의한 추론empathic inference은 과거의 진화에 뿌리를 두고 있다. 뇌가 발달하고 더욱 정교해짐에 따라 우리는 타인의 동기를 신속하게 판단하고, 협동으로 먹을 것을 채취하고 사냥하고 포식자의 존재를 감지하고, 구애와 사회적 지능을 통해 성공적으로 번식을 할 수 있게 돕는 신경망을 갈고닦았다. 다른 동물에게서도 다양한 종류의 공감 능력을 관찰할 수 있지만, 공감 능력이 다중의 정신적 과정을 거치는 복잡한 형태의 심리적 추론으로 작동하는 것은 오직 인간뿐이다. 인간은 다른 사람의 기분을 느끼고, 그 사람의 마음을 파악하고, 그 사람의 고통에 연민 어린 마음으로 반응하고 싶어한다.

이 책에서 우리는 두 가지 주요 유형의 공감에 초점을 맞추려 한다. 첫 번째 유형은 정서적 공감affective empathy으로 타인의 감정을 경험할 수 있는 능력이다. 누군가 발가락을 찧는 것을 보면 저절로 얼굴이 찡그려지는 것도 이 때문이다. 다친 아이에게 성큼 달려가게 되는 것도 이 때문이다. 우리는 말 그대로 타인의 통증을 느낀다. 근래에는 인기를 잃은 이론이지만 인지신경과학자와 신경심리학자들 중에는 소위 거울 뉴런mirror neuron이 흉내 내기를 통해 우리가 새로운 기술을 학습할 수 있게 돕는다고 믿는 사람이 많다. 거울 뉴런은 당신이 어떤 행동을 취할 때, 그리고 다른 누군가가 그와 똑같은 행동을 하는 것을 지켜볼 때 모두 흥분하는 뉴런이다. 우리는 뇌가 타인의 경험을 공유할 수 있게 설정되었다는 것을 알고 있다. 다만 이런 일이 어떻게 일어나는 것인지는 아직 확실히 알지 못한다.

두 번째 유형의 공감은 인지적 공감cognitive empathy으로 '마음 이론 theory of mind' 혹은 '조망 수용perspective-taking'이라고도 한다. 이것은 타인의 관점에서 세상을 바라볼 수 있는 능력을 말한다. 타인의 동기를 이해하고 그 사람의 생각, 의도, 욕망 등을 의식적으로 사색하는 것이다. 이것은 타인의 입장에서 생각하는 능력, 혹은 타인의 머릿속에 들어가 생각할 수 있는 능력이다. 다른 사람의 관점을 이해하는 것은 정말 놀라운 일이지만 쉽지는 않다. 안타깝게도 극단의 파벌로 갈라진 이 세상에서 인지적 공감의 사례를 찾아보기가 점점 힘들어지고 있다. 하지만 이런 유형의 공감 능력은 분명 가꾸고 강화할 수 있다.

공감 능력을 이렇게 이해하고 나면 자기애narcissism(자기도취)의 개념을 정의하기가 쉬워진다. 자기애란 한마디로 공감 능력의 결여다. 타인에게 초점을 맞추고 타인에게 관심을 쏟을 수 있는 능력이 결핍된 상태인 것이다. 자기애에 빠지면 자기를 특별한 존재라 여기며 지나치게 자기 자신에게만 관심이 집중된다. 자기애의 근본적 특성은 낮은 공감 능력, 이기심, 타인에 대한 무시, 자기본위적 태도 등임을 이해해야 한다. 종종 언급되는 자기애에는 두 종류가 있다. 한 유형은 이롭게 작용할 수도 있다. 자존감 고취 등의 성격적 특성을 아우르고 있어서 일적으로 성공할 가능성을 높여 주기 때문이다. 하지만 낮은 공감 능력이라는 특성도 함께 따라오기 때문에 대인 관계는 신통치 못할 수 있다. 두 번째 유형은 '임상적clinical' 자기애다. 이 경우는 자기가 세상에 유일무이한 중요한 사람이라는 망상의 패턴이 강하게 나타나고, 허풍과 과장이 심하고, 다른 사람에게 과도하게 존경심을 요구하고, 공감 능력이 완전히 결핍되어 있다. 이는 자기애성 성격장애narcissistic personality disorder로 알려져 있다. 다른 성격장애에서도 자기애적 행동이 나타날 수 있다. 당신도 개인적으로 아는 사이든 일이나 미디어를 통해서든 살짝 혹은 심하게 자가도취에 빠졌구나 싶은 사람을 적어도 한 명은 만나 본 적이 있을 것이다.

미시건대학교의 연구자 사라 콘래스Sara Konrath는 2000년 이후에 대학에 진학한 학생들이 그 전에 진학한 학생들보다 공감 능력이 훨씬 떨어진다는 것을 입증해 보였다. 콘래스 박사는 이렇게 적었다. "요즘 대학생들을 공감 능력에 관한 표준검사로 측정해 보면 이삼십 년 전 대학생들에 비해 공감 능력이 40퍼센트 정도 떨어진다."[3]

왜 우리는 자기애를 낮추고 공감 능력을 끌어올려야 할까? 공감 능력은 우리에게 어떻게 이롭게 작용할까? 과학적 증거를 바탕으로 단도직입적으로 답하자면 공감 능력이 올라가면 삶의 만족도가 높아지고, 사회 연결망이 풍부해지고, 인간관계가 건강해지고, 직장에서의 수행 능력이 올라가고, 전반적으로 더 행복해지기 때문이다.[4] 이롭지 못한 공격성은 낮아지고, 더 친사회적이고 관대해진다. 공감 능력은 공익을 존중하는 마음이 더욱 커질 수 있는 길을 터 준다. 자신의 이웃, 공동체, 국가, 사회, 지구를 더 존중하게 되는 것이다. 타인을 아껴 타인의 관점을 이해하고 심지어 받아들일 수 있을 때 우리는 더 많은 것을 얻게 된다.

공감의 긍정적 효과

공감 능력은 다양한 방식으로 우리에게 이롭게 작용할 수 있다.

- 신뢰, 창의성, 연민의 느낌을 고조시킨다.
- 스트레스를 낮춰 준다(그리고 결국 염증까지도).
- 타인에 대한 인식을 개선하고, 서로 유대하는 능력을 키워 준다.
- 감정 조절 능력을 개선하고, 고난과 낙담에 맞서 싸우는 능력을 키워 준다.
- 자연을 포함해서 자기 주변 세상에 대한 감사의 마음을 키워 준다.

공감 능력을 몸에 있는 중요한 근육이라 생각하자. 규칙적으로 공감 능력을 사용해 주면 몸 전체를 언제든 일할 준비가 된 강인한 상태로 유지해 준다. 그리고 근육과 마찬가지로 공감 능력도 훈련을 통해 발달시킬 수 있다.

반면 자기애는 가정 폭력, 성적 강제sexual coercion, 공격성, 타인을 향한 공격적 행동 등으로 이어진다는 것이 과학적으로 밝혀졌다.[5] 연구를 통해 남성과 여성 모두 자기애의 수준과 폭력의 용인acceptance of violence 사이에 강력한 상관관계가 있다는 사실도 드러났다.[6] 여기서 중요한 의문이 떠오른다. 우리 사회의 특정 집단을 향한 폭력적이고 무례한 행동도 어떤 면에서는 노골적 자기애 때문에 생기는 것일까?

자기애 성향은 결코 새로운 것이 아니다. 미국에서 자기애 전문가로 잘 알려진 키스 캠벨W.Keith Campbell 박사는 한 문헌 연구에서 자기애 특성이 있는 사람은 "초기의 만남에서 사람들의 호감을 얻고 (…) 흥미로운 사람으로 인식되고 (…) 사회관계에서 자신감이 넘치고 (…) 재미있고 (…) 섹스 파트너를 잘 구한다"라고 했다.[7] 조지아대학교의 심리학과 과장인 캠벨 박사는 우리 문화가 변화하는 방식, 그 과정에 자기애와 개인주의가 끼치는 영향을 연구한다. 그의 주장에 따르면 소셜미디어는 자기애를 고취하기 위해 완벽하게 맞춤 설계된 것처럼 보인다. 왜냐하면 자기애가 있는 사람은 감정적으로 깊고 헌신적인 인간관계가 아니라 얕은 인간관계 속에서 능력을 발휘하기 때문이다. 한편 세이크리드허트대학교Sacred Heart University의 데이비드 테일러David G. Taylor 박사는 2016년에 발표한 논문에서 이렇게 언급한다. "소셜미디어는 자신이 특별하며 예외적인 존재라는 느낌을 표현할 수 있는 이상적인 플랫폼을 제공한다."[8] 그렇다면 우리는 스스로에게 물어보아야 한다. 다음 표는 우리에게 무엇을 말해 줄까?

가장 자주 사용하는 스마트폰 앱

앱	이용자 수(%)
소셜네트워크 사이트	87%
인스턴트 메시지	52%
뉴스	51%
게임	25%
쇼핑	21%
음악	19%
사진	12%
비디오	3%
데이트	2%
운동 / 다이어트	0.7%
기타	8%

(출처) C. Pearson et al., International Journal of Cyber Behavior, Psychology and Learning (2015).

앱을 이용하는 사람들의 목적은 대부분 소셜미디어를 하는 것이다. 진정한 연결과 능동적 상호작용에 이용한다면 소셜미디어가 공감을 고취할 수 있다는 점은 인정한다. 예를 들어 당신이 인생의 역경을 마주한 사람과 마음을 터놓고 교류하고 있다면, 당신이 '대단한 나 자신'을 확인하거나 자신을 남들과 비교하려고 소셜미디어를 할 때와는 다른 결과를 얻을 것이다. 하지만 소셜미디어가 자기애를 불러올 수도 있을까? 2018년에 나온 한 논문은 소셜미디어의 과도한 사용이 자기애 성향을 높일 가능성을 처음으로 밝혀냈다.[9] 연구자들은 디지털 의존증이 생긴 젊은이들이 페이스북과 인스타그램을 이용할 때 불과 몇 달 만에 자기애적 성향이 유의미하게 증가하는 것을 확인했다. 또한 자존감이 낮은 사람에게서 자기애가 유의미하게 강화된다는 것도 알아냈다. 앞 장에서 언급했듯이 스스로를 타인과 만성적으로 비교하는 것은 자존감을 떨어뜨리고, 이것이 다시 자기애를 부채질한다. 악순환 고리인 것이다.

셀카 사진 게시물이 자기애의 정점일지도 모르겠다. 2019년에 인스타그램에서는 4억 장 이상의 사진에 '#selfie'(셀피 = 셀카)라는 해시태그가 붙었다고 한다.[10] 한 설문 조사의 계산에 따르면 밀레니얼 세대는 평생 평균 25,700장의 셀카 사진을 촬영하며, 일주일에 한 시간 이상을 셀카 촬영으로 보낸다고 한다.[11]

우리가 걱정해야 할 것이 소셜미디어만은 아니다. 또 다른 연구에서는 565명의 대학생을 대상으로 텔레비전 시청 시간과 자기애적 성격 검사 Narcissistic Personality Inventory 점수를 비교해 보았다. 그 결과 매일 텔레비전을 시청하는 것, 특히 리얼리티 방송이나 정치 토크쇼를 시청하는 것이 자기애와 관련이 있는 것으로 나왔다.[12] 연구자들은 "텔레비전이라는 문화적 측면이 대학생들 사이에서 자기애를 더욱 고취시키는 범인인지도 모른다"고 언급했다.

물론 이 연구는 상관관계만을 말해 줄 뿐 인과관계를 말해 주지는 않는다. 텔레비전을 시청하고 소셜미디어를 이용한다고 반드시 자기애에 빠지는 것은 아니다. 하지만 이것은 우리가 무시할 수 없는 중요한 상관관계다.

> 밀레니얼 세대는 일주일에 한 시간 정도를 셀카를 찍는 데 보내고, 평생 25,000장 이상의 셀카를 찍는 것으로 추정된다.

공감을 느낄 때의 뇌

공감과 자기애는 성질이 복잡하고 앞이마겉질, 편도체 등 다양한 뇌 영역과 연관되어 왔다. 네브라스카대학교에서 2018년에 나온 한 연구에서는 앞이마겉질이 손상된 사람들을 공감 능력을 시험하는 상황에 투입해 보았다.[13] 그 결과 이 사람들은 손상을 입지 않은 사람보다 고통받는 이들에게 돈을 기부할 가능성이 낮게 나왔다. 앞이마겉질의 약화가 자기애와 연결되어 있다는 증거도 있다. 2016년에 나온 중국의 연구에서는 176명의 대학생들을 살펴보고 자기애가 앞이마겉질의 겉질 두께 및 부피 감소와 관련이 있음을 발견했다.[14] 이런 연구 결과는 19세기 중반에 산업재해로 앞이마겉질 속 신경 연결이 절단되었던 피니어스 게이지를 통해 과학계에서 이해하기 시작한 내용을 다시금 확인시켜 준다.

자기애는 단절 증후군의 한 증상이다. 3장에서 우리는 만성 스트레스와 코르티솔이 앞이마겉질과 편도체의 분리에 미치는 영향과 그것이 우리를 더욱 충동적이고 감정적으로 반응하게 만들 수 있다는 사실을 살펴보았다. 그리고 자기애가 있는 사람의 스트레스 반응 시스템은 부정적인 감정에 특히나 민감한 것으로 밝혀졌다. 한 연구에서는 자기애 척도narciccism scale에서 높은 점수를 기록한 사람이 점수가 낮은 사람에 비해 부정적 감정에 반응해서 나오는 코르티솔 수치가 유의미하게 높았다.[15] 또 다른 연구에서는 자기애적 성향이 있는 남성이 그렇지 않은 남성보다 기저 코르티솔 수치가 유의미하게 높았다.[16] 우리의 목표가 앞이마겉질을 활성화해서 건강한 결정을 내리고 목적의식으로 충만한 삶을 사는 것이라면, 이런 데이터를 자세히 생각해 보고 스트레스 관리를 무엇보다 우선할 필요가 있다.

우리는 지금 공감 및 자기애와 관련된 뇌의 구체적인 신경 회로를 살펴보고 있지만, 주목해야 할 또 하나의 중요한 연구 결과가 있다. 연구자들의 주장에 따르면 자기애가 있는 사람이 지속적으로 외부의 위협으로부터 자신의 거창한 자아를 보호하려 들면, 그 사람의 공포 메커니즘이 과활성화될 수 있다고 한다. 따라서 연구자들은 거의 당연해 보이는 결론을 내리게 됐다. "편도체도 자기애에 결정적인 역할을 하고 있을 수 있다."[17]

공감 능력과 자기애에 대해서는 뇌 영상 연구를 통해 많은 것이 밝혀졌다. 예를 들면 뇌의 활성화 패턴은 우리 행동의 수혜자가 누구냐에 따라 바뀐다. 2016년에 패트리샤 록우드Patricia Lockwood 박사가 이끄는 옥스퍼드대학교의 연구자들이 《국립과학원회보Proceedings of the National Academy of Sciences》에 연구를 하나 발표했다.[18] 기발하게 설계된 이 실험에서 연구자들은 실험 참가자들이 과제를 수행하는 동안에 MRI 장치로 촬영했다. 구체적인 과제 내용은 사람들이 자기에게 보상이 오게 만드는 방법을 시험하는, 과학적으로 승인된 모형을 기반으로 했다. 참가자들은 가장 큰 보상을 얻으려면 어느 기호를 눌러야 하는지 알아내야 했다. 한편 어느 기호를 누르면 타인에게 보상이 돌아갈 가능성이 더 높은지도 배워야 했다.

그 결과 사람들은 타인을 돕는 법보다는 자기에게 보상이 오게 하는 법을 더 빨리 배웠다. 연구진은 참가자들이 타인을 돕는 행동을 수행할 때 활성화되는 뇌 영역을 정확히 찾아냈다. 앞이마겉질, 편도체, 보상 체계와 관련되어 있는 앞쪽띠겉질이었다. 이는 앞쪽띠겉질이 너그러움을 통제하고 조절하는 데 관여함을 암시한다.

흥미롭게도 이 연구진은 앞쪽띠겉질이 각 사람마다 모두 똑같이 활성화되지 않는다는 것을 알아냈다. 스스로 공감 능력이 높다고 평가한 사람들은 활성화 수준도 높은 반면, 자신의 공감 능력이 떨어진다고 평가한 사람은 활성화 수준도 낮았다. 기존의 연구도 공감에 관여하는 뇌 영역과 친사회적 행동에 관여하는 뇌 영역이 어느 정도 중첩된다는 것을 강조했으나 이 연구는 이를 더욱 구체화했다. 록우드 박사에 따르면 "이것은 친사회적 행동을 학습할 때 뇌에서 일어나는 구체적인 과정, 타인을 돕는 법을 배울 때 공감 능력이 관련되어 있을 가능성을 처음으로 입증해 보인 것입니다. 타인을 위해 무언가를 할 때 뇌가 무엇을 하는지 이해하고, 여기서 나타나는 사람 간의 차이를 이해함으로써 타인을 반사회적으로 무시하는 심리 상태에 있는 사람의 경우 무엇이 잘못된 것인지 더 잘 이해할 수 있게 되죠."

추가적인 연구에서도 비슷한 결과를 확인할 수 있었지만, 뇌의 다른 영역들도 공감 행동에 영향을 미친다는 말을 다시 반복해야겠다.[19] 유전적 요인도 이 복잡한 시스템에 작동하고 있다. 2017년의 한 연구에서는 타인을 위해 친절한 행동을 하는 것이 면역세포 발현에 관여하는 뇌 영역의 유전자 발현에 변화를 일으키는 것으로 나타났다.[20] 바꿔 말하면 너그러움이 면역계의 힘을 북돋아 준다는 것이다. 이것은 보상 경로의 도움을 받아 이루어지는 것인지도 모른다. (이것은 중요한 부분이다. 당신의 선택에 따라 보상 경로를 좋은 쪽으로 활성화시킬 수 있다는 의미니까!) 2018년 말 미국국립보건원National Institutes of

Health의 지원을 받은 비슷한 연구가 발표되었다. 자선단체에 기부한 사람들의 MRI 영상을 연구한 결과 너그러운 행동이 뇌의 보상 중추를 자극한다는 사실이 밝혀졌다.[21] 이런 자극은 기분 좋아지는 화합 물질을 대량으로 분비시켜 면역계를 강화한다. 이 기분 좋아지는 화합 물질 중 일부, 특히 엔도르핀은 아파 보이는 세포를 찾아내어 치유 효과를 준다.

이 발견은 정신과 의사 겸 하버드의대 교수이자 행복에 관한 한 세계에서 가장 오래 진행되고 있는 연구인 '성인 발달에 관한 하버드 연구Harvard Study of Adult Development'를 감독하는 로베르트 발딩거Robert Waldinger 박사의 연구와도 일맥상통한다.[22] 사람의 노화와 행복에 관한 그의 연구에서 가장 눈에 띄는 발견은 서로를 보살피는 인간관계가 전체적인 건강과 장수를 강력하게 뒷받침한다는 것이다. 그의 말에 따르면 "우리의 인간관계, 그리고 그 인간관계 속에서 얼마나 행복한지가 우리의 건강에 막강한 영향력을 발휘한다." 그의 연구는 사람을 평생 행복하게 만들어 주는 것은 돈이나 명성이 아니라 친밀한 인관관계임을 보여 준다. 이런 유대는 행복과 장수에 있어서 사회계층, 아이큐, 심지어는 물려받은 유전적 영향력보다도 뛰어난 예측 변수다. 이런 유대는 우리를 인생의 불만으로부터 지켜주고, 정신적·육체적 쇠퇴를 늦출 수 있게 도와준다. 뒤에서 인간관계의 힘을 더 자세히 알아볼 테지만 공감 능력 없이는 진정한 유대감이 있을 수 없기에 여기서도 언급하고 지나가겠다. 단절 증후군으로부터 우리를 지키려면 공감의 힘을 빌려야 한다.

뇌의 회로 배선이 공감 능력과 자기애적 성향에 미치는 영향에 덧붙여 염증의 역할도 짚어 볼 필요가 있다. 일본의 한 연구에서는 참가자들의 혈액에서 인터루킨 6interleukin 6라는 저등급 염증low-grade inflammation의 표지를 검사했다.[23] 그런 다음 참가자들에게 경제적 불평등을 얼마나 편하게 여기는지 시험해 보는 질문을 던졌다. 그 결과 염증 수치가 높은 사람들은 낮은 사람에 비해 이런 불평등을 더 편하게 여겼다. 즉 염증 수치가 높은 사람은 타인이 겪는 문제에 걱정이 덜하다는 의미다.

우리가 이 책에서, 특히 10일 프로그램에서 제공하는 전략들은 염증을 가라앉히고 뇌의 연결을 새로이 강화해서 공감 능력이 뇌를 지배하게 해 줄 것이다. 이런 진략에는 공감 이런 행동을 늘리는 것부터 식생활 개선하기, 자연에서 보내는 시간 늘리기, 마음 챙김과 명상에 참여하기, 더 나아가 감사의 마음을 실천하고 자원봉사하기(그렇다. 자원봉사라는 단순한 행위만으로도 앞이마겉질과 앞쪽띠겉질에서 뇌 활성이 증가하고, 그 결과 집행 기능이 향상된다는 것이 밝혀졌다)까지 다양한 활동이 포함되어 있다. 반면 공감 능력을 떨어뜨리는 행위는 줄일 것이다. 예를 들면 자신을 타인과 비교하면서 소셜미디어나 온라인에서 사람들의 인정을 받으려는 시간 등을 줄인다. 염증을 유발하는 식품의 섭취도 줄이게 될 것이다.

향상된 공감 능력이 당신의 삶에 큰 영향을 미치는 방법이 하나 더 있다. 잠시 당신이 내리는 단기적 판단이 나중에 당신에게 해가 되는 경우를 생각해 보자. 건강에 해로운 음식을 먹고, 과도한 텔레비전 시청으로 잠이 부족해지고, 반복적으로 운동을 빼먹는 등의 행위는 미래의 당신에게 거의 아무런 도움도 되지 않는다. 미래의 자신을 다른 사람이라 생각해 보자. 자신이 지켜 주어야 할 사람이라고 말이다. 그럼 공감 능력이 당신에게 장기적으로 이롭게 작용한다. 우리는 그저 미래의 자신을 더 친절하게 대해 주면 된다. 오늘 내리는 선택을 통해 미래의 그 사람을 지켜 주는 것이다. 처음에는 우스운 얘기로 들릴 수도 있지만 미래의 자신의 입장에서 생각해 보고, 그 사람의 삶의 질을 개선할 수 있도록 당신의 판단을 조정해 보자. 절대 후회하지 않을 것이다.

가르침의 순간

공감은 가르치고, 새로 배울 수 있는 것일까? 의료인들만큼 이 질문이 중요하게 다가오는 사람도 없을 것 같다. 의사들은 동료보다 더 나아야 보상을 받을 수 있는 시스템 안에서 만성적 스트레스, 때로는 격렬한 스트레스에 시달리면서 수련을 받는다. 그래서 수련의 시절에는 공감 능력이 극적으로 줄어드는 것이 놀랍지 않다. 하지만 의사들에게는 공감에 대해 고민해 보아야 할 훨씬 많은 이유가 존재한다. 공감 능력이 뛰어난 의사는 환자들의 협조도 잘 얻고, 치료 결과도 잘 나온다. 이것은 직관적으로 말이 된다. 환자들은 자신을 의학적 연구 대상이 아니라 사람으로 여기고 돌봐 줄 의사를 원하기 때문이다. 자신의 담당 의사에게 진정한 유대감을 느끼면 그 의사의 조언에 귀 기울이고 따를 가능성이 더 높아진다.

의료인들에게도 공감을 가르칠 수 있을지 확인하고자 했던 연구자들은 다행히도 긍정적인 답을 얻은 듯 보인다. 예를 들어 2002년의 한 연구에서는 건강한 의대 2학년 학생들을 하루 이상 병원에 입원시켜 환자의 관점에서 보건 의료를 경험하게 했다.[24] 이 학생들은 상대방의 입장에서 보는 상황을 훨씬 더 잘 이해하게 되었다. 의료 종사자들에게 마음 챙김 기반 스트레스 감소 프로그램mindfulness-based stress reduction이라는 명상을 접하게 했더니 이 역시 공감 능력 향상에 도움이 됐다. 소통 워크숍 같은 더 일반적인 접근 방식도 효과적인 것으로 보인다. 사실 의대생에게 공감 능력을 가르치는 열일곱 편의 연구를 검토한 논문에서는 다음과 같은 결론을 내린다. "교육을 통한 개입은 의대 학부생들의 공감 능력을 유지하고 강화하는 데 효과적일 수 있다."[25]

따라서 공감 능력 강화를 목적으로 하는 교육은 실현 가능하며 성공적이다. 하지만 이것은 굳이 연구를 해 보지 않아도 알 수 있다. 열린 마음으로 타인의 의견을 귀 기울여 듣기만 해도 그 사람의 관점에 대한 통찰을 얻을 수 있기 때문이다. 그러면 어떻게 그런 관점을 가지게 되었는지도 더 잘 이해하게 될 것이다.

우리를 가족, 공동체, 사회로 한데 묶어 주는 것은 바로 공감이다. 그리고 공감은 가꾸고 키울 수 있다. 이어지는 장에서 공감 능력을 키우는 방법을 살펴보겠다.

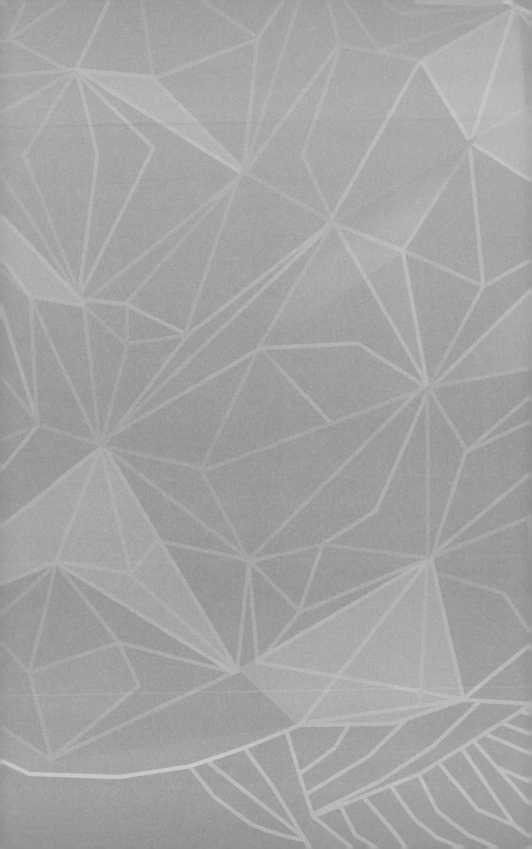

오염에서
벗어나기

Chapter6

인간과 자연은 둘이 아니다

근 원 으 로 돌 아 가 기

> 두렵고, 외롭고, 불행한 사람을 위한 최고의 처방은 야
> 외로 나가는 것이다. 하늘, 자연, 신의 곁에 홀로 있을
> 수 있는 곳으로 말이다.
>
> — 안네 프랑크 Anne Frank

> 자연에서 한 걸음 한 걸음 내딛을 때마다 자기가 구하려
> 했던 것보다 훨씬 많은 것을 받게 된다.
>
> — 존 뮤어 John Muir

1909년에 영국의 작가 E.M. 포스터 Forster 는 「기계가 멈
추다 The Machine Stops」라는 충격적인 단편 소설을 썼다.[1] 암울한 미래
의 모습을 담은 이 소설은 사람들이 고립된 지하실에서 살면서 요즘
의 스마트폰, 태블릿과 섬뜩하게 닮은 전자장치를 이용해 서로 소통

하는 세계를 그렸다. 이 디스토피아적인 미래에서 인간은 '기계'를 숭배한다. 이 기계는 사회의 모든 측면을 통제하며 생존에 필요한 모든 것을 제공해 주지만 사람끼리 직접 소통하거나 자연과 접촉하는 것은 방해한다. 시민들은 자연과 너무 떨어져 살아서 심지어는 햇빛이 피부에 닿는 것도 두려워한다. 이는 결국 재앙으로 이어지고, 기계가 붕괴하면서 등장인물들은 자연과 단절되어 산 것이 통탄할 실수였음을 깨닫게 된다. 우리는 E.M. 포스터의 소설에 등장하는 사람들처럼 심하게 길을 잃지는 않았지만 그들과 비슷해 보이기는 한다. 좀더 최근에는 지금은 고인이 된 올리버 색스Oliver Sacks가 《뉴요커The New Yorker》에 올려 우리의 관심을 사로잡은 에세이가 이 '기계'를 다시금 떠올리게 했다.[2]

우리가 자연에서 점점 멀어지면서 자연이 주는 선물을 누리는 시간도 점점 줄어들고 있다. 하지만 자연과의 연결은 대단히 중요하며 단절 증후군과 싸울 때도 큰 역할을 한다. 자연은 우리가 균형감, 배려심, 연민을 경험하는 능력에 영향을 미치며 염증과 스트레스 호르몬 수치를 떨어뜨리는 등 엄청난 건강상의 이점을 안겨 준다. 단절 증후군이 하나의 일반적 현상으로 자리 잡은 이때에 우리는 주변의 자연과 다시 이어질 필요가 있다. 자연이야말로 행복과 건강의 원천이다.

수련의 생활은 제 삶에서 가장 스트레스가 심한 경험이었습니다. 저는 병원을 나설 때면 항상 정신이 멍했습니다. 환자를 보느라 감정적으로 완전히 진이 빠져 있었죠. 소파에 앉아서 시간 가는 줄도 모르고 벽을 물끄러미 보고 있었던 기억이 납니다. 제 정신이 어떤 한계에 부딪혀 있었습니다. 겨울이면 날이 어두울 때 자전거를 타고 출퇴근했습니다. 가끔은 며칠씩 아예 해를 못 보고 살았죠. 이런 일정으로 일주일에 80시간까지 일했습니다.

기진맥진한 상태로 로테이션을 도는 동안 일주일에 하루는 쉴 수 있었습니다. 너무 귀한 시간이라서 저는 그 전까지 미뤄 두었던 일을 모두 해치우려고 했죠. 안타깝게도 제가 해야 할 가장 중요한 일은 정신 건강의 회복이었는데 그 일은 세탁이나 식료품 쇼핑 같은 일상적인 일들에 밀리기 일쑤였어요. 꼭 해야 할 일만 처리하는 데도 아주 발버둥을 쳐야 했죠. 마침내 쉬는 날이 돼서 기본적인 일거리들을 해치우고 나면 그냥 앉아서 다음 날이 다시 시작되기를 기다리는 것 말고는 다른 일을 해 볼 생각이 들지 않았습니다.

그러다 마침내 이렇게는 더 못 살겠다 싶어 무언가 새로운 것을 해 보려고 했습니다. 쉬는 날에 집에 있는 대신 차로 도시

를 벗어나 몇 시간 정도 운전해서 오리건 주와 워싱턴 주 서쪽
의 온대우림을 찾아갔습니다. 숲속에 들어가니 어둑어둑하고
비가 오더군요. 놀라웠습니다. 그때만 해도 저는 자연의 과학
을 모르고 있었는데 그 경험이 저를 바꿔 놓았습니다.

숲속에 들어가니 실내 온도가 조절되고 소독되어 있는 병동
으로부터 물리적, 정신적으로 모두 빠져나올 수 있었습니다.
습기를 머금은 이파리들을 손으로 밀치며 진흙탕을 걷고 있
으니 새삼 자연의 아름다움이 느껴지고 살아 있는 모든 것이
서로 연결되어 있다는 사실이 떠올랐습니다. 그리고 제 인생에
주어진 기회, 숲에서 하이킹할 수 있게 해 준 건강에 더욱 감
사한 마음이 들었습니다. 타인을 돌볼 기회를 얻은 것에도 점
점 더 감사한 마음이 들었습니다.

자연은 모든 것을 이어 주는 궁극의 존재다. 자연은 우리가 기원
한 곳이자, 최초의 집이다. 우리 유전자 자체가 자연의 영향력 아래
수백만 년 동안 진화를 거듭한 것이기에 자연에서 시간을 보내는 것
이 우리에게 좋은 것은 당연하다. 자연과 거리를 두는 것은 단절 증후
군을 더 깊어지게 해 우리를 행복으로부터, 우리 진화의 뿌리로부터
멀어지게 한다. 자연에서 시간을 보내는 것은 건강과 행복을 유지하
는 가장 쉬운 방법이다. 그저 밖으로 나가기만 하면 된다. 야외 활동
처방으로 몸과 마음이 아주 건강해진다는 것을 입증해 주는 연구도

나왔다.

자연과의 접촉이 정확히 어떤 메커니즘으로 건강을 개선하는지에 대해서는 아직 초보적 수준으로밖에 이해하지 못하지만, 지금까지 알게 된 내용을 다시 되짚어 보는 것이 중요하다. 자연은 여러 가지 혜택을 주지만 그중에서도 스트레스를 낮추고, 염증을 가라앉히고, 공감 행동을 늘린다.[3] 본질적으로 더 건강하고, 집중력도 향상되고, 장기적 만족도 높아지도록 뇌의 회로를 다시 짜는 데 도움을 준다는 것이다. 그리고 자연은 정신없이 바쁘고 스트레스 가득한 현대 생활에 근본적 해독 기능을 제공해서 우리를 스크린 너머에 실재하는 경이로운 세상과 다시 이어 준다. 이것이 자연이 단절 증후군을 물리치는 방식이다. 도시를 떠나 숲속이나 광대한 사막 한가운데 있으면 휴대폰이 안 터질 수도 있다(이것은 보통 좋은 일이다!). 도시의 정신없이 빠른 속도와 소음에 대처할 필요도 없다. 잠시라도 거미줄 같은 도시를 벗어나 뇌에게 숨을 쉴 기회를 마련해 주자. 게다가 자연은 마음 챙김도 북돋아 준다. 마음 챙김은 단절 증후군을 차단하는 중요한 방법이다. 9장에서 자세히 얘기하겠지만, 마음 챙김은 뇌를 리셋해서 앞이마겉질을 활성화하고 세상을 더욱 객관적으로 바라볼 수 있게 해 준다. 자연은 마음 챙김을 북돋아 주고, 마음 챙김은 우리에게 자연과 더 긴밀히 연결된 기분을 느끼게 해 준다.

자연은 그저 우리 주변에만 있는 것이 아니다. 우리 자신도 자연의 일부다. 우리의 몸은 우리가 살고 있는 거대한 생태계에 속한 소우주다. DNA에 이르는 세포 구성만 대자연의 완벽함을 반영하는 것이 아니다. 우리 몸에는 우리에게 이롭게 작용하는 수조 마리의 미생물들이 우리 세포들 사이에서 살고 있다. 이 작디작은 미생물들은 수백만 년 동안 우리와 함께해 왔다. 우리는 우리가 살고 있는 자연에 내재한 아름다움, 경탄스러움, 건강 증진 효과를 깨달을 필요가 있다. 그러면 얼마나 많은 것이 변했는지 살펴보는 것부터 시작해 보자.

자연 속에서 일어난 우리의 진화

아프리카 사바나 초원에서 초라하게 시작했던 원시 인류는 지구 전체로 퍼져 나갔다. 우리 선조들은 새로운 환경을 만날 때마다 도전에 직면해서 새로운 기후, 새로운 지형, 새로운 식량에 적응해야 했다. 진화를 거치는 동안 자연을 이해하는 것은 생존에 필수였다. 인류는 먹을 수 있는 식물은 어느 것인지, 독이 있는 것은 어느 것인지, 약이 되는 것은 어느 것인지 알아야 했다. 요즘 같으면 눈치 채지도 못하고 지나갔을 미묘한 날씨 변화가 선조들에게는 목숨을 구할 정보였을지도 모를 일이다. 바다의 조수 간만, 동물의 이주에 따라 영양분을 손에 넣느냐 못 넣느냐가 좌우됐다. 하지만 우리는 말 그대로 자연에서 너무 멀어져 버렸다. 1900년대만 해도 시골 환경에서 사는 사람이 도시인 한 명당 일곱 명 정도였다. 하지만 요즘에는 두 명 당 한 명 이상, 즉 전체 인구의 절반 정도가 도시에 산다. 그리고 이 숫자는 점점 더 커질 것으로 보인다.[4] 2050년경이면 거의 70퍼센트의 인구가 도시에 살 것이다.[5] 우리는 현대 인류가 살아갈 새로운 집을 찾아냈다. 하지만 그 집이 우리에게 어떤 일을 하고 있을까?

사실 이것은 대단히 중요한 질문인데도 자세히 연구된 바가 없다. 메이요 클리닉Mayo Clinic에서 '웰리빙 실험실Well Living Lab'이라는 큰 프로젝트를 시작한 이유도 이 때문이다.[6] 다년간에 걸친 이 연구는 구축된 환경이 거주자의 건강에 미치는 영향을 이해하려는 연구다('구축된 환경'이라는 말은 우리가 살고, 일하고, 노는 인공의 공간을 지칭한다. 고층 건물 및 가옥에서 도로와 공원에 이르기까지 모든 것을 아우르는 말이다). 웰리빙 실험실은 '실내 환경이 사람의 건강에 미치는 실질적인 영향만을 전문적으로 연구하는 최초의 실험'을 표방한다.

상대적으로 소독이 잘 되어 있는 현대적 환경에 태어난 아이들이 지난 세기에 태어난 아이들보나 천식, 자가면역질환, 음식 알레르기 같은 질병에 걸릴 위험이 높다는 것이 분명하게 밝혀졌다. '위생 가설hygiene hypothesis'에 따르면 서구화된 국가에서 이런 질병들이 증가하는 부분적인 이유는 자연과 그 안에 든 미생물에 대한 노출이 부족해져서일 수 있다고 한다.[7] 이 가설은 우리가 약간의 더러움에서 오히려 이득을 얻도록 진화했고, 현재의 위생적인 세상이 면역계를 혼란에 빠뜨린다고 주장한다. 어떤 사람은 아이들이 더 나은 면역 체계를 발달시킬 수 있도록 기생충을 처방하면 궁극적으로는 질병을 물리치는 데 도움이 된다고도 주장한다! 아직은 이런 방식을 추천하지 않지만 실제로 데이터를 보면 생활 속에서 자연, 즉 흙과의 접촉을 더 늘리는 것이 좋다는 암시가 강력하게 들어 있다.

도시적 생활양식으로 변화하면서 근무 환경에도 변화가 생겼다. 이제는 야외 현장에서 일하는 사람이 많지 않기 때문이다. 여기에도 대가가 있을까? 2016년에 나온 한 연구는 실내 작업 공간에 자연을 다시 들이는 것이 정신 건강을 증진시킬 수 있는지 살펴보았다.[8] 그 결과 작업 공간에 들인 자연적 요소가 전체적으로 건강 증진의 예측 변수로 작용했을 뿐 아니라(우울증과 불안의 감소 등) 직무 만족도도 함께 높아졌다. 여기서 말한 자연은 대단한 것들이 아니다. 연구자들은 화분에 심은 식물이나 심지어 풍경을 담은 사진까지도 '자연적 요소'로 분류했다. 직장에 풍경 사진이나 작은 화분 하나만 둬도 차이를 만들어 낼 수 있다니 참 다행스러운 일이다. 하지만 실제 야외 활동과 동등한 효과를 준다고 생각하는 것은 자기기만이다. 신선한 공기, 맑은 햇살, 야생의 식물들을 대신할 수 있는 것은 없다.

그럼에도 미국인들은 하루 중 무려 87퍼센트의 시간을 실내에서 보내고 또 6퍼센트는 차 안에서 보낸다.[9] 현대사회에서 우리의 상호작용 대부분이 일종의 벽 안에 갇혀 인공조명과 조절된 환경 아래서 일어난다. 야외 환경과의 상호작용은 주로 창문, 가상 온라인 체험, 기억을 통해 이루어진다. 2018년에 2천 명의 캐나다인을 대상으로 한 연구에서는 응답자의 87퍼센트가 자연에 있을 때 더 행복하고, 건강하고, 생산적이라 느낀다고 말했다.[10] 하지만 그중 75퍼센트는 그냥 실내에 머무는 것이 더 편하다고도 생각했다. 집 안에서 길들여진 애완동물처럼 우리는 점점 실내종indoor species이 되어 가고 있다.

이는 그저 햇볕에 보기 좋게 그을린 피부나 신선한 공기를 들이마실 기회만 잃는다는 의미가 아니다. 결국은 기자 겸 베스트셀러 저자인 리처드 루브Richard Louv가 말한 자연 결핍 장애nature deficit disorder를 낳는다.[11] 루브는 '비타민 N'의 옹호자다. 여기서 N은 자연Nature을 의미한다. 그는 아이, 가족, 지역공동체를 자연과 이어질 수 있게 돕는 조직도 공동 창립했다. 그는 자연으로 돌아가는 것의 가치와 중요성을 잘 알고 있다. 당신 또한 그래야 한다. 자연이 우리 건강에 어떻게 기여하며 단절 증후군과의 싸움에서 얼마나 중요한 도구가 되는지 살펴보자.

자연의 치유력

1800년대 유럽에 결핵이 창궐했다. 치료법을 개발하려는 시도들은 많았지만 그 무엇도 효과가 없었다. 그러다가 '외기 요법open air treatment'이 탄생했다.《왕립 의학협회 저널Journal of the Royal Society of Medicine》에 따르면 이 치료법은 "낮이나 밤이나 창문을 활짝 열어서(낮에는 가급적 야외에 나가서) 신선한 공기를 마심으로써"[12] 외부의 날씨에 적절히 노출될 것을 강조했다. 이것은 어떤 시도보다 효과적으로 보였으나 그 이유는 아무도 알지 못했다. 현재는 이 치료법의 이점 중 하나가 햇빛 노출이었을 것이라 믿고 있다. 햇빛 노출은 비타민 D 생산에 결정적이기 때문이다. 비타민 D는 결핵에 대한 선천성 면역innate immunity을 활성화한다. 20세기 초반에는 미국에 결핵 요양소가 흔해졌다. 이때는 항생제가 개발되기 전이어서 결핵 감염을 치료할 다른 방법이 없었다. 애리조나의 밝은 햇살과 건조한 사막 공기가 결핵, 류머티즘, 천식, 그리고 여러 가지 다른 질병으로 고통받는 사람들을 끌어들였다. 텐트를 치고 오두막을 짓는 식으로 결핵 야영지가 형성됐다. 그때도 과학적으로 설명을 할 수는 없었지만 야외에서 지내는 것이 건강에 굉장히 좋은 작용을 한다는 것을 알고 있었다. 이제 우리는 자연이 왜, 그리고 어떻게 이런 마법을 부리는지 막 이해하기 시작했다.

1984년에 저명한 생물학자 에드워드 윌슨Edward O. Wilson은 바이오 필리아 가설biophilia hypothesis에서 자연이 우리에게 주는 혜택을 설명했다. 1993년에 윌슨과 사회생태학자 스티븐 켈러트Stephen Kellert가 엮은 수필집 『바이오필리아 가설The Biophilia Hypothesis』에서 켈러트는 이렇게 주장했다. "자연에 대한 인간의 의존성은 물질적·육체적으로 생명을 유지하기 위한 자양분 확보라는 문제를 뛰어넘어 심미적·지적·인지적, 심지어 영적 의미와 만족까지 아우르는 포괄적인 부분이다."[13] 윌슨의 바이오필리아 가설은 인간과 자연이 일반적으로 생각하는 개념을 뛰어넘는 수준으로 긴밀하게 얽혀 있다고 주장한다. 이제 우리는 그 이론의 진실을 이해하게 됐다.

그와 같은 해에 로저 울리히Roger Ulrich는 의학 저널 《사이언스 Science》에 "창문을 통해 바라보는 풍경이 수술 회복에 영향을 미칠 수 있다View Through a Window May Influence Recovery from Surgery"라는 제목으로 획기적인 논문을 발표했다.[14] 의학의 세계는 환자가 질병에서 회복할 수 있게 돕는 최고의 방법에 대한 대화로 가득하다. 우리는 급한 문제를 치료하는 것은 싸움의 일부에 불과하며 수술, 뇌졸중, 심장마비, 암 치료 이후에는 장기적인 치유 과정이 정말 중요하다는 것을 알게 됐다. 따라서 자연과 접촉하는 것이 질병이나 부상의 회복을 촉진한다는 점을 보여 주는 연구 분야가 급성장하고 있으며 우리는 이를 눈여겨보아야 한다.

울리히 박사는 펜실베이니아의 한 종합병원에서 수술을 받은 환자들의 기록을 검토한 후에 그 결과를 동일한 병실에 입원시킨 다른 환자들과 비교해 보았다. 다만 한 가지 차이가 있었다. 한 집단의 병실은 창밖이 벽돌담으로 가로막혀 있었고, 다른 집단의 병실은 창밖으로 나무들이 보였다. 그 결과 나무가 보이는 병실의 환자들은 퇴원도 일찍 하고, 진통제도 덜 들었다. 간호사들도 이 환자들에 대해서는 '화가 나서 울었음', '많은 격려가 필요' 같은 메모를 남기는 경우가 3분의 1이나 줄어들었다. 그 이후로 울리히 박사의 연구는 병원 설계 방식에 영향을 미치기 시작했다. 이제 병원을 무미건조한 회사 사무실처럼 짓는 시절은 갔다. 요즘은 병원을 설계힐 때 실내 정원, 야외 정원, 미술 조형물, 식물로 꾸민 벽, 경관을 확보하고 자연광이 드는 유리 벽 등을 설치하거나, 나무나 돌 같은 천연 재료를 적극적으로 이용해서 사람을 진정시켜 주는 환경을 조성하려고 한다.

울리히 박사의 통찰력 넘치는 관찰 이후로 여러 편의 연구를 통해서 자연과의 접촉이 치유 과정을 크게 개선해 준다는 사실이 확인되었다. 예를 들어 2011년의 한 논문에서는 노르웨이 산악 도시에 있는 심폐 재활 센터의 환자 278명을 대상으로, 자연이 보이는 병실의 환자와 빌딩으로 풍경이 가로막힌 병실의 환자 간 경과를 비교해 보았다.[15] 그 결과 울리히 박사가 수십 년 전에 발견한 내용이 재확인되었다. 빌딩으로 유리창 풍경이 가로막힌 병실의 환자들은 풍경이 탁 트인 병실의 환자에 비해 육체적·정신적 건강이 더 악화된 것이다.

박성현 박사는 수술 후 회복 과정에 자연이 끼치는 영향에 특히나 관심이 많았다. 한 연구에서 그녀는 맹장 수술 환자 90명을 동일한 병실에 무작위로 배정했는데, 다만 일부 병실에는 식물을 두었다는 점이 달랐다.[16] 그 결과 수술 후 식물이 있는 병실에 있었던 집단은 식물이 없는 병실의 집단에 비해 심박수와 수축기 혈압이 현저히 낮았다. 식물이 있는 병실의 집단은 진통제도 적게 필요했다. 식물과 접촉한 참가자들은 병실에서 가장 좋았던 점으로 식물을 꼽는 경우가 압도적으로 많았다. 환자들의 반응을 보면 대조군 병실에 비해 식물이 있는 병실은 더욱 "만족스럽고, 느긋하고, 편안하고, 색이 다채롭고, 기분 좋은 냄새가 나고, 진정 효과가 있고, 매력적"이었음을 알 수 있다. 그 이후로 박성현 박사는 비슷한 연구를 통해 같은 결과를 재현하는 데 성공했다.

그다지 혁명적인 연구로 보이지 않을 수도 있지만, 화분에 심은 식물 하나만 갖다 놓아도 병원의 치료 효과를 크게 향상시킬 수 있다는 것은 정말 대단한 사실이다. 이것은 우리의 몸이 중력처럼 자연에 끌리고, 자연에 치유 효과가 있음을 다시 한 번 입증해 준다. 그리고 낮아진 혈압, 줄어든 심박수, 이완 효과 모두 편도체 및 스트레스 반응과 밀접하게 관련되어 있다.

자연이 입원 환자들에게 미치는 이로운 효과에 대한 추가적인 연구를 통해 꼭 실제 식물이어야만 환자에게 도움이 되는 것은 아닐지도 모른다는 것이 밝혀졌다. 2012년에 암스테르담의 연구자들은 병원 대기실을 실제 식물이 있는 환경, 식물 포스터가 있는 환경, 아예 식물이 없는 환경, 이렇게 세 가지로 꾸몄다.[17] 그 결과 식물이 아예 없는 대기실에 비해 실제 식물이 있는 대기실과 식물 포스터가 있는 대기실 모두 환자의 스트레스 수준을 낮추는 것으로 나왔다. 메이요 클리닉에서 실시한 또 다른 연구에서는 자연의 소리와 음악을 섞어서 들어 주기만 해도 환자의 불안과 통증 평가 점수가 낮아졌다.[18]

전 세계 의사들이 이런 연구를 진지하게 받아들이기 시작했다. 2018년에 스코틀랜드의 의사들은 야외 활동 시간을 처방하기 시작했다. 영국의 국민건강보험National Health Service, NHS은 의사들에게 왕립 조류보호협회Royal Society for the Protection of Birds에서 제작한 팸플릿을 나눠 줄 것을 권장한다. 이 팸플릿은 산책을 하면서 찾아볼 수 있는 야생동물에 대해 안내해 준다. 심지어 미국의 의사들이 당신에게 좋아하는 공원으로 여행을 다녀오라는 처방전을 인쇄해 주는 웹사이트까지 등장했다!

삼림욕은 우리를 진정시켜 기력을 회복하게 하고, 서로를 이어 준다

일본 사람들은 미국 사람들보다 자연의 치유력을 훨씬 오래전부터 진지하게 받아들였다. 심지어 이들은 자연에서 시간을 보내며 치유 효과를 누리는 관습에 '삼림욕'이라는 이름까지 붙여 주었다.[19] 삼림욕은 1980년대에 일본에서 개발되어 그 후로 일본 의료계에서 예방의학과 치유의 핵심 요소로 자리 잡았다. 주로 일본과 대한민국 출신 연구자들에 의해 숲속에서 시간을 보내는 것이 건강에 미치는 이로운 영향에 대한 과학 문헌들이 풍부하게 발표됐다. 이들의 연구는 전 세계에 삼림욕의 효과를 널리 알렸다. 또한 삼림욕이 단절 증후군을 되돌리는 데 어떻게 도움이 되는지도 밝혀 준다.

개념은 간단하다. 사람이 자연을 찾아가 느긋하게 산책을 즐기면 마음이 차분해지고, 활기를 되찾고, 기력을 회복하는 효과를 볼 수 있다는 것이다. 우리는 직관적으로 알고 있었다(아마도 우리 본능에 녹아 있기 때문일 것이다). 그리고 1980년대 이후로 과학은 야생과 자연 속에 머물 때 나오는 치유 효과에 대해 하나하나 입증해 내고 있다.

자연이 건강에 치유 효과를 주는 한 가지 방식은 냄새다. 우리가 신선한 냄새가 나는 나무와 꽃, 심지어 식물의 향기를 흉내 내는 방향제나 향수에도 끌리는 이유가 여기에 있을지도 모른다. 연구를 통해 후각이 면역 기능을 비롯해 기분, 인지능력, 사회적 행동과도 연관된 것으로 밝혀졌다.[20] 식물의 향기 자체에는 치유 속성이 있다. 1937년에 러시아의 생화학자 보리스 토킨Boris P. Tokin은 식물이 방출하는 물질을 지칭하기 위해 피톤치드phytoncide라는 단어를 만들었다. 이 물질은 식물이 썩거나 곤충에게 먹히는 것을 막는 데 도움을 준다. 숲의 향기는 물론 에센셜 오일 특유의 냄새를 만들어 내는 것도 피톤치드다. 이것은 특히나 면역과 관련해서 건강에 매우 이로운 도구임이 밝혀지고 있다.

자연의 향기와 면역 기능 사이에는 무슨 관계가 있을까? 자연과 접촉하면 면역 세포 개체 수가 많아지는 것으로 밝혀졌다. 한 실험에서는 평소와 같은 근무시간에 여성 간호사들의 혈액과 소변을 측정하고, 2박 3일을 숲에서 보내게 한 다음에 다시 측정해 보았다.[21] 그 결과 간호사들의 혈액에서 '자연살생세포natural killer cell(NK세포)'의 수치가 유의미하게 늘어나고, 교감신경계sympathetic nervous system와 스트레스 반응에서 작용하는 두 가지 주요 화합 물질인 아드레날린과 노르아드레날린의 수치가 소변에서 유의미하게 감소했다. 자연살생세포는 인체가 바이러스 및 종양과 싸울 때 대단히 중요한 역할을 한다. 이 연구 결과는 간호사들이 숲으로 여행을 다녀온 이후에 면역계가 강화되고 교감신경계 활성이 낮아졌음을 보여 준다. 남성 지원자를 대상으로도 비슷한 실험을 진행해서 자연에서 하루를 보내게 했더니 혈중 자연살생세포는 급증하고 소변 속 아드레날린의 수치는 떨어진 것을 확인했다.[22] 연구자들은 이런 효과들이 숲속 피톤치드 덕분일 것이라 믿었다. 또한 피톤치드가 스트레스 수준을 낮춰 주어 면역 기능의 개선으로 이어졌다고 보았다. 하지만 면역 강화 효과만큼이나 중요한 것이 스트레스 완화 효과다. 만성 스트레스는 앞이마겉질의 작동을 멈춘다는 것을 기억하자. 따라서 자연은 스트레스 호르몬을 낮춤으로써 우리에게 고차원 사고 기능을 유지할 수 있는 훌륭한 도구를 제공해 주는 셈이다.

에센셜 오일(피톤치드)의 매력은 들이마셨을 때 느껴지는 이완 효과다(온천에서 에센셜 오일이 인기가 많은 이유가 있다). 시더우드 오일cedarwood oil, cedrol(시더는 히말라야 삼목속의 나무를 일컫는 말 – 옮긴이)의 향기를 들이마셨을 때의 효과를 알아본 또 다른 연구에서는 부교감신경parasympathetic nervous system의 활성이 높아지는 것으로 드러났다. 일반적으로 부교감신경은 이완된 상태와 관련되어 있다.[23] 사이프러스cypress(측백나무과의 교목 – 옮긴이)에서 추출한 오일 냄새를 맡았을 때의 효과를 조사한 연구에서도 부교감신경의 활성이 증가했다.[24] 이완과 관련된 부교감신경이 스트레스와 관련된 교감신경(투쟁—도피 반응)과의 균형을 맞춰 준다는 사실에 주목할 필요가 있다. 이 두 신경계 사이의 건강한 균형이 대단히 중요하다. 하지만 뇌의 어떤 부분이 우리를 교감신경계 모드에 가두어 놓는 것일까? 바로 편도체다.

2010년 이후로 아로마가 사람의 뇌 기능에 미치는 영향을 연구한 결과가 놀랍다. 연구에 따르면 어떤 향기를 맡아 보기만 해도, 질병 및 인지 기능 저하와 관련된 뇌파와 활성이 건강하고 행복한 사람의 뇌파 및 활성으로 바뀔 수 있었다. 알고 보니 향기 화합물은 혈액뇌관문blood-brain barrier을 넘어가서 중추신경계의 수용체들과 상호작용할 수 있음이 밝혀졌다. 혈액뇌관문은 혈액과 뇌 사이의 출입문을 지키는 생물학적 문지기 역할을 해서 잠재적 유해 물질이 중추신경계를 해치지 못하게 막는다. 2016년에 몇몇 연구를 검토한 논문은 이렇게 말했다. "향기의 후각 자극은 혈압, 근긴장도, 동공 팽창, 피부 온도, 심박수, 뇌 활성 같은 생리적 매개변수에 즉각적인 변화를 일으킨다."[25] 논문은 그 상관관계를 자세히 기술하면서 신선한 라벤더 향기와 캐모마일 향기에서 향香과 에센셜 오일에 이르기까지 다양한 냄새가 뇌의 여러 부분에 어떻게 영향을 미치는지 설명한다. 연구자들은 이렇게 결론 내린다. "향기는 직접적 혹은 간접적으로 인간의 심리적·생리적 조건에 영향을 미친다." 그리고 "향기는 다양한 뇌파의 활성을 조절하여 다양한 뇌 상태를 만들어 낸다." 다음에 꽃이나 좋은 향수 냄새를 맡을 때는 이런 부분을 한 번 더 생각해 보라. 자연과의 접촉을 통한 건강상의 이점은 그냥 냄새를 맡아서 얻는 것보다 훨씬 더 광범위해 보인다. 삼림욕 연구는 말하자면 시작에 불과했다.

삼림욕의 더 많은 건강 증진 효과가 매년 새로이 밝혀지고 있다. 지금까지 과학적 연구로 드러난 효과는 다음과 같다.

- 자연살생세포의 숫자와 활성 증가로 면역계 기능 강화
- 혈압 감소
- 스트레스 대처 능력의 향상과 전반적인 스트레스 저하
- 기분 개선
- 마음 챙김 강화
- 집중력 강화(주의력 결핍 과잉 행동 장애 아동도 해당)
- 수술이나 질병 후 회복 속도 가속
- 활력의 증가
- 수면 개선

> "피곤하고, 불안하고, 문명에 찌든 수많은 사람들은 산으로 가는 것이 곧 집으로 돌아가는 것임을 알아차리기 시작했다. 우리에게는 자연이 보존된 야생의 땅이 반드시 필요하다."
>
> — 존 뮤어

야외 활동이 어떻게 기분에 큰 영향을 미치는지 검토해 볼 필요가 있다. 현재 우울증 발생 비율과 자살률은 과거에 비해 크게 높아졌다. 하지만 우울증 치료법에는 부족한 부분이 많아서, 증거가 뒷받침되는 처방은 약물 치료와 인지 행동 치료cognitive behavioral therapy밖에 없다. 인지 행동 치료는 부정적인 생각과 행동을 바꾸기 위해 설계된 심

리 치료 방법이다. 하지만 인지 행동 치료의 효과 역시 자연과의 접촉으로 더욱 강화할 수 있다. 특히나 매력적인 한 연구에서는 인지 행동 치료를 야외에서 시행하면 치료 효과가 강화되는지 살펴보았다.[26] 이 연구에서 한 집단은 병원에서 인지 행동 치료를 진행한 반면, 다른 집단은 똑같은 치료를 숲에서 받았다. 그 후 우울증 진단 척도로 검사한 결과 숲에서 치료받은 집단의 우울증 증상이 61퍼센트 감소된 반면, 병원에서 치료받은 집단은 21퍼센트만 감소했다.

또 다른 연구에서는 사람이 녹지 공간에서 보내는 시간의 정도와 우울증이 발생할 위험 사이의 상관관계를 살펴보았다.[27] 그리고 예상대로 일주일에 5시간 이상을 자연에서 보내는 사람은 우울증 위험이 현저히 낮아지는 것으로 나왔다. 이 연구는 다음과 같은 결론을 내린다. "주변의 자연환경은 쉽게 접근 가능하고 비용도 저렴한 질병 예방법으로서 커다란 잠재력이 있다."

한편 과학은 자연이 우울증 위험을 감소시키는 효과가 아닌 행복을 증진시키는 효과에 대해서는 어떻게 얘기하고 있을까? 2014년에 한 메타 분석 연구에서 자연과 행복의 관계를 조사해 보았다. 이 연구는 총 8,500명 정도의 참가자를 아우르는 연구들을 검토해서 다음과 같은 사실을 알아냈다. "자연과 깊이 연결된 사람들은 그렇지 못한 사람에 비해 좀더 긍정적 영향과 활력, 삶의 만족을 경험했다."[28] 자연이 우리의 행복에 미치는 영향을 연구하는 더욱 현대적인 기술로는 GPS 위치 추적 서비스가 있다. 한 재치 있는 연구에서는 2만 명의 참가자에게 무작위 시간 간격으로 기분이 어떤지 물어보았다. 그리고 그 답변을 각 참가자들이 있었던 위치와 비교해 보았다.[29] 이들은 공원에 있었을까, 건물 안에 있었을까? 연구자들이 백만 건 정도의 답변을 모아 위치 정보를 분석한 결과 사람들은 도시환경보다 녹지나 자연 서식지 근처에 있을 때 훨씬 더 행복을 느꼈다.

> "자연과 한 번만 접촉해도 온 세상이 형제가 된다."
>
> — 윌리엄 셰익스피어*William Shakespeare*

      자연이 건강에 이로운 한 가지 이유는 스트레스를 줄여 주기 때문인 것 같다. 물론 말이 되는 이야기다. 앞에서 언급했듯이 자연은 신장 이완을 촉진하는 부교감신경계를 북돋우고 스트레스를 촉진하는 교감신경계는 억누르는 효과가 있다. 자연은 또한 코르티솔 수치도 낮춰 준다. 따라서 자연이 만성 스트레스의 관리를 도와준다면 우리가 스스로를 더욱 잘 통제하고, 더 사려 깊은 판단을 내리고, 감정과 충동성도 잘 조절할 수 있게 도와주는 셈이다. 만성 스트레스가 앞이마겉질의 활성을 떨어뜨리고 편도체를 강화한다는 것을 우리가 알고 있기 때문이다. 간단히 말하면 자연은 우리가 뇌의 통제 능력을 다시 회복할 수 있게 해 주고 단절 증후군을 완화시킨다.

> "모든 자연은 우리가 건강해지도록 매 순간 최선을 다하고 있다. 자연은 다른 목적을 위해 존재하는 것이 아니다. 자연을 거역하지 말라."
>
> — 헨리 데이비드 소로*Henry David Thoreau*

자연이 기분을 좋게 해 주는 것은 태양 덕분이다. 햇살이 피부에 와 닿으면 비타민 D가 만들어진다. 이 호르몬은 뇌의 세로토닌 합성 능력과도 직접적으로 연관되어 있다. 노화 및 질병 예방에 대해 연구하는 과학자 론다 패트릭Rhonda Patrick 박사가 이 부분을 잘 설명하는데,[30] 그녀는 미국인들 사이에서 흔한 질병인 비타민 D 결핍증이 우울증에 기여한다고 추측한다. 흔히 기분을 개선하는 용도로 처방되는 약물은 세로토닌을 증가시키는 방식으로 작용한다. 하지만 이 새로운 연구에서는 밖으로 나가 햇빛을 쬐든 그냥 비타민 D 보충제를 복용하든, 비타민 D의 수치를 늘려 주기만 해도 세로토닌을 북돋아서 기분을 개선할 수 있다고 제안한다.

우리가 자연을 접할 때 마음속에 일어나는 경외감과 경이감이 우리의 행동을 더 나은 방향으로 변화시키기도 한다. 관심을 사로잡는 일련의 연구에서 폴 피프Paul Piff와 캘리포니아대학교 어바인캠퍼스의 동료들은 자연과의 접촉이 미치는 영향과 경외감이 우리의 행동 성향 변화에 어떤 역할을 하는지 살펴보았다. 피프 박사는 경외감을 "현재의 기준frame of reference을 초월하는 지각적으로 거대한 자극에 대한 감정적 반응"이라고 표현한다.[31] 그의 연구진은 경외감을 유도하면 윤리적 의사결정, 관대함, 친사회적 가치관이 증가한다는 것을 밝혀냈다. 그리고 거대한 나무들과의 접촉을 통해 경외감을 촉발하면 "친사회적 행동은 강화되고 특권 의식은 낮아지는" 결과로 이어진다는 것을 입증해 보였다. 경외감에는 독특한 힘이 있는 듯 보인다. 무언가를 목격하며 경외감에 빠질 때, 특히 그것을 처음 경험할 때는 시간이 거의 정지하는 느낌을 받기도 한다. 거대한 폭포 앞에 섰을 때나 갈수록 색이 짙어지는 무지개를 보았을 때를 생각해 보자. 불안하고 단절된 느낌보다는 차분하고 연결된 느낌을 경험하지 않았나?

2012년에 연구자들은 이런 느낌이 측정 가능함을 입증하고, 다른 감정과 비교했을 때 경외감은 참가자들에게 시간이 더 많이 남아 있다는 느낌을 준다는 것을 보여 주었다.[32] 이 실험 집단에서 경외감을 경험했던 사람들은 더 적극적으로 봉사 활동에 자원했고, "물질적 보상보다는 인생을 만족스럽게 만들어 줄 경험을 더 강하게 선호"했다. 연구자들은 다음과 같이 결론 내렸다. "경외감을 경험하면 사람들은 현재에 더 집중하게 되고 (…) 그렇지 않은 경우보다 삶에 더 큰 만족을 느낀다."

우리가 자연을 보며 느끼는 경외감이 타인과 상호작용하는 방식에 의미 있고 긍정적인 영향을 준다는 사실은 대단히 인상적이며, 자연과 함께할 동기를 부여해 준다. 자연으로부터 오는 경외감은 우리가 우주에서 상대적으로 그리 중요하지 않은 존재임을 떠올려 자신의 가치를 과대평가하지 않고 다른 존재들에게 관심을 쏟을 수 있게 해 준다. 경외감은 또한 우리를 불행과 끝없는 비교라는 토끼 굴로 밀어 넣는 물질적 욕망에서 벗어날 수 있게 해 준다. 자기애와 물질주의를 부추기는 세상에서는 이런 잠재적 혜택이 더욱 중요해진다. 경외감은 세계관을 넓혀 주고 공감을 바탕으로 한 행동이 쉽게 나오게 해 준다. 한마디로 단절 증후군에 저항력이 있는 더 나은 사람으로 만들어 준다.

피프 박사는 또 다른 일련의 실험에서 자연의 아름다움과 접촉하면 사람들의 관점이 어떻게 바뀌는지 살펴보았다.[33] 연구자들은 다음과 같은 사실을 발견했다. "자연의 아름다운 이미지에 더 많이 노출되면 그렇지 않은 경우에 비해 참가자들이 더욱 너그러워지고 신뢰가 강화되었다. 실험실에서 아름다운 식물에 더 많이 노출되면 그렇지 않은 경우보다 타인을 돕는 행동이 늘어났다." 이 연구는 더 나아가 자연과의 접촉이 측정 가능한 친사회적 이득을 만들어 낼 수 있다는 사실을 보여 주었다. 우리는 일몰을 감상하거나 하이킹을 할 때(이왕이면 친구와 같이) 말 그대로 가장 훌륭한 버전의 내가 될 수 있다.

공감 능력은 어디에서 오는가? 과학자들이 연구해 온 두 가지 다른 방식 모두 자연에는 공감 행동을 증가시키는 힘이 있음을 보여 주었다. 한 실험에서는 참가자들에게 도시의 풍경 아니면 자연의 풍경이 담긴 장면을 보여 준 후에 fMRI로 뇌의 활성화된 부위를 확인했다.[34] 그 결과 예상한 대로 자연의 풍경을 본 참가자보다 도시 풍경을 본 참가자의 뇌에서 편도체의 불이 더 강하게 들어왔다. 다른 실험도 살펴보자. 만약 사춘기 직전의 아동을 스크린 기반의 미디어가 전혀 없는 상태로 5일 동안 숲에 머물게 하면 무슨 일이 벌어질까?

2014년에 그 답이 나왔다. 51명의 사춘기 직전 아동이 텔레비전, 컴퓨터, 핸드폰을 쓸 수 없는 상태로 5일 동안 자연 속에서 야영을 한 것이다.[35] 한편 도시에서는 비슷한 연령대의 아동 54명을 평소처럼 스마트폰, 태블릿, 텔레비전, 컴퓨터 등을 맘대로 사용하게 두었다. 그 기간 전후로 양쪽 집단의 아동에게 사람들이 등장하는 사진과 비디오를 보여 주며 그 사람의 감정 상태를 판단해 보게 했다. 이것은 아동들이 타인의 감정을 얼마나 잘 알아보는지 측정하는 방법이다. 결과는 의미심장했다. 디지털 미디어 사용이 금지된 상태에서 5일을 보낸 사춘기 직전 아동들이 타인의 감정적 단서를 훨씬 잘 알아본 것이다. 이것은 성공적인 대인 관계와 공감의 표현에 대단히 중요한 기술이다. 스크린과 거리를 두고 며칠을 자연에서 보낸 것만으로도 이런 차이가 나타났다.

공감 표현 능력을 위해서는 앞이마겉질의 기능이 온전해야 하는데, 자연이 공감 능력을 향상시켜 준다면 앞이마겉질과 자연 접촉 사이에 추가적인 상관관계가 존재한다고 해도 놀랍지 않다. 사실 2019년에 《사이언티픽 리포트Scientific Reports》라는 학술지에 발표된 한 논문이 앞이마겉질의 높은 활성이 '일상에서 친환경적 행동의 빈도 증가'와 연관되어 있음을 보여 수었나.[36] 앞이마겉질과 자연 사이의 상관관계는 양방향으로 작동하는 듯 보인다. 서로가 서로를 뒷받침하는 것이다.

자연이 항염증 작용을 통해 앞이마겉질을 건강하고 활발하게 유지시킬 수 있다는 점에도 주목해야 한다. 많은 연구가 이런 부분을 확인해 주었다. 일례로 2012년의 한 실험에서는 숲과 도시로 보낸 대학생들을 대상으로 스트레스 혈액 표지와 염증의 차이를 측정해 보았다.[37] 실험 전에 실험실에서 측정했을 때는 두 집단의 스트레스 표지와 염증에 의미 있는 차이가 없었다. 하지만 각각 숲과 도시에서 이틀 밤을 보낸 후 측정하자, 숲 집단에서 염증 표지인 TNF 알파TNF alapha와 인터루킨 6가 도시 집단에 비해 유의미하게 감소했다. 혈관 질환의 염증 표지인 엔도텔린 1endothelin 1의 수치도 숲 집단은 낮아졌다. 스트레스 호르몬인 코르티솔도 마찬가지였다. 코르티솔이 앞이마겉질과 편도체 사이의 연결을 단절시키는 역할을 한다는 점을 기억할 것이다.

　아직도 의심이 가거나, 여전히 야외에서 시간을 보내는 것보다는 생산적인 활동을 해야 할 필요성을 크게 느낀다면 더 보탤 설명이 남아 있다. 자연(그리고 디지털 속박으로부터의 자유)을 통해 상당한 인지능력 향상을 기대할 수 있다. 2012년의 한 연구는 56명의 남녀를 대상으로 4일 동안의 자연 하이킹 전후로 창의적 문제 해결 능력을 검사해 보았다.[38] 연구자들은 다음과 같은 사실을 알아냈다. "4일 동안 자연에 파묻혀 지내면서 멀티미디어와 기술로부터 단절되는 경험을 한 후에는 창의성을 필요로 하는 문제 해결 수행 능력이 무려 50퍼센트나 향상되었다." 당신이 하이킹을 좋아하든 좋아하지 않든 이제 자연에서 보내는 시간의 효과를 무시할 수는 없을 것이다.

　자연이 집중력에 긍정적인 효과를 준다는 것은 오래전부터 잘 알려져 있었다. 심지어 주의 회복 이론attention restoration theory이라는 것도 있다. 이것은 급속한 기술 발전과 실내 활동의 급격한 증가로 자연 결핍nature deficit에 대한 염려가 고조되었던 1980년대 말과 1990년대 초에 심리학자 스티븐 캐플런Stephen Kaplan과 레이철 캐플런Rachel Kaplan이 개발한 것이다. 주의 회복 이론은 자연이 우리의 집중력을 키워 줄 뿐만 아니라 밤새 프로젝트나 과제에 몰두한 경우처럼 정신 에너지를 쏟아낸 후에 주의력을 새로 충전하는 데도 도움을 준다는 가설을 주장한다. 자연은 우리가 무언가에 집중할 수 있게 해 주는 신경 연결, 특히 앞이마겉질의 연결을 강화함으로써 뇌를 회복시켜 준다.

　더욱 큰 그림을 그리기 위해 과학자들은 자연이 우리의 인생 전반에 미치는 영향을 조사해 보았고, 인상적인 결론에 도달했다. 2008

년에《랜싯The Lancet》에 발표된 대규모 연구에서는 4백만 명의 영국인을 조사하여 집에서 몇 킬로미터 안으로 녹지 공간이 얼마나 많은지를 기준으로 분류했다. '자연 식생이 존재하는 개발되지 않은 노지'로 정의한 녹지 공간에는 공원, 숲, 삼림, 운동장 등이 포함되었다.[39] 연구자들은 녹지 공간이 가장 풍부한 지역에 사는 사람들은 혈관 질환으로 사망하는 비율이 가장 낮았고, 녹지 공간이 적은 환경에 사는 사람보다 장수한다는 것을 알아냈다. 2017년에 170만 명의 캐나다인을 대상으로 한 또 다른 대규모 연구에서는 녹지가 많은 환경에 거주하는 사람의 조기 사망률이 10퍼센트 정도 낮았다.[40] 2017년의 또 다른 대규모 연구에서는 420만 명의 스위스인들을 분석하여 똑같은 상관관계를 발견했다. 녹지가 풍부한 거주지에 사는 사람들은 공해나 다른 해로운 환경 노출 등을 감안하여 보정한 후에도 조기 사망의 위험이 낮은 것으로 드러났다.[41] 2015년에 가용한 연구들을 대규모로 검토한 논문에서도 똑같은 결론을 내렸다.[42]

이 모든 연구에서 얻을 수 있는 핵심 교훈은 자연이 우리를 치유하고 이어 준다는 것이다. 자연은 일련의 화학적 메커니즘(예를 들면 스트레스 호르몬과 염증을 줄임으로써), 신경의학적 메커니즘(예를 들면 주의력과 기억 기능을 향상함으로써)을 통해 이런 일을 해낸다. 자연은 결국 뇌의 회로를 다시 배선해서 평화로운 행복을 누릴 수 있게 하고, 몸의 전체적인 생리학적 기능을 뒷받침한다. 자연은 우리 면역계와 긍정적으로 상호작용하고, 뇌파를 물리적으로 바꾸어 뇌 전체의 활성에 변화를 가져온다. 이런 변화는 단절 증후군을 정의하는 물질적 · 자기중심적 경향이 아닌 친사회적이고 이타적인 행동을 촉진한다.

우리의 번영을 위해서는 분명 자연이 필요하다. 자연의 혜택은 우리가 손을 뻗으면 닿을 곳에 있다.

연민과 공감으로 충만한 전향적인 존재가 되고자 하는 우리의 열망을 끝없이 위협하는 세상에서, 그저 자연과 접촉하는 것만으로 상황을 바로잡을 수 있다니 얼마나 경이로운 일인가! 내일은 아침 햇살을 받으며 잠에서 깰 수 있을지 확인해 보자. 날씨가 허락한다면 창문도 열어 놓자. 화분을 하나 구입해서 사무실에 놓아 보자. 에센셜 오일을 써 보자. 일주일에 적어도 30분 정도는 자연과 함께할 계획을 세워 보자. 30분은 최소한의 시간임을 명심하자! 공원 산책이나 동네 등산 계획을 잡아 보자. 친구 한두 명과 함께할 수 있다면 더욱 좋다. 가능하면 야외에서 운동하는 것을 목표로 하자. 다음 휴가 때는 생태 관광도 고려해 볼 만하다. 자연은 브레인 워시의 주요 구성 요소다. 자연이 건강에 얼마나 이로운지 깨닫기만 한다면 이 '초록 알약'이야말로 우리 모두를 위한 표준 처방이 되어야 마땅할 것이다.

Chapter 7

식탁을 치우자

생 각 해 볼 문 제

> 당신이 먹는 음식은 가장 안전하고 뛰어난 보약이 될 수
> 도, 혹은 가장 느리게 작용하는 독이 될 수도 있다.
>
> – 앤 위그모어 Ann Wigmore

20세기 전반 미국에서는 전례가 없는 규모의 중요한 실
험이 비공식적으로 시작됐다. 수백만 명의 사람에게 화학적으로 변
형된 식품 대용물이 보급된 것이다. 영양이 결핍된 이 식사는 미국 전
역에 퍼져 진짜 음식을 생명공학이 만들어 낸 것들로 바꿔 버렸다. 수
십억 달러가 들어간 이 실험 덕분에 식품 제조업체는 언제 어디서든
구하기 쉽고 중독성이 매우 강한 제품들을 만들 수 있었다. 마케팅 담
당자들은 최신 과학을 활용해서 우리 뇌의 약점을 파고들었다. 전 세
계적으로 유명한 스포츠 선수와 연예인을 광고에 고용해서 마치 이
합성 음식이 모든 사람의 인생과 외모를 개선해 줄 것처럼 떠들었다.

이 거대한 실험은 연령, 인종, 성별 구분 없이 무차별적으로 진행됐고, 정부가 그 비용을 거들었다. 미국의 이런 식생활 조작이 낳은 결과는 한마디로 재앙이었다.

이 실험이 지속되고 수십 년이 지나면서 결과가 분명하게 드러났다. 이 실험에 참가한 수많은 사람이 비만, 당뇨, 심혈관 질환, 암, 치매에 걸렸다. 이들의 몸과 뇌가 제대로 작동하지 않게 됐다. 이 실험을 진행한 사람들은 책임을 자신들이 아니라 그런 음식을 먹은 당사자에게 돌렸다. 이 거대한 실험은 아무런 견제도 없이 지금도 진행되고 있다. 미국인들은 가공 보존 처리된 음식을 한 입씩 떠먹을 때마다 이 실험에 참여하는 셈이다. 그리고 사람들은 날이면 날마다 이런 음식을 광고하는 유명 연예인의 모습과는 완전히 딴판이 되었다. 우리들 대다수는 과체중이나 비만일 뿐만 아니라, 그런 잘못된 음식을 선택한 대가로 예방할 수 있었던 만성 질환을 앓게 되었다. 2017년 논문에서 소아내분비학자 로베르트 루스티히_{Robert Lustig}도 이런 점을 정확하게 지적했다. "가공 음식은 실패한 실험이다."[1]

2019년에《미국 의학협회지》에 발표된 한 대규모 연구는 포괄적인 결론에 도달했다. 가공 음식의 섭취 증가가 '전체 원인 사망률_{all-cause mortality}'을 14퍼센트 증가시킨다는 것이다.[2] 2019년에《랜싯》에 발표되어 놀라움을 준 또 다른 연구에서는 전 세계적으로 2017년에 사망한 다섯 건 중 한 건은 빈약한 식생활과 관련이 있다고 발표했다.[3] 이런 통계치들은 단절 증후군이 널리 퍼져 있음을 명백하게 보여 준다. 빈약한 식생활을 선택한 결과는 뇌와 몸에 건강한 영양을 공급해 주는 음식과 단절되는 것이다.

진짜 음식에서 멀어지면 당뇨와 심부전 같은 질병만 생기는 것이 아니다. 1장을 시작하면서 설명했듯이 현대의 고도 가공식품들은 뇌의 의사결정 능력과 감정 조절 능력을 장악해 버리는 일종의 생물학적 전쟁이다. 가공식품은 중독성 뇌 네트워크를 활성화해서 질병으로 이어지는 막강한 길을 만들어 낸다. 흔히 음식이 곧 약이라고들 하지만 우리의 대표적인 식생활에 우리의 생각, 행동, 전체적인 뇌의 구성에 영향을 주는 무서운 잠재력이 있다는 사실을 반드시 짚고 넘어가야 한다.

　　식품 과학이 오늘날처럼 복잡했던 적은 없었다. 세계 최대의 식품 음료 회사 중 어디든지 그 제조 공정을 깊숙이 들여다볼 수 있다면, 그들이 하는 일에 충격을 받을 것이다. 그들의 작업실 중에는 과학 실험실을 그대로 빼닮은 공간도 있어서, 음식 공학자들이 하얀색 실험실 가운에 고글을 쓰고 일한다. 현대의 식품 가공 기술이 발달하기 전만 해도 우리는 먹거리를 재배하거나 채취해서 먹었다. 오늘날 식품 성분 표시에는 화학 실험실에서 만들어 낸 엄청난 화학물질들이 등장한다. 피로인산사나트륨tetrasodium pyrophosphate, 아세틸화 모노글리세라이드acetylated monoglycerides, 티아민 단일질산염thiamine mononitrate 등 발음하기도 어려운 것이 많다. 그래서 우리는 편하게 '치킨 너깃', '크루아상', '크림을 채운 쿠키' 등으로 부른다.

　　미국 정부는 마침내 저지방 고탄수화물 식단을 옹호하던 입장에서 발을 뺐다. 하지만 옥수수(그리고 고도 가공식품으로 자주 전환되는 농산물인 밀, 콩 등)의 생산을 경제적으로 지원함으로써 고기에서 케첩에 이르는 모든 식품에 고과당 옥수수 시럽을 첨가하도록 간접적으로 부추기고 있다. 이는 곧 미국 납세자들이 자기가 낸 돈으로 먹거리에 설탕을 첨가하고 있다는 의미다(과도한 설탕 섭취가 필연적으로 야기할 질병까지도 돈을 줘 가며 사들이고 있다는 의미도 된다). 이런 사실만 봐도 정부에서 권고하는 식생활이 과연 진심으로 우리를 위하는 것인지 의문이 든다.

식품첨가물 산업은 거대 산업이다. 미국 식품의약국Food and Drug Administration(FDA)에 따르면 식품첨가물이란 "식품의 구성 성분이 되거나 식품의 특성에 직간접적으로 영향을 끼치기 위해 의도적으로 사용되는 물질"이다.[4] FDA의 웹사이트에서는 식용색소 같은 식품첨가물을 식단에 포함시키는 다양한 방법들을 대략적으로 소개하면서 이렇게 말한다. "착색료는 이제 우리가 먹는 사실상 모든 가공식품에서 중요한 부분이 되었다."[5] 그 글은 다음과 같은 말로 안도감을 주며 마무리된다. "소비자들은 자신이 먹는 음식에 대해 안전하다고 생각해도 좋다."

이 얼마나 불합리한 진술인가. 정부는 우리가 먹는 음식이 안전하다고 말한다. 하지만 불행하게도 데이터는 다른 말을 한다. 우리가 먹는 음식이 반드시 안전하다고는 할 수 없다. 적어도 미국의 표준 식단이 장기적으로 몸에 미치는 영향이라는 측면에서는 그렇게 말할 수 있다. 이제는 이런 표준 식단이 당뇨, 뇌졸중, 심장 질환, 고혈압, 암, 알츠하이머병 등을 야기한다는 사실이 분명해졌다. 이런 질병들이 미국에서 가장 흔한 사망 원인에 해당한다는 것도 잘 알고 있다.

FDA는 이렇게 말한다. "식품첨가물은 식품 속에서 소비자들이 종종 당연하게 생각하는 유용한 기능들을 다양하게 수행한다."[6] 유통기한과 신선도 유지는 유용한 기능이다. 하지만 단맛은? 2016년에 노스캐롤라이나대학교의 연구자들은 감미료가 식품생산물에 얼마나 흔히 첨가되는지 알아보았다.[7] 미국에서 판매되는 120만 가지의 식품을 조사한 연구자들은 놀랍게도 그중 68퍼센트에 감미료가 첨가되었다는 것을 알아냈다. 2019년에 하버드 공중보건대학Harvard's T. H. Chan School of Public Health의 연구자들이 발표한 대규모 연구를 보면 하루에 설탕 첨가 음료를 한두 병 마시는 사람은 그보다 덜 마시는 사람보다 심혈관 질환으로 조기 사망할 위험이 31퍼센트 높아진다고 한다.[8] 여성들 사이에서는 특히나 위험이 높아졌다. 다이어트 음료 역시 대안이 되지 못했다. 같은 연구에서 인공감미료가 첨가된 음료를 하루에 4병 이상 섭취하는 여성 역시 조기 사망의 위험이 증가했다.

식품 제조업체들은 대부분의 음식에 중독성이 있는 독성 물질을 첨가한다. 우리는 그런 성분에 중독되어 있다. 그런데도 우리는 이런 제품의 섭취를 중단하지 못하는 것을 두고 애꿎은 소비자만 탓하곤 한다. 식생활 변화의 첫 번째 단계는 당신이 실제로 무엇을 먹고 있는지 알고, 몸에 나쁜 것을 먹도록 당신이 조작당하고 있으며 그렇게 선택된 식생활이 당신의 앞이마겉질을 이용해 올바른 식생활을 선택하지 못하게 가로막는다는 사실을 이해하는 것이다. 현재의 식품 위기를 촉발한 것이 무엇인지부터 알아보자. 바로 농업 혁명이다.

역사상 최대의 식품 사기

　　동물과 식물을 기르는 농업은 12,000여 년 전에 발생해서 유럽, 아프리카, 남아메리카, 아시아를 비롯한 전 세계 여러 지역에서 거의 동시다발적으로 발달했다. 수렵 채집인의 생활양식에서 멀어져 농업 기반의 삶으로 전환하면서 인구는 현저히 증가했다. 하지만 인구가 늘어나면서 식생활에 문제가 생겼다. 작물을 기르면서 필요 이상으로 많은 칼로리를 섭취하기 시작하고, 갑자기 훨씬 적은 종류의 음식에 초점을 맞춘 식단으로 바뀐 것이다. 이런 다양성 감소가 인류 역사에서 가장 극적인 식생활 변화라 해도 과언이 아니다. 식품 다양성의 결여가 영양분 부족으로 이어졌다. 선택할 수 있는 식단은 줄어든 대신 우리 몸집은 더 커졌다.

　　어맨다 머머트Amanda Mummert 박사는 IBM 왓슨 헬스IBM Watson Health의 연구 과학자로 인류 건강의 역사와 질병의 문화적 요인을 연구한다. 그녀는 이렇게 말한다. "수렵 채집 방식에서 주요 식품 생산 방식으로 생활양식이 바뀐 사회들을 실증적으로 연구해 보면 감염성 질환과 치과 질환의 증가, 영양 결핍의 증가로 건강이 악화되었음을 확인할 수 있다."[9] 좀더 쉽게 풀어 보자.

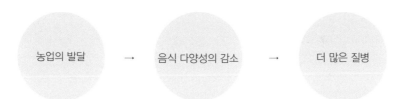

농업의 발달　→　음식 다양성의 감소　→　더 많은 질병

재레드 다이아몬드Jared Diamond는 세계적인 역사가 겸 지리학자다. 그는 농업이 인류의 건강에 미친 영향을 폭넓게 다룬 글로 퓰리처상을 수상하기도 했다. 그는 농업을 "인류 역사상 최악의 실수"라고 부른다.[10] 그는 대부분의 영양을 몇 가지 탄수화물 기반 작물에서 얻어야 했던 초기 농부들과는 대조적으로 수렵 채집인들은 대단히 다양한 식단을 즐겼다고 지적한다. 다이아몬드는 또한 농업 혁명으로 조장된 무역 때문에 기생충과 감염성 질환이 퍼졌을 가능성을 지적한다. 심지어 그는 더 나아가 "농업을 받아들인 것은 여러 면에서 하나의 재앙이었고, 우리는 결코 그 재앙에서 회복하지 못했다"라고 말한다.[11] 역사가 유발 하라리Yuval Noah Harari도 자신의 베스트셀러 『사피엔스Sapiens』에서 같은 정서를 표방한다. "농업 혁명이 인류가 마음대로 이용할 수 있는 식품의 총량을 늘려 놓은 것은 분명하다. 하지만 잉여 식량이 더 나은 식생활이나 여가 생활로 이어지지는 못했다. (…) 농업 혁명은 역사상 최대의 사기극이다."[12]

탄수화물은 다른 언어로 얘기한다

음식이 정보라는 것을 우리는 오랫동안 알고 있었다. 우리가 먹는 음식은 환경으로부터 우리의 생명 암호인 DNA로 신호를 보낸다. 우리가 먹는 음식 하나하나는 유전자의 발현을 바꾸어 놓는다. DNA가 우리 몸의 메시지와 구성 요소로 전환되는 방식을 바꾼다는 말이다. 이 말을 되짚어 보자. 당신에게는 좋은 쪽으로든 나쁜 쪽으로든 자신의 DNA 활성을 바꿀 능력이 있다는 말이다! 우리 는 외부 영향력에 의한 변화를 후성유전학epigenetics 이라고 부른다. 장 수와 관련된 우리 DNA 속의 유전자 스위치 중 90퍼센트 이상이 먹 는 음식을 비롯해서 우리가 선택한 생활 방식에 크게 영향을 받는 것 으로 밝혀졌다.[13] 예를 들어 정제 탄수화물 함량이 많은 식단은 뇌를 보호해 주는 BDNF를 만드는 유전자의 활성을 감소시킨다.[14] 하지만 건강에 좋은 지방과 단백질(농업 혁명 이전의 선조들이 흔히 섭취했던 영 양분)을 섭취할 때는 유전자 경로의 활성화로 BDNF의 생산이 증가 한다.

따라서 우리 DNA는 우리 선조들의 식생활을 따를 때 가장 잘 작동한다고 봐야 할 것이다. 인류가 지구상에 존재해 온 시간의 99퍼 센트 이상 동안 우리는 지금의 식단보다 정제 탄수화물 함량은 훨씬 낮고, 건강에 좋은 지방과 섬유 함량은 높으며, 훨씬 다양한 식단을 먹으며 살았다. 사실 현대 서구 사회의 식단은 건강을 보호하고 장수 를 누리는 DNA의 능력에 역행한다. 그리고 우리는 이런 부조화 때 문에 생기는 결과를 매일 경험하고 있다.

> 음식의 중요성은 영양 성분 때문만이 아니다. 매 순간 우리는 음 식의 선택을 통해 유전자의 발현을 조절할 수 있다.

음식은 염증을 강화할 수도, 줄일 수도 있다. 음식은 독을 해독 하고 중요한 항산화제를 만들어 내는 몸의 능력을 강화할 수도, 약화 시킬 수도 있다. 음식의 선택이 뇌의 구조와 기능에 영향을 미치는 만큼 음식은 우리가 현실에 발을 단단히 딛고 서게 도울 수도 있고, 두려움에 휩싸여 충동적으로 행동하게 만들 수도 있다. 이 부분부터 과학이 흥미진진해진다.

현대 농업을 통해 건강에 이로운 음식을 얻는 것이 불가능하지는 않지만, 일반적으로 기업형 농업Big Agriculture은 수많은 가공식품을 생산해 낸다(기업형 농업은 소규모 영세농이 아니라 대기업에서 운영하는 농업을 지칭할 때 종종 사용되는 용어다). 미국에서는 이런 기업형 농업의 경제학 때문에 염증을 유발하고 질병을 일으키는 정제 탄수화물 함량이 많은 식단으로 대세가 기울었다. 이것은 고차원적인 사고 능력에 대한 냉백한 위협이다.

정제 탄수화물이 많이 든 식단이 고혈당증의 지름길이라는 이야기를 아마 들어 보았을 것이다(당뇨병이 있는 사람이라면 경험을 통해 이 말이 사실임을 확실하게 알 것이다). 고혈당증은 사실상 모든 만성 퇴행성 질환과 관련이 있으며 혈당이 살짝만 높아져도 뇌 수축, 심지어는 치매의 위험이 증가되는 것으로 알려져 있다. 《알츠하이머병 저널Journal of Alzheimer's Disease》에 보고된 바에 따르면 혈당 수치가 정상적인 범위보다 높아지면 치매가 발생할 위험이 극적으로 증가한다![15] 높은 혈당 수치가 뇌에 위협이 되는 이유는 바로 염증 때문이다.

> '기업형 농업 + 대량 가공 = 심각한 문제'. 이제 우리는 상당한 양의 칼로리를 정제 탄수화물, 특히 설탕에서 얻는다. 식비 예산을 살펴보면 가공식품과 달콤한 음식에 소비하는 예산이 거의 두 배로(30년 사이에 11.6퍼센트에서 22.9퍼센트로) 늘었다.[16] 터프

츠대학교의 연구자들에 따르면 과일과 채소를 처방하면 미국에서만 의료비로 천억 달러가 절약될 것이라고 한다.[17]

조작은 어린 시절부터 시작된다

어린 시절을 생각해 보자. 당신이 좋아했던 시리얼이 기억나는가? 그 제품의 텔레비전 광고와 시리얼 포장지가 생각나는가? 그 브랜드 하면 떠오르던 만화 캐릭터도 생각이 나는가? 음식에 대한 당신의 기억은 아마도 향수를 불러일으키는 즐거운 기억일 것이다. 당신은 음식을 긍정적인 감정과 연관 짓도록 조건화되어 있다. 연구에 따르면 이런 긍정적인 느낌이 그 제품에 대한 편향을 만들어 내고, 그것이 성인기까지 이어진다고 한다. 그와 똑같은 편향이 광고를 통해 우리 아이들에게도 여전히 주입되고 있다.

식품 광고 산업은 우리가 건강에 해로운 선택을 내리기를 원한다. 그래서 가장 쉽고 취약한 표적에 노력을 집중시켜 왔다. 바로 아이들이다. 그렇다고 어른은 그런 영향으로부터 자유롭다는 의미는 아니다. 하지만 평생 정크 푸드를 섭취하게 되는 악순환은 이런 독성 제품을 가장 어린 세대에게 홍보하면서 시작된다. 전 세계적으로 여러 연구를 통해 아동 식품 광고가 크래커, 감자칩, 종이팩 주스, 설탕이 들어간 간식, 고도 가공 패스트푸드 같은 건강에 나쁜 음식 위주임을 확인할 수 있었다.

이런 광고는 가장 어린 소비자들을 평생 고객으로 만들기 위해 수십억 달러의 돈을 들여 고안한 다면적인 마케팅 프로그램이다. 목표를 위해서라면 넘지 말아야 할 선 따위는 없다. 식품 제조업체가 학습 계획안을 후원하는 경우 식품 광고가 교육과정에까지 침투해 들어간다. 패스트푸드 업체는 성적이 좋은 학생들에게 식품과 음료를 제공해서 어린 학생들이 학업 성취를 정크 푸드와 연결 짓도록 조장한다. 또 건강에 나쁜 식품들의 텔레비전 광고는 쉬지 않고 나온다. 가장 무서운 점은 무엇일까? 식품 자체가 아동의 뇌 발달을 바꾸어 놓을 수도 있다는 점이다.

이것은 미국만의 문제가 아니다. 전 세계적인 연구 끝에 이런 홍보 방식에 대한 규제를 강화하라는 요구가 터쳐 나오고 있다. 캐나다의 한 연구는 캐나다인들이 지방, 설탕, 나트륨 함량이 많은 음식의 텔레비전 광고로부터 아이들을 보호하는 데 실패했음을 보여 주었다.[18] 멕시코의 연구에서는 멕시코 텔레비전에 나오는 식품 광고와 음료 광고 대다수가 어떤 영양학적 품질 표준도 지키지 않아 아동을 대상으로 광고를 해서는 안 될 상황임이 밝혀졌다.[19] 스페인의 텔레비전 광고를 검토한 결과, 광고 중 절반 이상이 건강에 좋지 못한 제품에 대한 광고였다.[20] 아동용 식품의 텔레비전 광고를 연구한 이란의 최근 연구는 다음과 같이 결론 내린다. "텔레비전 식품 광고는 건강한 식생활을 장려하지 않는다."[21]

광고의 가장 큰 문제점은 칼로리 섭취, 특히 품질이 낮은 식품과 음료수의 섭취를 촉진한다는 것이다. 2009년에 나온 한 연구에서는 텔레비전 식품 광고에 노출된 어린 아동이 일반적으로 음식을 45퍼센트 정도 더 많이 섭취했다.[22] 좀더 최근의 메타 분석은 광고에 노출된 아이들이 그렇지 않은 아이들보다 유의미하게 더 많은 음식을 먹는다는 것을 확인했다.[23] 2019년에는 다트머스칼리지의 연구자들이 쓴 논문으로 언론이 떠들썩했다. 이 논문은 아동을 대상으로 한 아침식사용 고당분 시리얼의 텔레비전 광고가 아동이 먹는 시리얼의 양을 증가시킨다는 것을 보여 주었다. 물론 그것이 바로 광고의 목적이기는 하지만, 미취학 아동들을 해로운 제품에 중독되게 만드는 것이 과연 옳은 일일까? 이 논문의 저자들은 말한다. "이 연구 결과는 아동을 대상으로 하는 광고의 영향력이 기존에 입증되었던 것보다 더 일찍 시작되어 더 오래 지속된다는 것을 말해 준다. 이는 만 6세 미만의 아동을 대상으로 한 고당분 식품 홍보에 관해 현재의 산업 가이드라인을 규제할 필요가 있음을 보여 준다."[24]

우리 아이들이 몸에 나쁜 중독성 있는 음식을 좋아하도록 광고에 장악당하고 있다. 이로 인해 뇌와 몸에 생기는 문제들이 평생 지속될 것이다. 단절 증후군은 이런 식으로 뿌리를 내린다.

이런 아동들이 나이가 들면서 잘못된 식품 선택에 따른 결과를 피하기는 점점 어려워진다. 이들에게는 비만이 종신형이 될 수 있다. 그리고 뇌에 관한 한 비만은 충동성 증가 및 만성 염증과 강하게 연결되어 있다. 우리는 어렸을 때 중독되어 평생을 앓게 된다.

식품 업체들은 그들의 식품을 행복이나 오락, 섹스 같은 활동과 연관 지어 우리의 식품 구매 패턴에 영향을 미치려고 최선을 다한다. 예를 들어 뉴욕대학교, 하버드대학교, 펜실베이니아대학교, 듀크대학교, 신시내티대학교의 연구진이 진행한 연구에서는 운동경기가 진행되는 동안에 광고되는 식품 중 76퍼센트가 건강에 해로운 것임을 발견했다.[25] 이 논문의 주 저자인 마리 브래그Marie Bragg는 유명 운동 선수들이 등장하는 식품 및 음료수 광고도 조사했다. 그녀의 연구진은 스포츠 명사들이 빈약한 식생활을 권장하는 경향이 압도적으로 높다는 것을 알아냈다. 이들이 홍보하는 식품 중 무려 79퍼센트가 에너지 밀도는 높고 영양가는 빈약한 식품에 해당했다. 더 큰 문제는 음료의 칼로리가 대부분 첨가된 설탕에서 나온다는 점이다. 브래그 박사는 심지어 식품 산업이 젊은이들의 역할 모델인 운동선수를 협찬하는 것이 예전에 담배 산업에서 사용했던 전략과 비슷하다고 지적한다.

잘못된 보상

중독의 신경과학은 뇌 내 특정 경로의 활성을 동반한다는 사실을 이해하는 것이 중요하다. 3장에서 도파민 폭주가 우리에게 더욱 많은 것을 갈구하게 만든다고 했다. 일반적으로 식품은 두 가지 방식으로 우리의 생각과 판단에 영향을 미친다. 첫째로, 식품은 뇌에 도달하는 염증 경로에 영향을 미쳐 뇌의 회로를 바꾸어 놓는다. 둘째, 식품은 중독 회로에 영향을 미친다. 그리고 이 두 과정은 나란히 일어난다.

한 예로, 이제는 설탕에 대한 갈망이 그냥 뇌에서 시작되는 것이 아님이 밝혀지고 있다. 사실 염증을 일으키는 과도한 복부 지방(내장 지방)과 도파민 기반의 보상 체계 활성화 사이에 상관관계가 있는 것으로 보인다.[26] 우리의 복부 지방은 자체적인 행동 강령을 갖고 있는 것 같다. 바로 우리를 뚱뚱하게 유지하는 것이다!

> *"많이 먹어서 살이 찌는 것이 아니다. 살이 쪄서 많이 먹는 것이다."*
> — *게리 타우베스Gary Taubes, 『왜 우리는 살이 찌는가?Why We Get Fat: And What*
> *to Do About It』*

잘못된 식생활을 선택하면 복부 지방이 늘어나 염증을 만들고, 우리를 더 충동적으로 행동하게 만들고, 살이 찌는 음식에 더 손이 가게 만든다. 비만인 사람에게서 충동적인 행동이 많아지는 이유가 여기에 있을지도 모른다.[27] 비만과 관련된 염증이 있는 경우 청소년과 성인 모두 집행 기능의 약화도 예상할 수 있다.[28] 식품이 중독 회로에 미치는 영향력은 얼마나 강할까? 서던캘리포니아대학교에서 2013년에 진행한 연구에서는 염증 유발성 고칼로리 음식을 보기만 해도 뇌의 보상 경로와 식욕이 자극되어 과식을 촉진할 수 있다는 것이 밝혀졌다.[29] 이 연구에 참여한 여성들이 건강에 좋지 않은 음식을 보았을 때 보상 회로에 불이 들어왔다. 보상 회로가 활성화되면 우리는 행동을 멈추기가 힘들어진다. 이 연구가 독특한 이유는 연구자들이 복부 지방의 부피와 뇌 속 보상 경로의 흥분 강도 사이의 상관관계를 밝혀냈기 때문이다. 가장 우려되는 점은 허리둘레가 늘어날수록 뇌의 중독 회로도 더 강하게 활성화된다는 점이다. 우리 몸의 지방세포들이 함께 공모하여 우리를 중독 상태에 붙잡아 두기 때문에, 우리는 궁극적으로 앞이마겉질과 이어지지 못해 식생활과 관련해서 이로운 판단을 내리기가 힘들어진다.

과학자들이 복부 비만을 연구하는 방법 중 하나는 허리−엉덩이 둘레 비율waist-to-hip ratio(WHR)이다. WHR이 높으면 일반적으로 복부 비만 수준이 높다는 의미다. 2012년에 연구자들은 WHR이 높은 여성은 낮은 여성보다 공감 능력이 떨어지는 반면, WHR이 낮은 여성은 타인의 감정 상태를 알아보는 데 뛰어나다는 것을 발견했다.[30] 정말이다. 뱃살이 당신의 사고 능력과 의사결정 능력을 악화시킬 수 있다! 우리의 목표는 이런 악순환 고리를 끊는 것이다.

새로운 연구를 통해 건강에 좋지 못한 정제 탄수화물의 섭취가 어떻게 우리의 음식 선호도를 바꾸는지 정확히 밝혀졌다. 한 실험에서는 정제 탄수화물 함량이 높은 식사와 낮은 식사 사이의 차이점을 살펴보았는데, 고탄수화물 식사를 한 사람은 보상 경로의 핵심 요소인 측좌핵이 훨씬 크게 활성화되었다.[31] 그렇다면 정제 탄수화물을 지속적으로 섭취하는 경우 뇌가 이런 음식을 일종의 보상으로 이해하게 되어, 건강에 해로운 이 상관관계가 강화될 수 있다. 상관관계가 강력해지면 설탕과 탄수화물이 많은 음식을 거부하기가 점점 더 힘들어진다.

비만이 확연하게 증가하는 이유가 보상 체계는 과활성화되고 앞이마겉질은 저활성화되어 건강에 해로운 음식을 거부하는 능력에 장애가 생겼기 때문일까? 2018년에 나온 한 연구가 그 실마리를 제공한다. 국제적으로 결성된 연구진이 문제 있는 음식 섭취를 이해하기 위한 틀을 개발했다.[32] 이 연구자들에 따르면 보상 체계의 과활성화와 통제 시스템의 저활성화가 우리가 건강에 좋은 음식을 먹을지 나쁜 음식을 먹을지 결정하는 두 가지 주요 인자가 될 수 있다고 한다. 이들은 다음과 같이 결론 내린다. "음식 섭취에 대한 통제력 상실이 적어도 부분적으로는 과도한 체중 증가를 설명할 수 있으며, 비만의 전 세계적인 유행에 기여한다."

활성화된 편도체와 2형 당뇨병 발병 위험 사이의 상관관계를 조사한 연구도 이런 주장에 힘을 싣는다.[33] 2형 당뇨병이 주로 생활양식, 특히 설탕과 정제 탄수화물 함량이 높은 식생활에 의해 야기되며 당뇨병이 염증과도 긴밀히 연결되어 있다는 사실은 알려져 있다. 이 연구에서 연구자들은 염증이 높아졌을 때 편도체 활성이 증가한다는 것을 알아냈다. 더 중요한 부분은 비만 여부와 상관없이 편도체가 가장 활성화되어 있는 사람이 2형 당뇨병이 생길 위험이 가장 높다는 것을 최초로 밝혀낸 것이다.

지금까지 빈약한 식생활이 뇌에 미치는 영향을 살펴보았다. 그렇다면 건강에 이로운 식생활은 어떤 영향을 줄까? 672명의 성인(평균 나이 79.8세)을 대상으로, 참가자들의 식습관과 뇌 겉질의 두께를 비교해 보았다.[34] 그랬더니 정제 탄수화물과 붉은 살코기는 적게 먹고 건강에 좋은 지방은 많이 섭취하는 지중해식 식생활을 하는 성인은 겉질이 더 두껍고 앞이마겉질도 더 두꺼웠다. 바꿔 말하면 음식의 선택이 사고 능력을 결정할 수 있다는 의미다.

건강에 좋은 지방 얘기가 나온 김에 오메가-3 지방산이 크게 두 가지 이유로 식단에서 복덩이라는 점을 짚고 가야겠다. 첫째, 오메가-3 지방산은 우리가 섭취하는 것 중 가장 강력한 항염증 성분이다. 둘째, 오메가-3는 뇌의 고차원적 사고에도 영향을 미친다. 2013년의 연구는 오메가-3의 혈중 농도가 높으면 나이가 들어서도 집행 기능이 잘 보존된다는 것을 입증했다.[35] 한편 또 다른 실험에서는 오메가-3 지방산 EPA가 앞이마겉질의 산소 공급을 증진하는 중요한 작용을 한다는 것을 발견했다.[36] 브레인 워시 10일 프로그램을 진행하는 동안 당신은 건강에 좋은 이런 지방을 아주 많이 섭취하게 될 것이다.

음식은 당신만을 위한 것이 아니다

임신한 여성은 두 사람을 위해 먹는 것이니 식사에 더욱 신경 써야 한다는 말을 늘어 봤을 것이다. 하지만 우리가 선택한 식생활이 우리 몸에 거주하는 미생물에 영향을 미친다는 점을 고려하면, 우리는 수조 마리의 생명체를 위해 먹는 것이라고도 할 수 있다. 음식은 우리 몸의 세포에게만 영양을 공급하는 것이 아니라 수조 마리의 장내세균에게도 영양을 공급해서 그들의 유전자 발현에도 변화를 일으킨다.

장내세균은 우리 생존에 필수이다. 우리 몸의 미생물 동지들을 총칭해서 마이크로바이옴microbiome이라고 부른다. 이들은 우리가 생산하지 못하는 신경전달물질과 비타민을 만들어 내고, 정상적인 위장관 기능을 촉진하고, 감염으로부터 우리를 지켜 주며, 대사와 음식의 흡수를 조절하고, 혈당의 균형을 조절하는 것도 도와준다. 이 미생물들은 심지어 우리가 뚱뚱할지 마를지, 배가 고플지 포만감을 느낄지에도 영향을 미친다. 마이크로바이옴의 건강이 면역계의 기능과 염증 수준에 중요한 요인으로 작용하는 만큼 궁극적으로는 우울증,

비만, 소화관 장애, 당뇨, 다발경화증, 천식, 자폐증, 알츠하이머병, 파킨슨병, 암 등 다양한 질병의 발생에도 중요한 요인으로 작용할지 모른다. 이들은 또한 장 투과성gut permeability을 통제하는 것도 도와준다. 장 투과성이란 일종의 문지기로 작동하는 위장관 벽의 온전성을 말한다. 위장관 벽의 온전성이 깨지면 음식에 든 독소나 병원체가 혈류로 스며들어 공격적이고 지속적인 면역 반응을 촉발할 수 있다. 이런 틈새가 생기면 장만 영향을 받는 것이 아니라 골격계, 피부, 신장, 췌장, 간, 뇌 등 다른 기관과 조직도 영향을 받는다.

『장내세균 혁명Brain Maker』에서 마이크로바이옴의 과학을 심도 있게 다루었으니, 마이크로바이옴에 대해 더 알고 싶다면 읽어 보기 바란다.[37] 브레인 워시 프로그램은 건강한 마이크로바이옴을 가꿀 수 있게 도와주어 마이크로바이옴이 뇌 기능을 최적화하게 해 준다. 건강하지 못한 마이크로바이옴을 만드는 위험 요인은 정제 탄수화물 함량이 높은 식단, 설탕, 인공감미료, 운동 부족, 스트레스, 수면 부족 등 당신이 통제할 수 있는 것들이다. 역으로 마이크로바이옴의 건강에 이로운 영양을 공급해 줄 방법도 많다. 예를 들면 김치, 요구르트 같이 프로바이오틱스probiotics(숙주 건강에 유익한 효과를 나타내는 미생물이나 그 성분 – 옮긴이)가 풍부한 발효 식품을 먹거나, 식단에 프리바이오틱스prebiotics(대장 내 유용 미생물에 의해 이용되어 미생물의 생육이나 활성을 촉진하는 비소화성 식품 성분으로 숙주 건강에 이롭게 작용한다 – 옮긴이)를 첨가하는 것 등이다. 프리바이오틱스는 미생물의 비료 역할을 해서 미생물이 자라고 번식하는 것을 돕는다. 이것은 마늘, 양파, 서양대파leek, 아스파라거스 같은 흔한 음식에 들어 있다. 유전자 변형 농산물genetically modified organisms(GMO)을 피하고 가급적 유기농 식품을 먹는 것도 장내세균에 도움이 된다. 유전자 변형 농산물에 사용되는 제초제가 마이크로바이옴에 부정적인 영향을 미친다는 것이 동물 연구를 통해 밝혀졌다.

> 우리가 먹는 음식은 살충제, 제초제, 호르몬, 항생제 등으로 변형된 것들이다. 유기농 식품을 먹으면 일반적인 식품을 먹는 것보다 돈이 더 들기는 하지만 우리 몸에 들어오는 화학 메시지에 대한 통제력을 되찾을 수 있다. 비용을 따져 봐도, 지금 몸에 좋은 식품에 늘어가는 돈보다는 그 돈을 아끼다가 나중에 병을 얻어 치료하는 데 들어가는 돈이 더 클 것이다.

음식은 어떻게 당신을 우울하게 만드는가

일반적으로 사람들은 우울증이 뇌 속의 화학적 불균형 때문에 야기된다고 생각한다. 하지만 과학 문헌을 보면 이런 단순한 설명은 점점 설득력을 잃고 있다. 우울증은 복잡한 마음의 병이며 여기에는 여러 가지 요인이 작용한다. 예를 들면 연구를 통해 우울증이 염증성 장애라는 것이 밝혀졌다. 심장 질환 환자에게서 높아지는 염증 표지가 우울증 환자에게서도 높아진다. 우리는 더 발전된 기술과 종단 연구longitudinal study(같은 집단이나 개인을 연구 대상으로 잡고 그 대상의 특성을 일정 기간 반복적으로 관찰 및 조사하는 연구 방법 ‒ 옮긴이) 덕분에 이런 연결 관계를 더 깊숙이 이해하기 시작했다. 염증 수치가 높아지면 우울증의 발생 위험도 극적으로 높아진다. 그리고 염증 표지, 특히 C 반응성 단백질C-reactive protein의 수치가 높을수록 우울증도 더 심해진다.[38] 2013년에 이 가설을 메타 분석한 결과 염증과 우울증 사이의 관계가 재확인됐다.[39] 사실 우울증을 항염증제로 치료할 수 있는지 여부를 확인하기 위해 2019년 현재 몇몇 연구가 진행 중이다. 이렇게 되면 우울증이 당뇨, 다발경화증, 알츠하이머병, 비만 등의 다른 염증성 장애와 같은 범주에 들어간다. 각기 다른 이 질병들의 공통분모는 바로 전방위적 염증이다.

만성적인 전신 염증systemic inflammation을 야기할 수 있는 것은 무엇이든 우울증 발병 위험을 높일 뿐 아니라, 기존에 있는 우울증도 더욱 악화시킨다. 이제 무슨 이야기가 나올지 알 것이다. 바로 설탕이다. 설탕과 우울증 사이에 점점 더 명확한 상관관계가 보고되고 있다. 2002년의 한 연구에서는 "설탕 섭취와 연간 우울증 발생 비율 사이에 대단히 유의미한 상관관계"가 발견되었다.[40] 15,000명 이상의 성인을 대상으로 한 2018년의 연구는 높은 설탕 섭취율이 우울증 발병 위험을 35퍼센트 증가시킨다고 보고했다.[41] 하지만 설탕만 문제가 아니다. 정제 탄수화물 역시 공범이다. 2015년의 한 연구에서는 빨리 소화되는 정제 탄수화물 함량이 높은 식단을 먹는 폐경 후 여성에게서 우울증 발생 위험이 높아진다는 것이 밝혀졌다.[42] 반면 몇몇 대규모 연구를 검토한 2018년 논문에 따르면 그에 대비되는 지중해식(탄수화물 함량은 낮고 올리브유, 견과류 등이 풍부한) 식단을 먹는 경우 우울증 위험을 30퍼센트 이상 감소시켜 준다고 한다.[43]

당신의 배 속에 든 미생물도 기분과 정서적 안정에 영향을 준다. 현재 활발하게 진행되고 있는 이런 연구를 통해 뇌와 소화계 사이에 역동적인 소통 창구가 존재한다는 것이 입증되었다. 양방향 소통 창구를 통해 뇌는 소화관에서 벌어지는 일에 관한 정보를 수신한 다음 다시 소화관으로 정보를 보내 최적의 기능이 유지될 수 있게 한다. 이렇게 주고받는 모든 정보들이 당신이 음식을 섭취하는 행동과 소화를 통제할 수 있게 돕는다. 소화관은 또한 포만감, 배고픔, 심지어는 소화관 염증으로 인한 통각을 촉발하는 호르몬 신호도 내보낸다.

우리 의사들은 소화관을 표적으로 발생하는 질병에서 이런 부분을 확인한다. 소설이 안 되는 셀리악 병celiac disease(소장에서 발생하는 유전성 알레르기 질환으로 장내 영양분 흡수를 저해하는 글루텐 감수성이 생겨서 증세가 발생한다 – 옮긴이), 과민대장증후군, 염증성 장 질환inflammatory bowel disease 같은 질병은 기분, 수면, 활력, 심지어는 사고 방식까지 변화시켜 안녕에 큰 영향을 미친다. 당신이 이런 병을 앓지 않는다 해도 소화관은 여전히 당신의 정신 건강에 영향을 미친다. 건강한 소화관은 말 그대로 염증을 막는 장벽이다. 그에 더해서 소화관에 올바른 종류의 세균을 육성하면 염증을 억제하고 소화관 벽을 온전히 유지하는 데 도움을 준다. 염증이 앞이마곁질의 통제력 약화와 더불어 우울증과도 강력한 상관관계가 있다면, 이런 사실을 간과해서는 안 될 것이다. 다시 한 번 강조한다. 소화관의 건강이 당신이 생각하고 느끼는 방식, 그에 따라 당신이 주변 세상을 경험하고 거기에 반응하는 방식에 큰 영향을 준다. 그리고 소화관의 건강은 당신이 선택한 식생활을 직접적으로 반영한다.

행복의 화합 물질 – 세로토닌

기분과 우울증에 대해 이야기할 때 단연 주인공 자리를 차지하는 호르몬은 바로 세로토닌이다. 세로토닌이 기분 조절에 큰 역할을 한다는 사실은 잘 알려져 있다. 그리고 항우울제 중에는 뇌 속에서 세로토닌의 수치를 올리는 방식으로 작용하는 것이 많다. 세로토닌은 몸에서 여러 기능을 담당하며 불안증, 강박 장애obsessive-compulsive disorder, 외상 후 스트레스 장애, 공포증, 심지어 간질 등 다른 뇌 장애 및 정신 건강 장애에도 역할을 하고 있을지 모른다. 세로토닌은 식욕과 소화, 뼈의 건강, 섹스, 수면, 심지어는 환각 경험에도 관여한다. 앞에서 언급했듯이 장내세균은 우리가 세로토닌을 생산하게 돕는다. 우리 몸속 세로토닌의 대부분(약 90퍼센트)은 위장관 내부를 감싸고 있는 벽에서 발견된다. 그리고 9퍼센트는 혈액응고를 담당하는 혈소판에서 발견된다. 사람 몸속에 있는 세로토닌 중 뇌에서 발견되는 것은 1퍼센트에 불과하다는 의미다! 하지만 통계에 속지 말자. 세로토닌은 건강한 인지 기능에 엄청나게 중요하다.

뇌에는 최소 14가지 유형의 서로 다른 세로토닌 수용체가 존재한다. 각기 유형들 모두 다른 역할을 담당한다. 가장 많은 연구가 이루어진 세로토닌−1A 수용체는 정신 질환, 특히 불안증 및 우울증과 긴밀하게 관련되어 있다. 예를 들어 항불안제인 부스피론buspirone과 항우울제인 빌라조돈vilazodone은 이 수용체를 특정해서 자극한다.

일반적으로 화학수용체chemical receptor는 반복적으로 자극하면 감도가 줄어들기 때문에 같은 효과를 보려면 점점 더 높은 수준의 자극을 가해야 한다. 인슐린 수용체의 사례만 봐도 알 수 있다. 인슐린 수치가 만성적으로 높아져 있으면 인슐린 수용체의 기능성이 떨어져 2형 당뇨병이 생긴다. 똑같은 양의 도파민을 얻으려고 해도 점점 더 많은 양의 흥분제가 필요한 이유도 그 때문이다. 하지만 세로토닌-1A 수용체가 정확히 어떤 식으로 작용하는지는 아직도 밝히기 위해 노력하는 중이다.

세로토닌은 트립토판tryptophan이라는 아미노산에서 만들어진다. 트립토판은 우리 몸에서 만들어 내지 못하는 필수 아미노산이어서, 모두 음식에서 얻어야 한다. 바로 여기에서 식생활과 기분 사이의 상관관계가 분명해진다. 아직은 대규모 연구를 통한 확인이 필요하지만 트립토판 함량이 낮은 식생활이 기분을 향상시켜 줄 뿐만 아니라 급성 스트레스에 반응해서 분비되는 코르티솔의 양도 낮추어 주는 것으로 밝혀졌다.[44]

트립토판이 풍부한 음식

참깨

해바라기씨

아마씨

피스타치오

캐슈넛

모차렐라 치즈

양고기

소고기

칠면조

시금치

닭고기

참치

게

귀리

렌틸콩

달걀

하지만 염증성 화합 물질이 몸속에서 높은 수치로 순환하는 경우 트립토판을 세로토닌으로 바꾸는 경로에 변화가 생긴다. 즉 염증이 몸을 조종해서 다른 화합 물질을 생산하게 만드는 것이다. 스트레스와 코르티솔 수치 증가도 같은 방식으로 개입한다. 이 경우 트립토판은 카이뉴레닌kynurenine이라는 화합 물질 생산으로 전용된다. 근래들어 카이뉴레닌 경로의 활성 증가가 염증과 우울증을 연결하는 핵심 고리임을 시사하는 연구 결과가 나왔다.[45] 대사 증후군, 당뇨, 비만 같은 염증성 질환과 우울증 발생 위험 증가 사이의 강력한 상관관계, 스트레스와 정신 질환 사이의 강력한 상관관계를 이것으로 설명할 수 있을지도 모른다.

염증이나 코르티솔이 존재하는 상황에서는 카이뉴레닌 경로가 활성화된다. 우울증으로 고통받는 사람은 실제로 카이뉴레닌 경로의 활성화가 달라진다는 것이 많은 연구에서 입증되었다.[46] 어떤 연구자는 이 경로가 활성화되면 세로토닌 수치가 낮아져서 우울증에 기여한다고 생각한다. 하지만 좀더 최근의 연구는 카이뉴레닌 경로의 신경증적 부산물이 작용해서 기분에 부정적인 후속 효과를 준다는 점을 보여 주었다.[47] 우울증은 앞이마겉질의 이상과 연관된 것으로 알려져 있지만, 새로운 연구는 카이뉴레닌 경로의 대사산물이 우울증 환자의 뇌 내 앞이마겉질의 두께 감소와 유의미한 상관관계가 있음을 암시한다.[48] 최근의 데이터 역시 카이뉴레닌 경로 활성화가 우울증 여성의 인지 장애와 연관되어 있음을 보여 준다.[49] 이런 정보를 활용해 정신 건강을 개선할 방법은 아직 알아내지 못했지만 카이뉴레닌 경로와 염증, 이것이 우울증과 맺고 있는 상관관계에 대한 연구는 흥미진진하게 이어지고 있다.

당화 반응의 어둠

과학자들은 카이뉴레닌 경로의 대사산물 검사를 통해 염증과 우울증의 상관관계를 밝힐 수 있었지만, 실험실 검사에서는 염증과 기분이 상관관계가 있다는 생각을 오래전부터 해 왔다. 가장 잘 알려진 염증 표지 중 하나는 C 반응성 단백질이다. C 반응성 단백질 수치가 높아지면 우울증은 강화되며 보상 회로와 앞이마겉질 사이의 연결은 떨어진다.[50] C 반응성 단백질 수치가 비만에서도 대단히 높아진다는 점을 고려하면[51] 빈약한 식생활, 염증, 단절 증후군이 모두 긴밀하게 얽혀 있음을 알 수 있다.

몇 달간 몸속 혈당 수치의 평균을 보여 주는 헤모글로빈 A1c(A1c라고도 부른다)는 당뇨에서 특히나 중요하다. A1c는 적혈구에서 산소를 운반하는 단백질인 헤모글로빈에 얼마나 많은 당분이 붙어 있는지 구체적으로 보여 준다. 혈당이 높을수록 A1c도 높아진다. 당분이 헤모글로빈에 부착되는 과정을 전문용어로 당화 반응glycation이라고 한다. 이것이 중요한 이유는 당화 반응이 염증 증가로 이어지기 때문이다. 사실 A1c의 실험실 검사 수치와 염증 사이에는 직접적인 상관관계가 있다. 따라서 당신의 A1c 검사 결과는 그저 평균 혈당 수치만이 아니라 엄청나게 많은 부분을 함께 보여 준다. 몸속의 염증 수준이 얼마나 되는지 말해 주는 것이다.

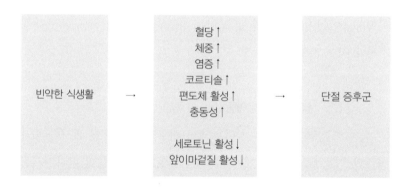

염증이 뇌에 미치는 영향을 더 자세히 살펴보자. 전신 염증과 신경 퇴행neurodegeneration 사이의 관계를 보여 주는 중요한 종단 연구 중 하나는 소위 ARIC 연구Atherosclerosis Risk in Communities study(지역사회 동맥경화 위험 연구)에서 나왔다. 이것은 15,000명 이상의 사람을 대상으

로 1987년부터 지금까지 이어지고 있는 연구로, 여러 해에 걸쳐 서로 다른 지역사회 4곳의 사람들을 추적하여 동맥경화의 위험 요인을 조사하기 위해 설계되었다. 이 연구 덕분에 연구자들은 참가자들과 그들의 데이터를 이용해서 다른 다양한 연구도 함께 진행할 수 있었다. 그런 연구 중 하나가 존스홉킨스대학교, 베일러대학교, 미네소타대학교, 메이요 클리닉 등 여러 기관에서 참여한 대규모 연구자 집단에 의해 2017년에 발표되었다.[52] 연구자들은 1,633명의 참가자 집단을 대상으로 염증 지표를 측정했다. 연구를 시작할 당시 이 참가자 집단의 평균 연령은 53세였다.

연구자들은 참가자들을 24년 동안 추적하면서 시간의 성과에 따른 기억력과 뇌 부피를 평가했다. 그 결과 처음에 염증 지표가 제일 높았던 사람은 뇌 부피 수축의 위험이 크게 증가한 것으로 나왔다. 사실 이들의 기억 중추는 처음 시작할 때부터 염증 지표가 낮았던 사람에 비해 5퍼센트 정도 작았다. 염증 지표가 높았던 경우 뇌만 작아진 것이 아니라 매 순간의 뇌 기능 역시 축소되었다. 연구 시작 당시 염증 지표가 높았던 집단은 24년 후 실제로 기억하는 단어의 숫자가 적어졌다. 이 결과는 습관이 장기적으로 뇌 건강에 어떤 영향을 미칠지 걱정하지 않는 젊은이들에게 중요한 메시지를 던져 준다.

브레인 워시 식생활

이 장에서 상세히 다룬 내용을 바탕으로 생각해 보면

식생활을 통한 염증 최소화가 당신을 앞이마겉질과 다시 이어 줄 중요한 도구임이 분명해진다. 지금의 식탁을 치우고 진정한 음식을 다시 식탁에 올려 최적의 사고 능력과 뇌의 힘을 기르자!

뒤에 소개할 10일 프로그램(231쪽)과 레시피(261쪽)는 우리 조상의 뿌리, 우리의 유전체, 마이크로바이옴을 존중하며, 우리 몸이 다양한 원천에서 생산된 영양 밀도 높은 무가공 음식whole food을 필요로 한다는 점을 고려한다. 이 10일 프로그램은 정제 탄수화물과 설탕 첨가물을 줄이고, 몸의 지방을 태우는 데 도움을 줄 것이다. 그와 함께 건강에 좋은 식이 지방dietary fat의 섭취량이 늘 것이다. 한편 '시간제한 식사time-restricted eating'에 대해 생각해 보고(뒤에서 더 자세히 다루겠다), 하루에 적어도 한 번은 100퍼센트 식물성 식사를 하는 것도 고려해 볼 것이다. 이렇게 하면 염증 유발성 음식의 섭취를 낮추면서 지구의 지속 가능성을 높이는 데도 기여하게 된다. 당신이 먹을 음식들은 다음과 같다.

- 정제 설탕과 정제 탄수화물이 적게 들어간 음식
- 최대한 nonGMO 식품(유전자 변형 농산물이 아닌 식품)
- 가급적 유기농 식품
- (식사의 대부분을) 식이 섬유가 풍부하고 색깔이 있는 농산품
- 자연산 생선
- 목초 사육한 육류(고기를 먹는 사람의 경우)와 방목 사육한 닭이 낳은 달걀(방목 사육한 닭이란 벌레, 지렁이, 풀 등 야생에서 먹는 것을 잡아먹으며 마음대로 돌아다니게 풀어 준 닭을 말한다)

- 와일드 라이스, 퀴노아, 메밀, 조 등 글루텐이 없는 정제하지 않은 곡물이나 씨앗 적당량(엄밀하게 말하면 퀴노아와 메밀은 곡물이 아니라 유사 곡물이다)
- 엑스트라 버진 올리브유, 아보카도유, 견과류 등 건강에 좋은 지방
- 프로바이오틱스가 풍부한 발효 식품
- 민들레잎dandelion greens, 마늘, 양파, 서양대파, 히카마 등 프리바이오틱스 식이 섬유가 풍부한 식품
- 지역 농산물
- 집밥

식이 요법에 중요한 보충제도 추가할 텐데, 이는 10일 프로그램에서 자세히 설명하겠다. 우리는 당신의 출발을 도와줄 맛있는 식단과 풍부한 레시피를 준비해 놓았다.

마지막으로 텃밭을 가꾸거나 창턱에 화분을 마련해서 허브나 새싹 채소를 키워 보기를 권한다. 텃밭 가꾸기는 우리를 땅 및 음식과 다시 이어 주고, 우울증과 불안증의 감소 등 건강에도 긍정적인 다양한 결과를 가져다준다.[53] 누구나 예상할 수 있듯이 텃밭을 가꾸는 사람은 그렇지 않은 사람보다 더 많은 채소를 섭취한다. 텃밭을 공동으로 가꾸면 사람들끼리 서로 아이디어를 교환하고 인간관계도 맺을 수 있다. 사실 지역사회에서 공동으로 텃밭을 가꾸는 것은 단절 증후군으로부터 자신을 보호하는 여러 긍정적인 단계를 한꺼번에 밟을 수 있는 좋은 방법이다.

음식은 신경 연결에서 유전자 발현에 이르기까지 몸이 스스로를 개조하는 데 필요한 정보를 제공하는 방법이다. 하지만 변화를 불러오는 다른 방법도 있다. 당신이 자는 동안에 하는 일도 또 하나의 잠재적 요인이다. 다음 장에서는 이 부분을 살펴보자.

Chapter 8

달콤한 수면

한 밤 중 브 레 인 워 시

> 잠은 건강과 우리의 몸을 한데 묶어 주는 황금 사슬이다.
>
> — 토머스 데커 Thomas Dekker(엘리자베스 I세 시대의 극작가)

토머스 데커의 말이 옳았다. 잠은 몸과 건강을 이어 준
다. 사실 잠의 치유 효과에 대해서는 여러 세기에 걸쳐 수많은 사람이
칭송해 왔다. 우리가 밤에 대체 무슨 일이 일어나며 잠이 왜 그토록
중요한지 정확히 알기 전부터 이들은 잠의 이로움에 대해 잘 알고 있
었다.

당신은 지난밤에 잘 잤는가? 중간에 깨지 않고 밤을 잘 보냈는
가? 꿈을 꾸었는가? 아침에 알람 소리 없이도 눈이 저절로 떠지면서
개운한 느낌을 받았던 때가 마지막으로 언제였는지 기억이 나는가?
잠을 제대로 못 잔다 해도 너무 슬퍼 말라. 당신만 그런 것이 아니다.
하루 권장 수면 시간은 7시간이지만 미국 성인 중 무려 3분의 1 정도

가 그보다 못 자고 있다.[1] 이 정도면 미국인 중 수천만 명이 잠을 제대로 못 잔다는 의미다. 이것은 우리 모두가 관심을 기울여야 할 국가적 부채다.

우리의 관심을 차지하려고 경쟁하는 것들이 워낙 많다 보니 우리가 매일매일 잠을 제대로 자 보려고 몸부림 치는 것도 그리 놀랍지 않다. 해가 진 후에도 디지털 전자장치 스크린에서 나오는 빛이 오래도록 집 안을 비춘다. 우리는 자연광 대신 알람 시계의 LED 스크린이나 스마트폰 화면에서 나오는 밝은 빛에 잠을 깬다. 우리의 일주기 리듬circadian rhythms은 온갖 공격에 노출되고, 그 바람에 우리는 늘 피곤하며 건강도 위태롭다. 우리는 의사이다 보니 잠을 못 자는 괴로움이 어떤지 너무도 잘 알고 있다. 수련의나 개업한 의사들은 카페인과 쪽잠의 도움을 빌기는 하지만 그래도 24시간 이상 잠을 자지 않고 버티며 일할 수 있는 능력을 스스로 자랑스러워한다. 의사들은 수면 부족을 마치 영광의 배지로 생각한다. 하지만 수면 부족은 당뇨, 과체중, 치매 같은 다양한 질병 상태나 기억력과 기분에 여러 문제를 일으킨다. 심지어 조기 사망에도 기여한다. 이 장에서 자세히 살펴볼 테지만 잠을 충분히 자지 못하면 앞이마겉질과의 연결 능력이 방해를 받아서 더 반응적이고 충동적으로 변한다.

과학자들은 이제 그 어느 때보다도 수면의 가치를 잘 이해하고 있다. 실험실 연구와 임상 연구를 통해 우리 몸의 사실상 모든 시스템, 특히 뇌가 수면의 질과 양에 영향을 받는다는 것이 밝혀졌다.[2] 수면은 음식을 먹는 양, 먹는 종류, 대사의 속도에도 영향을 미칠 수 있다. 수면은 우리가 얼마나 뚱뚱해질지 날씬해질지, 우리가 감염과 얼마나 잘 맞서 싸울지, 우리가 얼마나 창의적이고 통찰력 넘칠지, 우리가 스트레스에 얼마나 잘 대응할지, 우리가 얼마나 신속하게 정보를 처리하고 새로운 것을 학습할지, 우리가 기억을 얼마나 잘 정리하고 저장할지에도 영향을 미친다. 대부분의 사람은 우리 몸에 내재된 리듬 중에 얼마나 많은 부분이 수면 습관에 바탕을 두고 뇌의 통제를 받는지 제대로 이해하지 못한다. 우리 몸이 타고난 밤과 낮의 주기, 즉 일주기 리듬은 호르몬 분비와 소화관 마이크로바이옴을 비롯해서 우리의 거의 모든 부분에 관여한다. 심지어는 소화관 속 세균들도 지금이 낮인지 밤인지 알고 있으며 우리의 수면에도 영향을 미친다.

식품의 선택과 마찬가지로 석설한 수면(대다수의 사람에게 적절한 수면이란 하루에 최소 7시간의 수면을 의미한다)은 DNA의 발현에 직접적으로 영향을 미친다. 2013년 초에 영국의 과학자들은 일주일 동안의 수면 부족이 711가지 유전자의 기능에 변화를 일으킨 것을 발견했다. 그중에는 스트레스, 염증, 면역, 대사에 관여하는 유전자도 있었다.[3] 우리 몸의 이 중요한 기능에 부정적인 영향을 미치는 것은 무엇이든 뇌에도 영향을 미친다. 손상받은 조직을 대체하거나 수리하려면 지속적으로 단백질을 생산해서 공급해 주는 유전자들이 반드시 제대로 기능해야 한다. 빈약한 수면이 유전자 수준에 미치는 부작용을 우리가 알아차릴 수는 없어도, 그 영향만큼은 확실히 경험할 수 있다. 잠이 부족하면 머리가 멍해지고, 기억력이 저하되고, 면역력이 떨어지고, 비만이 생기고, 심혈관 질환, 당뇨병, 우울증에도 취약해진다. 이 모든 질병은 뇌와 고유한 관계로 이어져 있다.

수면 문제는 중독 행동, 부정적 감정, 기억력 저하, 의사결정 능력 저하 등에도 큰 역할을 한다. 수면 문제는 건강을 악화시키고 고차적인 사고를 방해한다. 반면 질 좋은 수면은 단절 증후군을 극복하는 가장 강력한 도구인데도 지금까지 과소평가되어 왔다. 잠을 잘 자는 것은 앞이마겉질과 다시 이어질 수 있는 가장 쉽고 순수한 방법이다. 게다가 공짜다.

21세기 전까지만 해도 잠의 존재 이유는 미스터리였다. 잠이 얼마나 중요한지 알기 전에는 잠을 불필요한 사치품 정도로 무시하는 경우가 많았다. 자신은 하루에 몇 시간 정도만 자면 충분하다고 주장하는 사람들이 틀렸음이 점점 분명해지고 있다. 과학이 아니라고 하는데도 우리는 잠을 아끼면 생산성을 극대화해서 더 많은 일을 할 수 있다는 생각을 좀처럼 내려놓지 못한다. 우리는 아침 일찍 일어나 밤늦은 시간까지 뼈 빠지게 일해야 한다고 생각하며 잠의 중요성을 격하시킨다.

하지만 일단 잠이 당신의 몸에 미치는 영향을 이해하고 나면 당신도 잠을 최우선으로 여길 것이라 생각한다. (밤을 보내는 동안 잠이 어떤 단계를 거치는지 과학적으로 파고들지는 않겠다. 수면에 대해 자세히 알아보고 싶다면 매슈 워커Matthew Walker 박사의 『우리는 왜 잠을 자야 할까 Why We Sleep』를 읽기 바란다.)**4**

수면이 건강의 열쇠인 이유

과학자들이 수면이 뇌에 미치는 영향을 연구한 지도 꽤 되었다. 1924년에 코넬대학교의 심리학자 존 젱킨스John G. Jenkins 와 카를 달렌바흐Karl M. Dallenbach는 잠을 잘 자고 난 후에는 기억이 훨씬 잘 보존된다는 점에 주목했다.[5] 이들은 말한다. "잠을 자는 동안에도 거의 잊어버리지 않고, 잠에서 깨어나면 학습자는 새로운 활력으로 과제를 신선하게 다시 이어 갔다." 그 이후로 연구는 계속 발전하며 매력적인 결과들을 보여 주었다. 수면은 기억의 저장에 필수적이나, 하지만 지금은 수면이 뇌의 기능에 여러 가지 다양한 역할을 한다는 것도 알고 있다.

예를 들면 수면 부족은 전반적인 정보처리 기능을 저해하는 것으로 드러났다. 기억력만 떨어지는 것이 아니라 정보 해석 능력도 위협을 받는 것이다. 수면 손실은 비가역적인 기억 손실을 일으킬 수 있고, 이것은 다시 정신적 처리 능력과 의사결정 능력에 영향을 미칠 수 있다. 우려를 자아내는 2013년의 한 연구에서는 다음과 같은 사실이 드러났다. "나이가 있는 성인의 수면 분절sleep fragmentation(자다가 자꾸 깨는 현상 – 옮긴이)은 알츠하이머병 및 인지력 감퇴와 관련이 있다." 수면 장애가 알츠하이머병 같은 신경 퇴행성 질환에서 흔히 나타난다는 것은 알려졌지만, 최근의 데이터를 보면 신경 퇴행성 질환 진단을 받기 여러 해 전부터 수면 장애가 나타날 가능성을 확인할 수 있다. 수면 문제가 치매의 위험을 미리 경고해 줄 표지가 될 수 있다는 것이다.[6] 바꿔 말하면 수면에서 생기는 문제가 뇌가 무언가 잘못되어 간다는 첫 번째 조짐일지도 모른다는 말이다.

수면 부족은 신체 곳곳에 문제를 일으킨다. 미국심장협회American Heart Association에서 발표한 2017년 논문을 보면 심장 질환의 병력이 있는 환자들은 하루 수면 시간이 6시간 미만인 경우 심장에 심각한 문제(사망이나 심장마비 등)가 일어날 위험이 29퍼센트 증가했다.[7] 18,000명을 대상으로 진행한 2017년 연구는 당뇨병 전증prediabete 환자가 하루에 자는 시간이 6시간 미만일 경우 본격적인 당뇨병이 생길 위험이 44퍼센트 증가하는 반면, 5시간 미만인 사람은 그 위험이 68퍼센트 증가한다고 밝혔다.[8] 이 연구는 다음과 같이 결론을 내린다. "당뇨병 전증에서 당뇨병으로의 진행을 지연하거나 막기 위해서는 충분한 수면 시간이 중요하다." 관상동맥 질환, 당뇨병 전증, 당뇨병 모두 염증성 질환이라는 점을 기억하자. 이런 질병들은 뇌 기능의 악화와 영구적인 인지 기능 저하로 이어질 수 있다.

매우 중요한 부분이 더 있다. 수면 부족은 염증성 화합 물질의 생산을 촉발하는데,[9] 이것이 우리가 앞 장에서 설명했던 카이뉴레닌 경로를 통해 우울증 및 앞이마겉질 두께의 상대적 감소로 이어질 수 있다.[10] 당뇨병 전증 환자와 당뇨병 환자에게는 이것이 뇌에 가해지는 3연타가 될 수 있다. 수면 시간의 감소가 혈당 증가와 결합되면 단백질의 당화 반응과 폭발적 염증을 촉발해서 궁극적으로는 만성 질환, 우울증, 앞이마겉질로부터의 단절을 야기할 수 있기 때문이다. 그러면 행복은 훨씬 멀어진다.

수면 부족을 이야기하다 보면 필연적으로 비만을 언급하게 된다. 수면 부족과 체중 증가 및 비만 사이의 관계에 대한 연구는 이 책을 채우고도 남을 정도로 많다. 이제 수면 부족이 체중 증가로 이어진 다는 사실은 아무도 부정하지 않는다. 몸속에서 복잡한 호르몬 변화 가 일어나 식욕을 증가시키고 정크 푸드에 대한 갈망을 높이는 등 몇 몇 영향력이 공모해서 당신을 살찌운다. 한 연구에 따르면 수면이 부 족한 사람은 "수면 손실 이후에 신경의 변화가 일어나 체중 증가를 촉 진하는 고칼로리 음식에 대한 식욕이 증가했고, 그 정도는 실험 참가 자가 주관적으로 느끼는 수면 손실의 수준과 비례했다."[11] 사람이 느 끼는 수면 부족의 양과 정비례해서 체중 증가를 촉진하는 식품의 섭 취량이 늘어났다는 의미다. 2011년에 《미국 임상 영양학 저널American Journal of Clinical Nutrition》은 수면 부족의 결과로 하루에 300칼로리의 과 잉 섭취가 일어났다고 밝혔다.[12] 이 칼로리가 모두 살로 가는 것이다.

수면 부족은 뇌 회로에 어떤 영향을 미칠까? 수면 부족은 편도체 의 과활성화와 앞이마겉질의 비활성화를 야기해 빈약하고 충동적인 음식 선택을 증가시키는 것으로 보인다.

2019년의 연구는 한 걸음 더 나아갔다. 연구자들이 수면이 부족 한 사람들의 뇌를 촬영하여 정상적인 수면을 취한 사람과 비교해 본 것이다.[13] 그랬더니 수면 부족 집단의 뇌에서는 편도체가 배고픔을 조 절하는 뇌 영역인 시상하부와 더 활발하게 소통하고 있었다.

수면 부족, 비회복성 수면nonrestorative sleep, 비만 사이의 강력한 상관관계는 오래전에 알려졌지만 이제는 그 이유도 밝혀지고 있다. 수면 부족이 현명하게 음식을 선택할 능력을 앗아가 버리는 것이다. 마지막으로 잠을 제대로 못 잤던 때를 생각해 보자. 당신은 아마도 설 탕이 잔뜩 들어간 음식이 엄청나게 먹고 싶었을 것이다. 앞이마겉질과의 연결을 위협하는 것이 바로 이런 현명하지 못한 음식 선택이다. 부적절한 수면과 단절 증후군 사이의 상관관계는 분명하다.

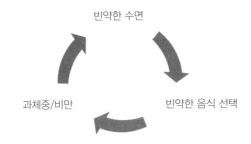

당신이 그래도 식단 선택을 통제할 수 있고 반드시 잠을 잘 자야겠다는 다짐을 할 정도로 체중이 많이 나가는 것도 아니라면, 이번에는 수면 부족이 면역계에 어떤 영향을 미치는지 생각해 보자. 잠으로 충분한 휴식을 취하지 못했을 때 감기에 걸린 적이 있는가? 데이비드가 수련의 시절 수두, 볼거리, 이질에 걸렸을 때는 믿기 어려울 정도로 심각한 수면 부족에 시달리던 시기였다(34쪽 참조). 수면 부족은 면역 기능을 저하시켜 사람을 감염에 취약하게 만들기 때문이다. 그 메커니즘은 감염과 맞서 싸우는 중요한 면역계 세포들의 숫자가 감소하고, 염증성 분자가 증가하는 식으로 이루어진다. 감기나 독감이 유행하는 시기에 이런 상태에 빠져들고 싶지는 않을 것이다. 극단적인 수면 부족이 목숨을 위협할 수 있다는 증거도 있다. 수면을 박탈당한 쥐는 결국 죽는다. 면역계가 망가져 기회성 감염opportunistic infection(정상적으로는 감염을 일으키지 않는 균이 숙주의 저항력이 약화된 틈에 감염을 일으키는 것 – 옮긴이)에 굴복하는 지경에 이르기 때문이다.[14] 수면 부족이 감염 가능성을 높인다면 다른 유형의 질병에 걸릴 위험은 어떨지 상상해 보라.

수면 부족은 생물학적 경로의 복잡한 조합을 통해 다음 질병들의 발생 가능성을 높인다.

- 과체중과 비만
- 인슐린 저항성, 대사 증후군, 당뇨병
- 기억상실, 착란, 머리에 안개가 낀 듯이 멍한 상태brain fog
- 치매와 알츠하이머병
- 면역 기능 저하
- 심장마비를 비롯한 심혈관계의 문제
- 암
- 성욕 저하 및 성기능 이상
- 기분 저하와 우울증
- 감염에 대한 취약성
- 충동성 증가
- 중독
- 단절 증후군
- 기대 수명 단축

진정한 브레인 워시

2012년에 오리건 건강과학대학교Oregon Health & Science

University의 제프리 일리프Jeffrey J. Iliff 박사와 그의 연구진은 뇌에 자정 기능이 있다는 매력적인 발견을 소개하는 논문을 발표했다.[15] 이 연구는 글림프계glymphatic system라는 이름으로 알려진 뇌의 배수로를 탐구하는 새로운 연구 분야를 탄생시켰다. 사실상 이것은 중추신경계 안에 존재하는 청소 메커니즘으로 '뇌를 씻는 샴푸'에 비유된다. 깨어 있는 동안에 뇌의 정상적 대사로 축적되는 쓰레기 분자를 제거하는 역할을 하기 때문이다. 2013년에는 일리프 박사, 로체스터대학교의 병진 신경 의학 센터Centre for Translational Neuromedicine에서 온 룰루 시Lulu Xie 박사를 비롯한 연구진이 글림프계가 낮보다는 밤에 더 활발하다는 흥미로운 내용을 제시했다.[16] 잠은 물리적으로 뇌를 씻어 내는 기능을 제공하는 듯 보인다. 잠은 기억 응고화와 몸의 원기 회복을 도와줄 뿐만 아니라 뇌의 관리에도 핵심적인 역할을 해 야간 청소 담당이 자기 일을 하게 해 준다. 우리가 일생의 3분의 1을 잠으로 보내는 이유도 이 때문인지 모른다.

쓰레기를 그냥 내버려 두면 어떻게 될까? 이 뇌 속 쓰레기들이 치매 발생 위험의 증가와 관련이 있다는 증거가 산더미처럼 쌓이고 있다. 사실 사람이 하루만 수면이 부족해도 베타아밀로이드beta-amyloid라는 특정 종류의 뇌 쓰레기가 축적되는 것으로 밝혀졌다. 이것은 알츠하이머병과 관련이 있는 뇌 단백질이다.[17] 게다가 이제는 높은 수준의 베타아밀로이드 축적과 우울증, 특히 치료에도 반응하지 않는 주요 우울 장애major depressive disorder 사이에 상관관계가 있다는 것이 입증되었다.[18] 생쥐 실험에서는 이 아밀로이드 축적이 앞이마겉질의 활성을 방해하고, 앞이마겉질이 뇌의 다른 부위와 소통하는 능력을 차단하는 것으로 나타났다.[19] 뇌, 몸, 집, 지역사회 등 어디든 쓰레기가 쌓이면 건강한 환경이 만들어지지 않는다는 데는 누구도 이견이 없을 것이다. 뇌 속의 쓰레기를 치우려면 적절한 잠이 필요하다.

안타깝게도 나이가 들수록 이 청소 과정이 점점 힘들어질 수 있다. 2014년에 나온 한 논문에서는 노화와 함께 글림프계의 기능이 어떻게 저하되는지 살펴보았다.[20] 생쥐 실험 결과 어린 개체에 비해 나이 든 개체에서 배수 처리 속도drainage rate가 40퍼센트 정도 감소했다. 이것이 암시하는 바는 노화의 영향을 되돌릴 수는 없지만 청소 기능을 개선하는 다른 방법에 초점을 맞출 수 있다는 것이다. 노인에게서 아주 흔한 수면 장애를 치료하는 것이 좋은 출발점이다.

> "자연적인 상태이든 의학적으로 조작한 상태이든, 어느 수준에서 분석해 봐도 육체적 · 정신적 건강을 강력하게 바로잡는 데는 잠만 한 것이 없다."
>
> — 매슈 워커, 『우리는 왜 잠을 자야 할까』

수면의 기분 조절 장치

누구에게나 잠을 제대로 못 잔 다음 날 고통스러운 하루를 보낸 경험이 있다. 피곤한 느낌이 무척 힘들게 다가오는 그런 날은 잔소리도 심해지고 평소라면 문제가 되지 않았을 일상의 사소한 일에도 쉽게 짜증이 나고 진이 빠졌을 것이다. 이것은 우연이 아니다.

감정적 스트레스 요인을 다루는 능력을 유지하려면 잠이 대단히 중요하다. 잠을 자는 동안 여러 단계를 거치며 나타나는 수면의 특징적 뇌파를 연구해 본 과학자들은 렘수면REM sleep(급속안구운동 수면)이라는 특정 수면 단계가 건강한 감정 조절의 핵심 요인임을 밝혀냈다. 급속안구운동이 풍부하게 나타나는 짧은 낮잠만 자도 도움이 된다. 연구자들이 알아낸 이유는 바로 수면이 편도체를 견제해 준다는 것이다. 2007년에 유승식 박사와 그 연구진은 만 18세에서 30세 사이의 건강한 사람 26명을 평가해 보았다.[21] 한 집단은 정상적으로 잠을 자게 해 준 반면, 다른 집단은 불행하게도 하룻밤 내내 수면을 박탈했다. 하루 뒤에 fMRI 촬영을 진행하면서 두 집단 모두에게 편도체를 자극하도록 디자인된 대단히 부정적인 이미지를 보여 주었다. 그 결과 수면 박탈을 당한 사람들은 정상적으로 잠을 잔 사람에 비해 편도체의 활성이 60퍼센트 더 높았다. 더군다나 연구자들은 수면 박탈을 당하지 않은 집단의 경우 편도체와 앞이마겉질 사이의 연결이 더욱 강력하다는 것을 입증할 수 있었다. 아래 그래프는 하루나 이틀 밤만 제대로 못 자도 앞이마겉질이 자신의 통제력을 공포를 기반으로 하는 편도체에 빼앗긴다는 것을 보여 준다.

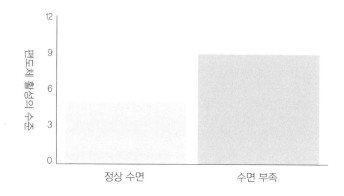

요점은 잠이 부족하면 우리는 더 감정적으로 반응하고, 최적의 이성적 판단 능력에서 멀어진다는 것이다. 그 결과는 스트레스와 비만을 야기하는 식생활로 이어질 공산이 크다. 그리고 이 두 가지가 다시 질 좋은 수면을 방해하게 된다.

2009년에 연구자들은 잠이 뇌의 활성을 어떻게 바꾸어 감정적 반응을 줄여 주는지에 관한 이론을 제안하면서 이렇게 설명했다. "하룻밤의 잠이 다음 날의 감정적 도전 과제에 맞추어 뇌의 올바른 정서적 반응성을 '리셋'해 주는지도 모른다." 이는 앞이마겉질이 편도체를 억누를 수 있게 해 줌으로써 가능한 것이다.[22] 실제로 앤드리아 골드스타인Andrea N. Goldstein 박사와 매슈 워커 박사는 2014년 논문에서 이렇게 말했다. "잠이 없으면 감정을 적절히 조절하고 표현하는 능력이 뇌와 행동 수준 모두에서 문제가 생긴다."[23]

이것은 그저 충동적으로 변하고, 불필요하게 짜증을 내고, 화를 잘 낸다는 의미만이 아니다. 2017년의 한 연구에서는 이틀간 남성들의 수면을 박탈했더니 잠을 잘 잔 남성에 비해서 불안 증상이 악화되었다. 수면을 박탈당한 남성의 편도체-앞이마겉질의 연결은 단절되었다. 저자들은 이렇게 결론 내린다. "정신 건강의 유지를 위해서는 적절한 렘수면이 중요할 수 있다."[24]

이런 연구 결과에는 수면이 타인과의 상호작용을 변화시키는 것이 한몫하는지도 모른다. 에티 벤 사이먼Eti Ben Simon 박사와 워커 박사가 2018년에 진행한 실험에서는 수면 부족이 사회적 위축social withdrawal으로 이어졌다. 이들은 이것이 외로움을 키운다는 가설을 세웠다. 우려를 불러일으키는 이들의 논문은 "수면 손실 때문에 사회적

분리와 사회적 위축의 악순환 고리가 전파되면서 스스로 강화되는 모형"을 제시한다.[25]

여기서 가슴에 새겨야 할 메시지는 간단하다. 세상과 마주해서 성공 가능성을 최대로 끌어올리고 싶다면, 특히 감정적으로 불안해지는 단절 증후군에서 자유로워지고 싶다면 계획을 세울 때 반드시 그 안에 충분한 수면을 포함시켜야 한다는 것이다.

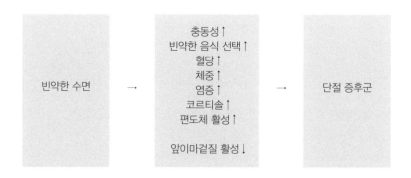

잠과 중독

지금까지 이야기한 잠이 뇌에 미치는 영향을 생각해 보면 수면 부족이 중독의 위험에 영향을 미친다고 해도 놀랍지 않다. 과학 데이터 역시 이 점을 뒷받침한다. 2010년에 나온 한 논문에서는 수면 문제와 마약 및 알코올 중독자의 재발 사이의 상관관계를 들여다본 후에 이렇게 결론 내렸다. "수면 방해는 중독 재발의 보편적 위험 요인이다."[26] 수면이 부족하면 충동성이 증가한다는 점을 생각하면 이것이 말이 된다. 마약 중독이나 알코올 중독까진 아니어도 몸에 나쁜 음식이나 음료, 혹은 소셜미디어에 중독되어 고생하는 사람의 경우 수면이 부족하면 그 악순환을 끊고 나오기가 그만큼 어려워진다.

수면제

미국인들은 손쉬운 해결책을 좋아한다. 의료인이나 환자나 불면증이 얼마나 고통스러운 짐인지 잘 이해하며, 제약 산업이 이 문제를 해결하겠다고 달려들었다. 최근의 보고에 따르면 불면증 치료 시장은 2016년을 기준으로 21억 8천만 달러의 시장가치가 있으며, 적어도 2025년까지는 매년 그 규모가 성장할 것으로 예상된다. 이 시장가치의 99퍼센트는 약 판매이고, 1퍼센트는 의료 장비에 해당한다.[27] 매일 거의 천만 명의 미국인이 어떤 종류든 수면제를 입안에 털어 넣고 있다.[28] 사람들은 잠을 잘 잘 수만 있다면 무슨 일이든 하려고 한다. 수면제를 먹는 사람이 이렇게나 많은 것을 보면 과연 효과가 있는지, 그렇게 복용해도 안전한지 물어보는 것이 합리적이다.

우선 약이 효과가 없다면 그 약을 복용할 하등의 이유가 없다. 2012년에 나온 연구에서는 흔히 사용되는 수면제와 위약placebo을 비교해 보고 다음과 같은 결론을 내렸다. "약물의 효과와 위약 반응 사이의 차이가 그리 크지 않아 임상적 중요성에 의문이 간다."[29] 주머니에서 나가는 돈에 비해 본전은 제대로 뽑지 못하는 것 같다. 하지만 여기서 끝이 아니다.

인기가 많은 수면제들이 하룻밤으로 끝나지 않는 큰 문제를 야기할 수 있다. 이런 약을 복용하면 다음 날 생산적으로 활동하기가 어려울 수 있다. 암, 우울증, 감염, 치매 등의 발병 위험도 높아진다. 더 중요한 것은 이런 약들이 조기 사망 위험을 높인다는 점이다. 2년 반에 걸쳐 3만 명 이상의 성인을 추적해 본 결과 최면제_{hypnotics}(처방을 받아야 구입 가능한 수면제)를 제일 많이 복용한 사람은 그 약을 복용하지 않은 사람에 비해 사망 위험이 530퍼센트나 높았다.[30] 매년 미국의 사망 중 40만 건 정도가 수면제와 관련이 있는 것으로 여겨진다.[31] 캘리포니아대학교 샌디에이고캠퍼스의 대니얼 크립키 Daniel Kripke 박사는 수면제의 어두운 면을 처음으로 광범위하게 조사한 사람 중 한 명이었다. 그는 다음과 같은 사실을 발견했다. "최면제와 관련된 사망 건수는 흡연이나 암, 혹은 심장 질환 등으로 인한 사망 건수와 비교할 만하다."[32]

수면제를 복용하면 그래도 잠을 더 잔 것 같고, 적어도 하룻밤의 휴식은 더 취한 것 같은 기분이 든다. 하지만 처방 없이 구입하는 수면제든 처방이 있어야 구하는 수면제든, 어떤 수면제도 자연스러운 수면을 유도하지는 않는다. 진정 sedation 과 수면은 결코 같지 않다. 물론 의사의 지도 아래 단기간 동안 수면제를 처방받아 복용하는 것이 이로운 경우도 있다. 멜라토닌 melatonin 이나 쥐오줌풀 뿌리 valerian root 추출물 같이 잠을 촉진해 주는 보충제가 꼭 필요한 시간과 장소도 있을 수 있다. 하지만 장기적으로 보면 약에 의존하지 않는 자연적인 전략을 통해 수면 위생을 증진하는 것이 결국에는 다른 모든 방법보다 더 뛰어난 효과를 볼 가능성이 크다.

당신은 자신의 수면이 빈약하다는 사실조차 인식하지 못할 수 있다. 충분히 자는데도 낮에 여전히 피곤하다면, 특히나 당신이 남성이고 과체중에 고혈압이 있고, 코를 곤다는 소리를 들어 본 적이 있다면 의사와 상담해 보라. 의사가 수면 검사를 권할 수도 있다. 이것은 아프지도 않고, 피를 볼 일도 없는 검사 방법이다. 그냥 수면 시설에서 하룻밤 잠만 자면 된다. 자는 동안 전문가들이 다양한 생물학적 기능을 기록해서 그것을 바탕으로 당신에게 수면무호흡증후군이나 하지 불안 증후군 같은 장애가 있지 않은지 판단을 내린다. 이런 질병을 찾아서 치료하면 당신의 수면, 건강, 삶의 질이 극적으로 개선될 것이다.

블루라이트 블루스

우리는 왜 잠을 자지 않을까? 19세기에 전기등이 발명되면서 수면의 새로운 시대를 선포했다. 더 이상 밤은 어둠을 의미하지 않게 됐다. 요즘에는 피할 수 없는 이런 인공조명의 확산으로 낮과 밤의 경계가 불분명해졌다. 촛불을 밝혀 밤을 보내던 시절은 먼 옛날이 되고, 이제 우리는 빛 공해와 그것이 자연적인 리듬에 미치는 영향을 이야기한다. 그리고 빛의 양만 중요한 것이 아니다. 색깔 또한 중요하다. 우리가 계속해서 바라보는 블루라이트가 풍부한 LED 스크린은 분명 수면의 양과 질에 영향을 미친다. 블루라이트는 그 자체로는 파랗지 않다. 이것은 눈을 통해 우리에게 영향을 미치는, 가시광선 스펙트럼상 빛의 특정 파장을 의미하는 말이다. 이런 유형의 빛은 우리를 자극해서 주의력과 반응 시간을 고취시킨다. 우리가 기민하게 깨어 있기를 원하는 낮에는 이것이 이롭게 작용하지만 밤에는 수면을 방해할 수 있다.

블루라이트가 우리의 잠을 망쳐 놓는 이유는 멜라토닌과 관련이 있다. 멜라토닌은 우리 몸의 밤잠 준비를 돕는 호르몬이다. 이 호르몬은 몸에게 이제 밤이 되었으니 문을 닫을 때라고 말해 주고, 일주기 리듬의 조절도 도와준다. 안타깝게도 밤에 빛에 노출되면 멜라토닌 생산이 크게 영향을 받을 수 있다. 잠자기 전에 전자책이나 다른 디지털 스크린을 들여다보는 것이 수면의 질을 저하시키고 다음 날 각성도를 저하시키는 이유도 여기에 있을지 모른다.[33] 한 연구에 따르면 밤에 아주 적은 양의 빛에만 노출돼도 몸의 멜라토닌 생산을 억제해서 일주기 리듬에 영향을 미칠 수 있다고 한다.[34] (멜라토닌은 보충제의 형태로도 구입할 수 있지만 멜라토닌 알약을 복용하는 것과 몸이 자연적으로 멜라토닌을 생산하게 만드는 것이 똑같지는 않다.)

야간에 빛에 노출된 결과는 빈약한 수면으로 끝나지 않을지도 모른다. 새로운 연구를 보면 특정 암의 발생 위험을 높일 수 있다고 한다. 한 실험에서 확인한 바로는 조명이 있는 침실에서 자는 남성들은 어둠 속에서 자는 남성에 비해 전립선암 발생 위험이 거의 3배나 증가했다.[35] 밤에 태블릿, 스마트폰, 스크린 등에서 방출되는 블루라이트에 노출된 여성의 유방암 발병 위험도 증가하는 것으로 드러났다.[36] 동물실험에서는 야간에 블루라이트에 노출시켰더니 우울증 증상이 유도되고 중요한 단백질인 BDNF의 발현도 낮아졌다.[37]

이 모든 것을 염두에 두고, 자기 전에 우리가 무엇에 집중하는지 비판적으로 살펴보는 것이 중요하다. 미국의 아동 중 거의 절반이 잠들기 전 시간에 스크린을 이용한다.[38] 미국 청소년들을 대상으로 2006년에 이루어진 설문 조사를 보면, 조사 대상의 97퍼센트가 침실에 적어도 하나의 전자장치(텔레비전, 폰, 음악 재생 장치)를 두고 있었고, 12학년 학생들(한국의 고3에 해당 – 옮긴이)은 이런 장치를 4개 정도 두고 있었다.[39] 유내폰, 태블릿, 텔레비전, 컴퓨터 스크린 등은 모두 블루라이트가 나오는 광원이다.

빛 치료: 가장 중요한 것은 타이밍이다

스크린을 들여다보는 시간을 최소화하고, 전자장치를 침실에서 치우고, 스크린을 꼭 봐야 하는 상황이라면 블루라이트 차단용 안경 등이라도 써서 잠자리에 들기 전 블루라이트 노출을 제한하면 좋지만, 아침에는 자연광(여기에도 블루라이트가 포함되어 있다)을 실내로 들이는 것이 오히려 도움이 된다. 이른 아침의 빛은 눈을 통해 시교차 상핵suprachiasmatic nucleus으로 올라가 몸속의 시계를 리셋해 줄 것이다. 시교차 상핵은 일주기 리듬의 주요 페이스메이커 역할을 하는 뇌의 작은 영역이다.

몇몇 회사에서는 지금 야간 빛 노출로 생기는 해로운 영향을 완화시키는 데 도움이 될 기술을 개발 중이다. 예를 들면 이제는 많은 장치에서 블루라이트를 줄이는 '야간 모드'를 지원한다. 2018년의 한 연구에 따르면 저녁에 투명한 렌즈 대신 블루라이트를 차단하는 호박색 안경을 착용하면 수면의 질이 올라간다고 한다.[40] 일부 데이터는 아침에 밝은 빛에 노출되면 자기 전 빛에 노출되며 받은 부정적인 영향을 줄일 수 있음을 보여 준다.[41] 브레인 워시 10일 프로그램에서는 야간 빛 노출을 관리하는 데 필요한 도구를 제공한다. 잠을 더 잘 잘 수 있게 도와줄 방법도 제공해 준다. 높아진 혈당도 잠을 빼앗아 갈 수 있지만 브레인 워시 프로그램을 통해 이 중요한 측면에 대해서도 통제력을 얻을 것이다. 행복하고 건강한 뇌를 위해서는 질 좋은 수면이 필수적이다. 이제 당신도 이 사실을 깨달을 때가 됐다.

Chapter 9

행복한 몸, 행복한 뇌

몸 을 움 직 이 면 계 속 움 직 이 게 된 다

> 기분이 좋지 않을 때는 산책을 하라. 그래도 기분이 나
> 아지지 않으면 다시 산책을 하라.
>
> — 히포크라테스

이제는 비밀도 아니다. 운동을 더 많이 해야 한다는 사
실을 알 사람은 다 안다. 운동이 체중 조절에 도움이 되고, 근육과 뼈
를 튼튼하게 만들어 주고, 질병 발생 위험을 줄이고, 자신감을 불어넣
고, 삶을 긍정적으로 바라볼 수 있게 해 준다는 것을 우리는 안다. 운
동의 이로움은 더 이상 신문 헤드라인을 장식하지 않는다.

하지만 주류 언론이 거의 언급하지 않는 부분이 있다. <u>운동이 뇌
의 회로를 새로 배선하고 구조를 새로 짜서 기능과 고차원적인 사고
를 강화해 준다는 점이다.</u> 운동이 우리가 생각하고, 행동하고, 의사
결정을 내리고, 사람들과 소통하는 방식에 미치는 영향을 생각하는

사람은 거의 없다. 이제 생각을 바꿔야 한다.

과학은 우리 몸, 특히 뇌가 번영을 누리는 데 운동이 필요한 이유를 혁명적으로 밝혀냈다. 이 장에서는 꾸준한 운동이 어떻게 인지 회로를 복구해서 지속적인 건강과 행복을 누릴 수 있게 해 주는지 살펴본다. 운동과 몸 움직이기는 브레인 워시 프로그램의 근본적인 요소다. 수면이나 음식처럼 운동도 DNA 발현을 직접적으로 조작하고, 앞이마겉질과의 연결도 회복시켜 주기 때문이다.

수천 년 동안 운동과 움직임은 일상생활의 핵심이었다. 수렵 채집인들은 먹을 것을 구하려면 튼튼한 두 발에 의존해서 먹을 것을 찾고 사냥을 다니는 수밖에 없었다. 몸을 많이 움직일수록 우리 뇌는 더 크고 건강해지며, 유대가 더 긴밀한 공동체를 건설해서 자원을 공유하고 서로에게 의존할 수 있었다.

과거에 진화학자들은 우리의 식량 찾기 기술과 복잡한 사회적 상호작용에 참여하는 능력을 즐겨 비교했다. 두 가지 모두 복잡한 사고 패턴을 요구하기 때문이다. 하지만 이제 과학자들은 육체 활동 자체가 우리의 뇌를 발전된 생각 기계로 만들어 냈을지도 모른다고 주장한다. 인류학자들은 동물별로 뇌의 크기와 지구력 사이의 상관관계를 비교해 보았다.[1] 이들은 기니피그와 생쥐부터 늑대와 양에 이르기까지 다양한 종들을 살펴본 후에 선천적인 지구력이 가장 좋은 동물이 몸집 대비 뇌의 부피도 가장 크다는 것을 알아냈다. 그러고 나서 연구자들은 의도적으로 마라톤 선수처럼 사육한 생쥐와 쥐를 살펴보았다. 그랬더니 BDNF와 조직의 성장과 건강을 촉진하는 다른 물질의 수치가 높게 나왔다. 그래서 과학자들은 육체 활동이 우리를 여러

층의 큰 뇌를 가진 똑똑하고 머리 빠른 존재로 진화하게 도왔을 수 있다는 결론을 내리게 됐다. 우리는 앞이마겉질이 유난히 복잡하고 커서 공감하고 사랑하고 의도적으로 남을 배려하고 연민을 느끼는 존재가 될 수 있는데, 이런 앞이마겉질이 주로 우리의 신체적 능력에서 비롯되었을지도 모른다.

그렇다면 우리가 주로 앉아서 생활하는 존재가 되면 어떤 일이 일어날까? 연구를 통해 운동이 앞이마겉질을 활성화시킨다는 것이 밝혀졌다.[2] 운동을 포기하면 앞이마겉질이라는 선물을 포기하는 것이며 그 결과 더 자기중심적이고, 감정적으로 불안정하고, 고립되고, 불안하고, 우울한 사람이 된다. 육체적으로나 정신적으로 건강하지 못한 존재가 되는 것이다. 단절 증후군도 악화된다.

이제 우리는 아프리카 초원을 떠나 산업화된 도시로 왔지만 우리 몸이 필요로 하는 것은 오늘날에도 똑같다. 뇌가 건강하게 기능하려면 나이와 상관없이 규칙적인 육체 활동이 필요하다. 단순히 몸을 움직이기만 해도 십자말풀이를 하거나 수학 방정식, 수수께끼를 푸는 것보다 뇌에 더 큰 이로움을 준다. 수십 년 전부터 지금까지 이어지는 연구를 보면 운동이 뇌 기능, 인지능력, 가소성을 향상시키는 것으로 나온다.

운동은 심지어 손상된 뇌세포의 구급상자 역할도 한다. 운동이 아니고는 이 모든 것을 한 방에 해결해 주는 만병통치약이란 없다. 더군다나 운동은 염증을 줄여 주고,[3] 인슐린 저항도 줄이며,[4] 균형 잡힌 운동은 코르티솔을 억누르는 데도 도움이 된다(철인 삼종경기를 완주하려고 드는 경우에는 얘기가 달라진다).[5] 전체적으로 보면 이런 긍정적인 영향들은 입력되는 감각 정보에 대한 편도체의 반응을 앞이마겉질이 조절하는 데 도움이 된다. 짧게 말하면 운동은 뇌의 중요한 연결들을 재건할 수 있게 도와준다.

하지만 이제 우리는 먹을 것이 떨어졌다고 숲속을 헤매고 다니거나 더 푸른 목초지로 옮겨 다닐 필요가 없다. 그리고 우리 몸이 컴퓨터 의자나 푹신한 소파에 앉아 있는 시간이 길어지면서 우리를 건강하게 유지해 주던 적절한 대사 스트레스와 신체적 부담이 사라지고 말았다. 현대 기술 덕분에 우리는 비교적 고립된 상태에서 안락하게 앉아서 생활하는 특권을 누리게 되었다. 요즘에는 굳이 큰 노력을 들이지도, 심지어는 침대에서 일어나지 않고도 필요한 것들을 사실상 전부 얻을 수 있다. 우리는 하루 권장 운동량의 근처에도 가지 않는다. 우리가 운동이라고 하면 하기 싫은 생각부터 드는 것도 이상할 것이 없다. 하버드대학교의 진화생물학자 대니얼 리버먼Daniel Lieberman은 이렇게 말한다. "인간은 늦은 나이까지 인내력을 필요로 하는 적당한 양의 육체 활동을 규칙적으로 하기 적합하도록 진화되어 왔다. 동시에 인간은 불필요한 운동을 피하도록 진화되어 왔다."**6** 본질적으로 우리의 몸은 규칙적으로 운동을 하도록 설계되어 있지만 우리의 에너지 보존 시스템은 칼로리를 아끼도록 설계되었다는 것이다. 이것이 운동의 역설exercise paradox이다. 우리는 움직이도록 만들어져 있으면서 동시에 과도한 에너지 사용을 피하도록 만들어졌다.

이것이 오늘날 건강의 위기를 불러일으켰다. 운동은 다른 그 무엇도 따라 할 수 없는 방식으로 뇌에 에너지를 불어넣고, 성장을 자극하고, 퇴행성 질환과 기분 장애mood disorder를 저지해 준다.

운동의 이로운 점에 대해서라면 수백 쪽이라도 쓸 수 있다. 하지만 그 대신 운동이 몸에 미치는 효과 중 잘 알려지지 않은 부분들을 더 파고들어가 보자.

운동을 할 때의 몸

미국에서 일일 운동 권장량 60분을 채우는 청소년은 8퍼센트, 일일 운동 권장량 30분을 채우는 성인은 5퍼센트 정도에 불과하다.[7] 미국인들은 하루의 절반 이상을 앉은 상태로 보낸다. 우리는 선조들이 보여 준 평균과는 한참 거리가 있다. 현대에 남아 있는 탄자니아의 토착 수렵 채집 부족인 하드자Hadza 족의 데이터를 보면 음식을 찾아다니며 하루에 이동하는 거리가 여성은 대략 5.5킬로미터, 남성은 대략 8.3킬로미터 정도였다.[8] 그렇다면 우리의 이런 게으름은 우리에게 어떤 영향을 미치고 있을까?

수많은 언론이 앉아 있는 것을 흡연에 비유한다. 2015년에《내과학 연보Annals of Internal Medicine》에서 메타 분석과 체계적인 검토를 진행한 결과를 보면, 앉아 있는 행위가 온갖 다양한 이유로 인한 조기 사망과 연관되어 있었다.[9] 더군다나 움직임 그 자체가 질병과 사망을 예방해 주는 것으로 밝혀졌다. 예를 들어 사람들을 몇 년에 걸쳐 평가해 본 2015년의 한 연구에 따르면 매 시간마다 의자에서 일어나 2분 정도 가벼운 운동을 해 주면 어떤 이유로든 조기 사망하게 되는 위험을 33퍼센트 정도 줄여 준다고 한다.[10] 한편 많은 대규모 분석을 통해 육체 활동이 대장암, 유방암, 자궁내막암, 수막종meningioma을 비롯한 여러 유형의 암이 발병할 위험을 낮추어 준다는 사실이 드러났다.[11] 아마도 부분적으로는 운동이 염증에 미치는 놀라운 조절 효과 덕분일 것이다. 만성 염증이 줄어들면 세포들이 멋대로 굴면서 암으로 바뀌는 확률이 낮아진다.

운동과 집행 기능

운동이 건강에 미치는 전반적 혜택으로도 운동에 별 흥미를 못 느끼겠다면 이건 어떨까? 운동은 인지능력도 향상시켜 준다. 앞에서도 언급했지만 집행 기능은 우리가 생각을 의도적 행동으로 옮길 수 있게 해 준다. 과거의 경험을 바탕으로 현재의 상황을 판단하고, 목적의식과 깊은 감정을 통해 현재를 경험하고, 미래의 잠재적 결과를 바탕으로 현재 행동의 뼈대를 세울 수 있게 해 주는 것이다. 집행 기능이 강력하다는 것은 앞이마겉질이 건강하다는 말이다. 그리고 앞이마겉질이 건강해지려면 운동이 필요하다.

노년층에서 운동과 인지능력 사이의 관계를 연구한 2003년의 한 메타 분석 연구는 다음과 같은 사실을 밝혀냈다. "체력 단련 훈련은 인지능력에 매우 큰 혜택을 선별적으로 제공하며 체력단련 훈련의 가장 큰 혜택은 집행 기능 부분에서 나타났다."[12] 운동은 우리에게 자신의 행동을 통제할 기회를 제공하며 궁극적으로는 어떤 음식을 먹고, 밤에 언제쯤 텔레비전을 끄고, 언제 자연을 찾아 야외로 나가고, 어디에 주의를 집중하고, 운동을 계속할지 말지 등에 관해 더 나은 선택을 내릴 기회를 제공한다.

2011년에는 무작위 실험을 통해 운동이 과체중 아동의 뇌 기능에 미치는 영향을 살펴보았다.[13] 만 7세에서 11세 사이의 아동 총 171명을 연구한 결과 집행 기능, 계획, 수학 검사에서 운동을 한 아동이 그렇지 않은 아동보다 훨씬 높은 점수를 받았다. 또 운동을 한 아동은 앞이마겉질로 유입되는 혈류의 양이 확연히 증가되어 있었다. 2017년에 진행된 유사한 연구에서는 고강도 운동이 아동의 인지능력에 미치는 영향을 구체적으로 살펴보았다.[14] 고강도 운동은 보통 심폐 지구력 훈련에 해당하는 격렬한 운동을 짧고 굵게 하는 형태로 진행되었다. 이 연구에서 만 7세에서 13세 사이의 아동 310명이 6주에 걸쳐 일주일에 5일, 하루 10분씩 고강도 운동을 하거나 아니면 보드게임, 컴퓨터게임, 퀴즈 풀이 등을 했다. 그 결과 운동에 참여했던 아동들은 인지능력, 특히 기억력이 눈에 띄게 향상되었다.

2017년의 또 다른 연구에서는 일반적으로 완전한 치매로 발달하기 전 단계로 여겨지는 경도 인지 장애가 있는 성인을 대상으로 6개월 동안 유산소 운동이나 스트레칭을 하게 했다.[15] 그리고 경과를 추적하며 뇌 촬영을 해 보았더니 유산소 운동을 한 집단의 앞이마겉질이 전반적으로 더 조화롭게 활성화되었다. 앞이마겉질에 불이 들어왔다는 얘기다. 2019년에는 듀크대학교 연구진이 또 다른 연구에서 짧지만 많은 것을 시사하는 결론에 도달했다. "유산소 운동은 인지력 감퇴 위험이 있는 성인에게서 집행 기능의 향상을 촉진한다."[16] 이래도 당장 일어나 운동을 하고 싶은 마음이 들지 않는단 말인가?

생물학적으로는 운동이 앞이마겉질로 가는 혈류를 증가시켜 더 많은 영양을 보내고, 앞이마겉질이 더 강하게 성장하는 데 도움을 주는 것으로 보인다. 한편 앞이마겉질과의 연결도 더 왕성해진다. 이것은 가장 좋은 의미의 신경 가소성이다. 메시지는 아주 명확하다. 뛰어난 인지능력을 원한다면 운동은 필수다!

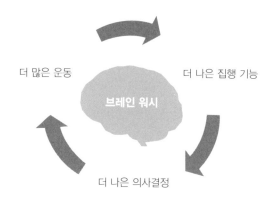

더 많은 운동
더 나은 집행 기능
브레인 워시
더 나은 의사결정

함께 하는 운동

운동이 앞이마겉질을 강화하고 연결도 도와준다면, 그리고 앞이마겉질과의 강력한 연결이 공감 능력에 필수적이라면, 운동이 우리가 타인과 이어지게 돕고 공감 어린 행동을 강화하는 데도 도움이 되리라 추측하는 것이 타당하다. 아직 연구를 통해 확인되지 않았지만 자연스럽게 나오는 결론이다. 상황에 따라서는 운동이 자연과 다시 이어지고, 더 나아가 햇빛을 쬐는 아주 훌륭한 방법이 될 수도 있다. 오후에 친구와 함께 산책을 나서는 것같이 아주 단순한 행동도 건강에 도움이 될 수 있다.

파트너와 함께 운동하면 운동을 꾸준히 하는 데 도움이 되는 것으로 나타났다. 사람들이 함께 운동하기로 계획을 짜면 뇌와 몸이 그 혜택을 함께 누린다. 한 연구는 나이가 있는 성인들(만 60세에서 95세 사이의 남녀)에게 운동을 생활에 접목하는 방법을 알려 주었다. 그러자 4주 후에는 다음과 같은 결과가 나왔다. "배우자가 운동에 함께 참여한 경우에는 시간이 흐르면서 신체 활동이 크게 증가한 반면 배우자가 참여하지 않은 경우에는 신체 활동이 변하지 않았다. 독신에서도 변화가 없었다."[17] 19편의 연구와 4,500명 정도의 참가자를 대상으로 한 대규모 메타 분석에서는 다른 사람과 함께 걷는 것이 운동 증가에 도움이 되는지 살펴보고 다음과 같은 결과를 얻었다. "집단을 이루어 걷도록 촉진하는 개입이 신체 활동 증가에 효과적이었다."[18]

운동을 통해 더욱 강력한 뇌를

운동은 뇌의 회로 배선 및 관련된 활성도를 바꾸는 데서 그치지 않고 물리적 기반 구조까지도 변화시킨다. 뇌의 회백질은 컴퓨터, 백질은 전기 신호를 전송하는 케이블이라고 생각해 보자. 백질은 정보가 뇌의 한 부분에서 다른 부분으로 신속하게 전달되는 통로다. 백질의 양이 많아지고 더 활성화되면 뇌의 연결이 그만큼 강화되는 것이다.

2014년에 진행된 한 실험은 신체 건강 상태가 좋은 아동이 그렇지 못한 아동보다 백질이 더 잘 발달되어 있음을 보여 주었다.[19] 55세에서 82세 사이 성인의 심폐 체력도 백질 활성의 증가와 관련이 있었다. 이는 건강이 좋으면 뇌 기능도 보존된다는 것을 암시한다.[20] 만약 운동이 뇌에 에너지와 활력을 불어넣어 준다면 치매 및 그와 관련된 의사결정 능력의 저하를 예방하는 데도 도움이 될까? 2018년에 나온 한 연구에서는 인지 기능을 떨어뜨리는 다양한 위험 요인을 갖고 있는 사람에게서 백색 물질 과집중white matter hyperintensity(뇌 촬영 영상에서 보이는 작은 점들로 알츠하이머병 및 혈관성 치매와 관련이 있을 수 있다)의 빈도를 조사해 보았다.[21] 그 결과 나이와 함께 백색 물질 과집중 현상이 증가하기는 하나 심폐 건강 수준이 올라가면 그런 증가분이 사라지는 것으로 나왔다.

2018년의 또 다른 연구에서는 유전적으로 알츠하이머병이 발생할 성향이 높은 환자들을 대상으로 운동 습관을 조사하고 실제로 알츠하이머병이 발생했는지 여부를 추적해 보았다.[22] 그 결과 신체 활동 수준이 높은 사람은 운동을 덜 하는 사람보다 인지능력 평가에서 점수가 3.4배 더 높았고, 발병 시기도 15년 이상 늦춰졌다. 15년이나 더 오래 맑은 생각을 유지할 수 있다는 것이 얼마나 큰 혜택인지는 아무리 강조해도 지나침이 없다.

수십 년에 걸쳐 대규모 집단의 사람을 추적하는 장기적 연구는 더 많은 것을 밝혀 줄 수 있다. 한 연구에서는 40여 년 전에 심폐 건강 검사를 마무리한 1,400명의 여성을 추적해 보았다.[23] 그리고 여러 시기에 걸쳐 치매 발생률을 확인해 봤다. 그 결과, 체력이 중간 수준인 사람에 비해 체력이 높은 수준인 사람은 치매가 발생할 위험이 88퍼센트나 낮았다. 그리고 체력이 중간 수준인 사람에 비해 낮은 수준인 사람은 그 위험이 41퍼센트나 높았다. 우리 모두 아주 진지하게 생각해 보아야 할 부분이다.

운동은 항우울제다

우울증을 치료하지 않고 방치했을 때의 결과가 어떤지도 알고, 약을 통한 치료법이 상대적으로 신통치 않다는 것도 안다면, 다른 우울증 관리법을 고려해 볼 필요가 있다. 마침내 운동이 그 해답으로 인정받고 있다.

의학 및 보건 전문 분야 데이터베이스를 보관하고 있는 코크런 라이브러리Cochrane Library의 엄격한 리뷰 담당자들은 2013년에 운동이 우울증의 증상을 줄이는 데 효과적이라는 결론을 내렸다.[24] 2016년에는 노년층의 우울증과 운동에 관한 문헌들을 검토한 내용이 발표되었다.[25] 이 논문은 세 편의 메타 분석 결과 다음과 같이 결론 내렸다. "운동은 노년층의 우울증 증상을 줄이는 안전하고 효과적인 방법이다. 다른 건강상의 이점도 많기 때문에 우울증을 경험하는 노인의 종합적 치료에서 운동을 핵심적 요소로 고려해야 마땅하다." 우울증은 그 자체로도 파괴적으로 작용하며, 염증 또한 우울증의 발달과 강력한 상관관계가 있다.

운동이 우울증을 예방할 수도 있다고 생각하면 훨씬 더 다행스럽다. 2017년에 나온 한 연구는 11년에 걸쳐 어떤 정신 질환 진단도 받지 않은 약 4만 명의 성인을 추적해 보았다.[26] 그 결과 여가 시간에 규칙적으로 운동을 하면 우울증 위험이 감소하는 것으로 드러났다. 강력한 상관관계가 입증되자 저자들은 일주일에 한 시간만 신체 활동을 해도 미래에 발생할지 모를 우울증을 12퍼센트 정도 예방할 수 있다고 주장했다. 정말 강력한 치료법이 아닐 수 없다.

이런 유형의 연구들은 인과관계가 아니라 상관관계를 보여 준다. 우울증에 걸려서 운동을 잘 안 하는 것인지, 운동을 하지 않아서 우울증에 잘 걸리는 것인지 확신할 수 없다는 뜻이다. 하지만 하버드대학교의 연구자들은 2019년 연구에서 신체 활동이 너무 적으면 우울증이 야기된다고 주장했고, 이는 언론에 대서특필되었다.[27] 수십 만 명을 대상으로 진행된 이 연구에서는 하루에 15분 정도 조깅을 하면(혹은 좀더 긴 시간 동안 산책이나 정원 손질을 하면) 우울증을 막는 데 도움이 된다고 결론 내렸다. 이 과학자들은 멘델 무작위 분석법Mendelian randomization이라는 최신 연구 기법을 이용했다. 이 분석법은 다른 방법으로는 확인하거나 입증하기 어려운 의학적 인과관계를 찾아내는 데 유용하다. 하지만 "신체 활동의 강화가 우울증을 예방하는 효과적인 전략"이라는 연구자들의 결론은 가히 혁명적이다.

우울증은 여러 가지 요인으로 발생하지만 그 중심에 염증이 있다는 것은 분명하다. 운동의 항염증 작용은 대사, 코르티솔 수치 같은 호르몬 신호, 집행 기능이나 인지능력 같은 뇌 기능에 심오한 영향을 미친다. 이 모든 것이 기분에 영향을 준다. 몸을 움직이면 앞이마겉질을 운전석에 앉힐 수 있다. 규칙적으로 운동하는 사람들에게 운동할 때 받는 느낌을 물어보면 자기 몸과 이어진 기분, 자기 몸을 통제하는 느낌을 받는다는 대답이 나올 것이다. 그리고 일단 앞이마겉질과 다시 이어지기 시작하면 규칙적으로 운동을 실천하기가 훨씬 쉬워진다. 당신의 집행 기능이 주도할 수 있게 하자.

동기 부여

운동을 싫어한다면 어떻게 운동을 하게 만들 수 있을까? 쉬운 문제가 아니지만 누운 자리에서 일어나게 만들 동기를 찾아야만 한다면 여기 몇 가지 방법이 있다.

- 친구에게 도움을 요청해서 운동 계획(하이킹하기, 강습받기 등)을 함께 짜 보자. 운동을 하면서 누군가와 진정한 대화도 나눌 수 있어 일석이조다. 운동을 야외에서 한다면 자연과의 접촉도 되므로 꿩 먹고, 알 먹고, 둥지 헐어 불 떼는 격이다!
- 온라인 강의를 듣거나, 운동 동영상을 다운받거나, 당신의 운동 습관을 추적해 주는 앱을 이용하자.
- 잠자리에 들기 전에 운동복을 꺼내 놓고, 아침에 눈 뜨자마자 바로 운동을 해 보자.
- 일주일 앞서서 운동 계획을 세우고, 달력에 계획을 표시해 놓자. 그리고 그 계획을 고수하자. 운동할 시간을 따로 마련해 두지 않으면 절대 운동할 시간이 나지 않을 것이다.
- 비타민 D 보충제 복용을 고려하자(10일 프로그램에서 더 자세히 살펴본다). 데이터에 따르면 비타민 D가 운동 수행 능력에 도움이 된다고 한다. 이것이 운동 계획을 고수하도록 자신감을 불어넣어 줄 수 있다.[28]

10일 프로그램을 하면서 운동에 우선순위를 두는 법에 대해 더 설명하겠지만, 일단 약한 강도로 시작해서 점점 운동 시간과 강도를 늘려 나가자. 이 모든 연구는 당신이 꼭 크로스핏 챔피언이나 울트라 마라톤 선수가 되지 않아도 운동의 효과를 볼 수 있음을 보여 준다. 한 시간마다 2분씩 의자에서 일어나는 것만으로도 도움이 된다!

소수의 연구가 노년층을 대상으로 중량 운동이 인지 기능에 도움을 준다는 것을 밝혀냈지만, 대부분의 연구 및 모든 동물실험은 달리기 혹은 수영, 자전거, 하이킹, 파워 워킹 등의 다른 유산소 운동을 일주일에 적어도 5일, 한 번에 적어도 20분 이상 진행하는 방식으로 진행했다. 운동이 당신의 최우선 순위 목록에 들어 있지 않을지도 모르지만 우리가 이 장에서 소개한 내용들이 당신의 매일에 대해 다시 생각해 보게 해 주기 바란다. 운동에는 심폐 지구력 훈련, 근력 운동, 스트레칭이 모두 포함되어 있어야 한다. 근력 운동과 스트레칭은 부상을 피하고 당신의 루틴을 유지하는 데 도움을 준다. 아직 규칙적인 운동 계획이 없다면 이제 하나 마련할 때가 됐다. 이미 운동 중이라면 운동의 지속 시간과 강도를 높이거나 새로운 운동을 시도하는 데 초점을 맞춰 보자.

기억하자. 한번 몸을 움직이면 계속 움직이게 되는 경향이 있다. 일단 몸이 운동을 시작하면 다른 생물학적 효과가 일어난다. 염증이 줄어들고, 스트레스와 코르티솔 수치가 낮아지고, 혈당 조절이 좋아지고, 인슐린이 균형을 찾고, 체중이 조절되고, 잠을 더 잘 자게 되고, 기분과 기억력이 좋아지고, 세로토닌 활성이 올라가고, 앞이마 겉질의 활성이 좋아지고, 공감 어린 행동이 강화되고, 단절 증후군이 줄어든다. 모든 면에서 윈윈이다.

Chapter10

고요한 시간

마 음 챙 김

침묵은 위대한 치유자다. 가끔은 세상의 잡음을 차단하고 자기 내면의 목소리에 귀를 기울이자. 그럼 그 목소리가 당신에게 무엇이 필요한지 말해 줄 것이다.

— 무명

일부러 침묵 속에 몇 분 정도 앉아 있던 때가 마지막으로 언제였는지 기억이 나는가? 정신을 어지럽히는 것도 없고, 손에 든 것도 없고, 당신의 주의를 끌 어떤 소리나 모습도 없는 상태에서 말이다. 그 순간이 오늘 아침이었는가? 어제? 기억도 나지 않는다고? 당신만 그런 것이 아니다. 실험을 하나 해 보자. 1분 동안 눈을 감고 머릿속에 떠오르는 생각에 주목해 보자. 믿기 어려울 정도로 체계가 없고 무작위적이라 느껴질 수도 있다. 현대의 정신 속에 항상 자리 잡고 있는 혼돈이 우리의 집중력, 현재에 머무는 능력을 망치고 있

PART2 오염에서 벗어나기   211

다. 우리가 산만하고 기진맥진한 상태인 것도 당연한 일이다.

우리는 감당 못할 정도로 많은 자극에 둘러싸여 있다. 우리가 바라지 않고, 선택하지도 않았는데 그럴 때가 많다. 여러 면에서 우리의 시간은 더 이상 우리만의 시간이 아니다. 사색을 위해 마음속에 남겨 놓은 신성한 침묵의 공간이 점점 줄어들고 있다. 우리는 건강, 행복, 정신의 안녕을 위해 이 소중한 자산을 다시 되찾아야 한다. 정신없이 바쁘게 돌아가는 세상에서 내면의 고요는 해독제가 되어 줄 수 있다. 오늘날에도 고요함을 찾기가 그리 어렵지는 않다. 하지만 그 고요함을 받아들일 방법을 알아야 한다. 그럼 그 고요함이 당신의 뇌를 쉬게 하고, 뇌를 씻어 내고, 뇌의 회로를 새로 짜서 단절 증후군으로부터 당신을 보호해 줄 것이다.

컴퓨터가 느려지면, 당신은 컴퓨터가 무언가 잘못되었다고 생각해서 그 컴퓨터를 전문가에게 맡긴다. 그럼 전문가는 맨 먼저 앱을 몇 개나 열어 놓았고, 백그라운드에서 작동하는 프로그램이 몇 개나 되는지 물어볼 것이다. 이것은 당신의 뇌에도 아주 좋은 질문이다. 컴퓨터와 달리 당신의 뇌는 다중의 프로그램을 효율적으로 운영할 수 없기 때문이다. 멀티태스킹을 많이 시도할수록 실수도 더 많이 저지르게 된다. 한 연구에서는 참가자들에게 하나의 목표 대신 두 개의 목표를 제시했더니 오류가 세 배나 많아졌다.[1] 어쨌거나 그 컴퓨터 전문가는 운영체제뿐만 아니라 앱까지 모두 업데이트를 한 다음, 모든 것을 새로 시작할 수 있도록 부팅을 새로 하라고 말할 것이다. 우리도 당신에게 똑같은 것을 요청하려고 한다. 이 재부팅이 당신의 마음을 리셋해서 더 효율적으로 잘 기능하게 해 줄 것이다.

이 장에서는 고요한 침묵의 시간이 이런 업그레이드를 어떻게 당장 시작하게 해 주는지 보여 준다. 당신이 가끔 시간 날 때가 아니라, 일부러 시간을 내어 고요한 시간을 만들기로 선택하는 순간 진정한 개인적 성장을 위한 공간이 열린다. 당신은 자신의 삶이 타인의 지배를 받게 할지, 자신의 통제 아래 둘지 결정해야 한다. 마음 챙김과 명상은 외부의 영향력을 거부하고 당신이 자신의 정신적 과정을 스스로 책임지게 한다. 수많은 사람이 이 수련을 하는 데는 이유가 있다. 자신의 뇌를 바꿀 수 있는 능력을 주기 때문이다.

마음 챙김과 명상에 대한 연구의 인기가 많아지는 것은 이런 개념을 입증해 주는 증거나. 2000년 선까시만 해노 넙메느_{PubMed}라는 웹사이트에서 마음 챙김에 관한 연구는 일 년에 10편도 채 되지 않았다. 하지만 2019년에는 숫자가 급등해서 6천 건을 넘겼다. 명상에 관한 연구도 마찬가지 성장세를 보여 준다. 일반 대중도 이런 활동을 놀라운 속도로 따라 하고 있다. 2018년 말에 미국 질병 통제 예방 센터_{CDC}에서는 미국 성인들 사이에서 요가와 명상의 인기가 높아지는 현상에 관한 보고서를 발표했다. 그에 따르면 2012년에서 2017년까지 요가 활동 참가자는 50퍼센트가 증가한 반면, 명상 수련 참가자는 4.1퍼센트에서 14.2퍼센트로 세 배 이상 증가했다.[2] 이런 수련들은 같은 주제를 공유한다. 의식을 자기 자신에게로 되돌려 놓는 것이다. 그토록 많은 사람이 이 마음 챙김 수련에 의지하는 이유가 있다. 우리가 삶 속에서 그것을 간절히 필요로 하고, 과학도 그래야 할 이유를 우리에게 분명히 보여 주기 때문이다.

마음 챙김과 명상

마음 챙김과 명상이라는 용어는 서로 호환해서 사용되는 경우도 많고, 그 정의가 사람마다 제각각이다. 여기서는 마음 챙김을 명상의 한 형태로 보겠다.

마음 챙김이란 자신의 초점을 의식적으로 한 가지 대상에 집중해서 현재의 순간을 인식하는 것이다. 따라서 먹고, 걷고, 심호흡하는 것 모두 마음 챙김을 실천하는 방법이 될 수 있다. 기도, 특정 스타일의 요가, 점진적 이완 운동progressive relaxation exercise 같은 것도 마찬가지다. 명상은 내면을 향한 사색과 정신적 평온에 초점을 맞추는 활동을 모두 아우르는 포괄적 용어에 가깝다. 명상에는 여러 가지 유형이 있다. 하지만 마음 챙김과 명상의 목표는 같다. 마음을 차분하게 가라앉히고 사색을 위한 공간을 만들어 내는 것이다.

고요함의 과학

마음 챙김이나 심호흡 같은 명상 수련은 행복의 강력한 도구다. 정신을 집중하는 이런 유형의 활동들이 몸의 화학과 생리학을 변화시킨다는 것이 점점 밝혀지고 있다. 예를 들어 명상은 혈압을 낮추는 것으로 밝혀졌다.[3] 마음 챙김이 만성 통증에 미치는 영향을 검토한 2017년 연구는 이렇게 결론 내린다. "마음 챙김 명상 치료는 만성 통증, 우울증, 삶의 질에서 현저한 개선을 보여 주었다."[4] 반면 또다른 연구에서는 현재 각 개인의 내적·외적 경험에 초점 맞추는 것을 강조하는 특정 유형의 마음 챙김 명상이 주로 면역 강화 세포에 미치는 효과를 통해 면역계의 기능을 향상시킨다는 사실이 밝혀졌다.[5]

이 분야의 추가적인 연구를 통해 마음 챙김이 전반적으로 전신 염증의 생물학적 신호를 감소시킬 수 있음이 밝혀졌다. 전신 염증은 여러 가지 질병과 관련이 있고, 뇌가 명료하게 생각하고 앞이마겉질이 제대로 작동하는 것을 방해한다.[6] 명상은 노화에 따른 인지능력 손실도 예방할 수 있다. 문헌들을 검토한 연구에서는 다음과 같이 말한다. "예비 증거들을 보면 명상이 노화와 관련된 인지 기능 감퇴를 상쇄할 수 있음을 암시한다."[7] 마음 챙김 수련이 불면증의 효과적인 치료법이 된다는 증거도 있다.[8] 이 정도면 명상을 시작해야겠다는 마음이 드는가?

우리는 요가나 명상 같은 마음 챙김 활동을 보통 스트레스와 싸우는 방법이라 생각한다. 그 상관관계는 잘 입증되어 있다. 예를 들어 2014년에 한 해병대 집단이 스트레스가 큰 군사작전 시뮬레이션을 하기에 앞서 마음 챙김 기반의 기법을 훈련받았다.[9] 그 결과 마음 챙김 훈련을 받은 해병대는 그렇지 않은 해병대에 비해 심박수와 호흡수 등이 더 신속하게 정상 수준을 회복하는 것으로 나왔다. 훈련을 받은 해병대는 면역 기능이 향상되는 조짐도 보였다. 사실 군대에서 마음 챙김 기법을 사용하는 경우가 점점 늘고 있다. 2019년에는 하와

이 스코필드 배럭스Schofield Barracks의 육군 보병대에서 사격 기술 향상을 위해 마음 챙김을 이용하기 시작했다. 이 수련은 병사들이 혼란한 와중에도 정신이 산만해지지 않고 언제 방아쇠를 당길지에 집중하게 해 불필요한 시민의 희생을 막는 데 도움을 줄 수 있다. 2019년에 나토NATO는 베를린에서 이틀에 걸친 학술 토론회를 개최해, 군대에서의 마음 챙김 활용을 뒷받침하는 증거를 논의했다. 우리는 마음 챙김 수련이 군사 훈련의 주요 요소로 자리 잡으리라 예상한다.

하지만 꼭 군인이 아니라도 마음 챙김이나 다른 형태의 명상에서 혜택을 받을 수 있다. 이 분야에서 가장 포괄적이고 인용도 많이 되는 연구가 하나 있다. 《미국 의학협회지》에 발표된 메타 분석 논문으로, 해당 주제와 관련된 모든 실험을 검토한 결과 마음 챙김이 불안증, 우울증, 통증을 현저하게 감소시키는 것을 확인했다.[10] 또 다른 대규모 분석에서는 16편의 연구에 걸쳐 초월 명상Transcendental Meditation이라는 수련이 총 1,295명의 사람에게 미친 영향을 살펴보았다.[11] 이 연구 역시 그런 수련이 불안증을 크게 낮춘다는 것을 밝혀냈다. 효과는 처음에 불안 수준이 높은 상태에서 수련을 시작한 사람에게서 훨씬 현저하게 나타났다.

생리학적으로 어떤 일이 벌어지기에 이런 강력한 효과가 나타나는 것일까?

마음 챙김과 명상은 뇌를 어떻게 바꾸어 놓을까

마음 챙김 기법은 자신의 생각에 대한 통제력을 의식적으로 되찾는 방법을 마련해 준다. 이를 통해 뇌의 회로를 새로 배선해서 정신적 균형과 회복을 찾아 주고, 현대 생활의 스트레스 요인에 대처할 도구를 마련해 준다. 당신이 자기 머릿속 운전석에 다시 앉을 수 있게 해 주는 것이다. 이것이 당신의 뇌를 어떻게 바꾸어 놓을까?

하버드대학교에서 이루어진 2011년 연구는 마음 챙김이 뇌의 구조에 얼마나 효과적으로 영향을 미칠 수 있는지 보여 주었다.[12] 이 연구에서는 고해상도 MRI를 이용해서 참가자들의 뇌 영상을 얻었다. 참가자들 중 절반은 마음 챙김에 근거한 스트레스 완화mindfulness-based stress reduction라는 8주짜리 수련 프로그램을 완수했다. 이 집단을 수련 프로그램에 참여하지 않은 사람과 비교해 보니 프로그램을 완수한 이후에는 뇌의 여러 부위에서 회백질의 밀도가 현저하게 증가했다. 이들의 뇌는 시각적으로나 양적으로나 달라져 있었다.

이 연구는 2005년에 발표된 논문을 이정표 삼고 진행한 것인데, 하버드의대 부속병원인 매사추세츠 종합병원 연구자들의 당시 논문은 명상이 뇌 겉질의 두께 증가와 관련이 있음을 보여 준 최초의 영상 연구였다.[13] 그 후로 수많은 연구를 통해 이 '겉질이 두꺼운' 사람들은 '겉질이 얇은' 사람보다 더 똑똑하고 기억력도 좋다는 보고가 이루어졌다. 그리고 명상 수련을 하는 사람들은 그렇지 않은 사람에게서 나타나는 노화 관련 뇌 기능 손실이 나타나지 않는 경향이 있었다. 명상은 주의, 감각 처리, 복잡한 과제 계획이나 목표 수립에 관여하는 뇌 영역의 보존에 도움을 주는지도 모른다.

가장 인상적인 부분은 뇌를 바꾸는 데 마음 챙김 명상이 그리 많이 필요한 것도 아니라는 점이다. 2010년의 한 연구는 한 달 동안 11시간의 마음 챙김 수련만으로도 뇌 영상에서 측정 가능한 변화가 일어나기에 충분함을 보여 주었다.[14] 어떻게 뇌의 회로가 새로이 배선될 수 있을까? 그 한 가지 메커니즘은 명상에 의한 뇌의 BDNF 증가다.

이런 수련을 극단적으로 실천에 옮긴 경우는 어떨까? 2011년에 예일대학교의 연구자들은 평생 평균 만 시간 이상의 명상 수련 일지를 기록한 사람들을 모집했다.[15] 이들은 전문 명상가들의 뇌 영상을 건강하지만 명상은 하지 않는 실험 참가자들의 영상과 비교해 보았다. 그 결과 명상가들은 비명상가들에 비해 디폴트 모드 네트워크default mode network의 활성이 현저히 낮은 것으로 나타났다. 디폴트 모드 네트워크란 소위 멍 때리기mind wandering를 일으키는 뇌 영역을 말한다. 바꿔 말하면 명상은 오롯이 현재의 순간에 집중할 수 있게 도와, 하루를 생각 없이 산만하게 보내지 않게 해 준다는 말이다.

핵심은 명상이 현재에 집중하게 돕는 뇌 영역들을 강화하기 때문에 뇌를 새로 프로그래밍하여 행복, 공감, 감사의 마음을 느끼게 도와준다는 것이다. 명상은 또한 저항 능력을 강화해서, 뇌를 장악하려는 지속적인 시도로부터 우리를 보호하는 방패가 되어 준다.

앞에서도 언급했듯이 의식적 행위와 행동들은 대체로 앞이마겉질에 의해 조절된다. 앞이마겉질은 둘레계통(편도체 포함)으로부터 오는 정보를 분석해서 그것을 바탕으로 행동할 수 있다. 2007년에 스탠퍼드대학교의 연민과 이타주의 연구 및 교육 센터Center for Compassion and Altruism Research and Education의 탕 이위안Yi-Yuan Tang 박사와 그 동료들은 명상이 이 중요한 뇌 신호에 영향을 미칠 수 있는지 조사했다.[16] 그 결과 5일간의 명상 훈련(하루에 불과 20분)만으로도 집행 기능 검사에서 성적이 향상된다는 것을 보여 줄 수 있었다. 좀더 최근인 2015년에 탕 박사는 마음 챙김 명상이 감정과 스트레스 수준 조절 능력을 향상시킬 수 있다는 것을 보여 주었다.[17] 이런 향상은 앞이마겉질의 활성 증가와 관련되어 있었다. 이 데이터는 이완 훈련만 한 사람보다 명상 수련을 한 사람의 앞이마겉질이 더 커진다는 것을 보여 준 다른 실험들과도 완전히 맞아떨어진다.[18]

외로움이 만연한 시대인 만큼 명상이 타인과 친밀하다는 느낌을 키워 줄 수 있다는 점도 주목할 만하다. 한 연구에서는 연민을 촉진하고 사랑하는 마음을 가꾸기 위해 특별히 설계된 자애 명상loving-kindness meditation을 몇 분간 한 사람들은 대조군에 비해 사회적 유대감을 더 느꼈다.[19] 이 연구의 저자들은 이런 실용적인 기법이 긍정적인 사회적 감정을 키우고 사회적 고립을 줄이는 데 도움이 된다고 주장했다. 그렇다면 메타 분석에서 명상이 사회적 감정과 행동을 증진시켜 준다고 밝혀진 것도 놀랍지 않다.

또 다른 연구진은 집행 기능에 관여하는 뇌 영역들이 마음 챙김 치료 이후에 연결성이 좋아지는지 검사하고자 했다. 그리고 실제로 불과 3일간 마음 챙김 수련을 한 이후 앞이마겉질과 다른 몇몇 뇌 영역 사이의 기능적 연결성이 현저하게 증가된 것을 확인했다.[20] 2013년에 나온 한 논문은 더 매력적인데, 이 연구진의 주 저자는 마음 챙김이 편도체가 작은 것과 관련이 있음을 보여 주었다. 연구 참가자들 중 마음 챙김이 제일 잘 되는 사람들은 다른 사람들에 비해 편도체의 크기가 상대적으로 작았다.[21] 연구자들이 연령, 회백질의 총 부피, 신경증, 우울증 등으로 보정을 한 후에도 마찬가지였다. 그렇다면 명상을 할 때 차분하고 침착해지는 것은 좋은데, 명상을 하지 않는 시간에는 어떨까?

2012년에 나온 한 연구는 명상 수련과 관련된 여러 가지 긍정적인 변화들이 우리의 감정 처리 방식에 영향을 미친다는 것을 보여 주었다. 저자들은 다음과 같은 내용을 밝혀냈다. "두 가지 서로 다른 형태의 명상으로 8주간 수련을 한 결과, 실험 참가자들이 명상을 하지 않고 평범하게 있는 동안에도 감정을 고조시키는 이미지에 대한 편도체의 활성에 뚜렷한 변화가 나타났다. 이러한 발견은 명상 수련이 명상 시간 동안만이 아니라 일상의 감정 처리에도 영향을 미칠 수 있음을 암시한다."[22] 규칙적으로 명상 수련을 지속하면 사실상 뇌의 구조를 영구적으로 변화시켜 인생의 스트레스 요인에 더욱 잘 대처할 수 있게 된다는 말이다.

　　마음 챙김과 명상 수련의 한 가지 핵심 목표는 뇌의 연결을 재확립해서 고차원적인 뇌 기능을 통해 인생을 더욱 잘 헤쳐 나가고, 세상을 끝없이 무섭고 위험한 곳으로 바라보아 생기는 문제점들을 피하는 것이다. 그러면 우리는 타인, 그리고 자신의 삶의 의미 및 행복과 다시 이어질 수 있다. 또한 우리에게 소위 생태적 마음 챙김ecological mindfulness이라는 것을 안겨 줄 잠재력도 생긴다. 이제는 명상이 기후 변화를 비롯한 복잡한 환경문제와 지속 가능성의 문제를 해결하려는 노력에 영감을 불어넣어 준다는 개념이 과학적으로 뒷받침되고 있다. 더 나아가 사회정의를 위해 일하고, 행동주의activism에 참여하려는 동기를 우리에게 불어넣을 수도 있다. 간단히 말하면 명상을 하지 않는 사람에 비해 명상을 하는 사람은 타인을 넘어 전체적인 사회와 지구까지도 보살피게 된다는 의미다. 2018년에 《지속 가능성 과학Sustainability Science》에 발표된 한 논문을 빌면, "마음 챙김이 개인 수준에서뿐만 아니라 모든 척도에서의 지속 가능성을 이해하고 촉진하는 데 기여한다는 결론이 나온다."[23]

마음 챙김이 주는 혜택이 이렇게 많은데 무엇을 망설이는가?

오스틴의 명상 수련

제가 명상 수련을 시작했을 때는 머릿속이 혼돈으로 가득했습니다. 억지로 자리에 앉아서 눈을 감았을 때 펼쳐지는 이 난장판 같은 머릿속을 지켜보기란 성말 힘든 노선이었죠. 하시만 이 내면의 혼란이 곧 제 정신이 세상을 처리하는 방식을 반영하고 있음을 이해하게 됐습니다. 그것은 제 일상의 배후에서 지속적으로 돌아가고 있는 프로그램이었죠. 수련을 계속하다 보니까 다른 생각이 끼어들어 정신이 산만해지는 경우가 줄어들면서 더욱 잘 집중할 수 있게 됐습니다.

매일 아침에 눈을 뜨자마자 하는 명상은 이제 제게 없어서는 안 될 삶의 도구가 됐습니다. 무엇보다 명상은 제 마음이 매일 어떻게 작동하는지 보게 해 줘요. 마음이 균형이 잡히고 잘 집중하고 있는지, 아니면 산만하고 우울한 기분에 빠져 있는지를 말이죠. 이러한 통찰 덕분에 저는 궤도를 수정해서 제 사고방식과 의사결정 능력을 개선하고, 이어서 전체적인 삶의 질도 끌어올릴 수 있었습니다.

이완 반응에서 시작한다

몸이 선천적으로 타고나는 이완 반응_{relaxation response}도 마음 챙김이 건강에 미치는 영향에 한몫한다. 예를 들어 심호흡을 생각해 보자. 6장에서 말했듯이 스트레스를 인식하면 교감신경계가 바로 작동을 시작해서 스트레스 호르몬인 코르티솔과 아드레날린 분비의 폭주를 일으킨다. 반면 부교감신경은 이완 반응의 촉발을 돕는다. 심호흡은 부교감신경의 반응을 유도하는 가장 빠른 방법 중 하나로, 몇 초 만에 고도 경계 상태에서 상대적인 평화 모드로 스위치가 바뀌면서 몸이 여러 수준에서 진정된다. 매사추세츠 종합병원의 벤슨–헨리 심신의학 연구소_{Benson-Henry Institute for Mind Body Medicine} 창립자이자 명상가들의 대뇌겉질이 더 두껍다는 것을 최초로 보고한 사람 중 한 명인 허버트 벤슨_{Herbert Benson} 박사의 말에 따르면 이완 반응은 "스트레스에 대한 신체적·감정적 반응을 변화시키는 깊은 휴식이 일어나는 육체적 상태"다. 이 상태에는 다음과 같은 특징이 있다.

- 느려진 심장박동
- 이완된 근육
- 느려진 호흡
- 낮아진 혈압

벤슨 박사의 연구소는 심신의학_{mind-body medicine}, 그중에서도 특히 이완 반응 연구라는 분야를 개척했다. 이완 반응이라는 용어도 벤슨 박사가 지은 것이다.[24] 심지어 그의 연구는 장기적 명상 루틴을 실천하기 전·중·후로 이완 반응이 유전자 발현에 미치는 영향도 정량화했다. 이 연구는 심오한 연구들을 많이 파생시켰다. 예를 들어 벤슨 박사와 연구진이 2013년에 쓴 논문은 이완 반응이 염증과 스트레스 관련 경로에 관여하는 유전자의 발현을 낮춘다는 것을 보여 주었다.[25] 그리고 최적의 유전자 발현과 이완 반응은 양적으로 관련되어 있는 것으로 보인다. 즉 이완이 많아질수록 혜택도 그만큼 늘어난다. 유전자 발현의 이로운 변화가 한 번의 명상 이후 몇 분 내로 관찰된다는 점도 주목할 만하다. 벤슨 연구소의 과학자들은 명상을 하는 동안에 일어나는 생물학적 사건들이, 몸이 심리적 적성을 신체적 염증으로 전환하지 못하게 막아 준다는 가설을 제시한다. 무작위 실험에서 불과 8주의 집단 수련 이후 마음 챙김 기반의 명상 수련이 만성 통증 환자의 우울증 증상을 개선해 주고[26] 지속적인 항불안 효과를 나타내는[27] 이유도 여기에서 찾을 수 있다.

명상의 이로움

- 앞이마겉질과의 연결 증가
- 의사결정 능력 개선
- 이어져 있다는 느낌과 공감 능력의 증가
- 인간관계 개선

- BDNF 수치 증가
- 기억력 개선
- 염증 감소
- 코르티솔 감소
- 스트레스 감소
- 창의성 증대
- 심혈관 건강 개선
- 면역 기능 개선
- 혈당 조절 능력 개선
- 수면 개선
- 지구의 건강에 대한 관심 증가

하루 20분씩

앤드루 뉴버그Andrew Newberg 박사는 마커스 통합 건강 연구소 머나 브린드 센터Marcus Institute of Integrative Health-Myrna Brind Center의 연구소장이자 토머스 제퍼슨 대학 병원Thomas Jefferson University Hospital의 의사다.[28] 그는 백 편 이상의 논문과 에세이를 발표했으며 명상뿐 아니라 사람들의 영적 경험과 태도에 대해서도 연구해 왔다.

우리가 뉴버그 박사에게 연락해서 명상과 기억력에 대한 연구와 관련해서 질문했더니, 그는 친절하게도 자기네 연구원들이 쓴 몇 편의 흥미로운 글을 첨부해서 보내 주었다. 한 논문에서 그는 기억력에 문제가 생긴 사람들을 8주짜리 명상 프로그램에 참가시켰더니 앞이마곁질뿐만 아니라 다른 뇌 영역까지도 혈류가 크게 증가한 것을 보여 주었다.[29] 심지어 참가자들의 기억 기능도 향상되었다. 또 다른 연구에서는 기억력이 저하된 15명(평균 연령 만 62세)을 8주짜리 명상 프로그램에 참가시켰다.[30] 프로그램을 마무리한 후에 신경 심리학 검사를 진행한 결과 "기분, 불안, 긴장감, 피로감이 눈에 띄게 개선되는 경향"이 나타났고, 긴장감과 피로감이 가장 현저하게 완화되었다. 이 모든 경향이 뇌의 혈류 변화와 상관관계가 있었다. 그런데 여기 의외의 이야기가 숨어 있다. 이 명상 프로그램이 하루에 단 20분씩만 진행된 것이다.

명상을 배우는 데 거부감이 있는 사람이면 침묵 수련부터 시작할 수도 있다. 2015년의 한 논문은 조용한 조건 아래 기억 중추인 해마에서 일어나는 새로운 뇌세포의 성장을 살펴보았다.[31] 그 결과 소음에 노출된 생쥐에 비해 하루에 2시간씩 조용한 조건에 놓인 생쥐는 해마의 뇌세포 성장이 증가했다. 사람의 경우 한 연구에서는 연구자들이 재생하고 있던 노래를 일시 정지했을 때 그로 인해 생기는 침묵의 시간에 실험 참가자들의 심박수와 혈압이 상당히 낮아졌다.[32] 정신을 산만하게 만드는 것 없이 침묵 속에 앉아 있었던 때가 언제인지 기억나지 않는다면, 일상에 그런 순간들을 더 챙겨 넣어야 할 때일 수 있다. 결국 그러다 보면 명상이나 다른 마음 챙김 수련에 통달하게 될

지도 모른다.

한 가지 더 얘기하자면, 이런 수련들이 자신의 생각과 행동을 관찰할 수 있게 도움으로써 효과를 나타낸다는 점을 강조하고 싶다. 이런 수련은 자신의 충동적이고 감정적인 반응 성향을 드러내어 이런 반응이 언제, 어떻게, 왜 일어나 우리의 행동을 지배하는지 깨닫게 함으로써 통찰을 제공한다. 그 결과로 생기는 각성은 브레인 워시 프로그램의 가장 큰 목표이며 앞이마겉질을 끌어들임으로써 얻는 핵심 결과물이다.

우리가 이 책에서 제안하는 많은 것들과 마찬가지로 이런 명상 수련은 무료로 할 수 있으며 특별한 장비가 필요하지도 않다. 가부좌를 틀고 염불을 하는 등의 전통적인 방식으로 명상할 필요도 없다. 눈이 건조해져 시릴 정도로 한 사물을 집중적으로 바라보고 있어야 하는 것도 아니다. 거의 모든 종교적 전통에서는 어떤 형태로든 명상을 한다. 기도도 그중 하나일 뿐이다. 마음 챙김이나 다른 형태의 명상을 수련할 쉬운 방법이 많으니, 굳이 여생을 동굴에 들어가 살지 않아도 인상적인 결과를 얻을 수 있다. 명상 수업에 참여하거나 명상 앱을 다운받아서 집에서 수련하는 것도 좋다. 하루에 몇 분씩 명상 안내 프로그램에 귀를 기울이는 것부터 시작해 하루에 두 번 12분씩 하는 수준까지 차츰 시간을 늘려 가는 것도 좋다. 명상을 못 하겠다는 핑계는 있을 수 없다. 여기에 당신이 지금 당장이라도 시도해 볼 만한 한 가지 훈련을 소개한다.

심호흡

심호흡은 언제 어디서라도 할 수 있다. 명상을 한 번도 해 본 적이 없다면 하루 두 번씩 심호흡 훈련으로 시작해 보자.

의자나 바닥에 편안한 자세로 앉는다. 눈을 감은 다음 몸을 이완시켜 목, 등, 팔, 다리 등 모든 부위의 긴장을 풀어 준다. 코로 최대한 길게 숨을 들이쉬면서 횡격막의 움직임을 느껴 보자. 그리고 배가 앞으로 솟아오르는 것을 느껴 보자. 최대로 들이마셨다는 생각이 들 때 공기를 살짝만 더 들이마신다. 그리고 스물을 세면서 천천히 숨을 내쉰다. 폐 속에 들어온 공기를 남김없이 모두 밀어내자. 이런 심호흡을 적어도 5회 이어서 진행한다.

명상의 목표는 완벽한 깨달음이 아님을 명심하자. 명상의 과정, 그에 따라오는 모든 도전을 통해 통찰과 균형 잡힌 시각을 고취하는 것이 목표다. 우리 모두의 머릿속에는 하루 종일 온갖 잡생각이 침투해 온다. 심지어 명상을 하는 동안에도 그렇다. 이것은 인간이면 누구나 겪는 일이다. 처음에 명상이 힘들게 느껴지더라도 실망할 것 없다. 누구나 다 그렇다!

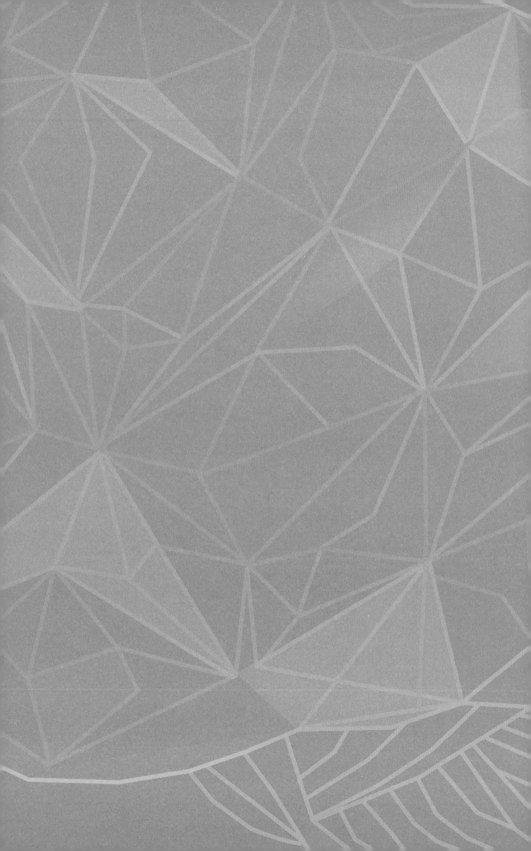

PART
___
3

브레인 워시

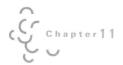

10일 프로그램

종 합 하 기

> 성공의 비결은 지금 시작하는 것이다.
>
> – 마크 트웨인(추정)

  브레인 워시 10일 프로그램에 온 것을 환영한다. 이것은 당신의 뇌와 몸을 리셋하는 프로그램이다. 이 프로그램의 목적은 당신에게 생각, 의사결정, 행동에 대한 통제력을 되돌려 주어 건강과 기쁨을 회복하게 돕는 것이다. 당신은 습관, 인간관계, 삶을 체험하는 방식에 변화를 겪을 것이다. 이것은 열흘짜리 집중 프로그램으로 시작한다. 당신도 해낼 수 있다.

  몇 가지 핵심 원칙부터 설명하겠다. 첫째, 이 프로그램이 효과를 보려면 당신이 변화를 원해야 한다. 당신이 충동적이고 단절된 생활방식에 만족하며 자신의 육체적 · 정신적 건강에 미치는 해로운 효과를 걱정하지 않는다면 당신에게 이 프로그램은 아무 소용도 없

을 것이다. 둘째, 이 프로그램이 당신의 모든 문제를 즉각 해결해 주
리라고 기대해서는 안 된다. 이것은 즉효 약이 아니다. 우리는 당신
의 장기적 성공을 위한 청사진을 제공하고, 당신의 심적 기제_{mental}
_{machinery}를 영구적으로 재조정하는 역할을 할 것이다.

10일 프로그램은 장점을 희생하거나 비현실적인 목표로 당신의
의지력을 시험하는 일 없이 최대한 실용적으로 설계되었다. 이것은
완벽함을 요구하지 않는다. 다만 인생의 큰 변화를 시작하라고 요구
할 뿐이다. 당신이 시간과 자원에 쫓기고 있다는 것을 잘 알지만 여기
에 소개된 개념들을 최대한 활용하고자 최선을 다해 주기를, 마음의
준비가 되었다면 10일 프로그램을 시작해 보기를 부탁한다.

이 프로그램의 각 요소들은 당신의 뇌가 단절 증후군을 박차고
나오고, 당신의 몸이 회복력과 질병에 대한 저항성을 구축할 수 있게
도와줄 나머지 요소들과 함께 작용한다.

10일 프로그램이 끝나면 이 프로그램의 근본 요소들은 계속해서
지켜 나가야 하지만, 나머지 추가 요소들은 자신에게 가장 도움이 되
는 것들을 선별해서 이어 나가면 된다. 이것은 시작일 뿐 끝이 아니
다. 10일째가 되는 날이면 당신은 새로운 리듬을 확립하고, 이어서
하루하루 이 리듬을 계속 다듬어 나가게 될 것이다.

세 가지 기본 원칙

당신은 이제 인생을 바꾸어 놓을 여행을 시작할 참이

다. 그 전에 당신이 확실히 준비가 되었는지 확인하고 싶다. 성공적인 여행을 준비하는 방법을 소개한다.

정직하자: 프로그램에 성공하기 위해서는 진실해야 한다. 자신의 건강, 기술 사용 습관, 식생활을 면밀하게 살피는 일도 여기에 포함된다. 자신의 갈망, 충동적 성향, 나쁜 습관, 감정 조절, 인간관계, 전체적인 삶의 질에 대해서도 솔직해질 필요가 있다. 인생은 복잡하고 예측 불가능하며 끝없는 도전이 이어지지만 당신에게는 몸, 뇌, 당신이 사랑하는 삶을 구축하는 데 필요한 변화들을 온전히 이끌어 낼 능력이 있나.

최선을 다하자: 이 프로그램이 정말 어려운 도전이 될 수 있다는 사실을 우리는 간과하지 않을 것이다. 건강과 행복에 중대한 변화를 이끌어 내는 일은 당연히 쉽지 않다! 프로그램 중에는 고생스러운 부분도 있을 것이다. 우리도 안다. 당신이 어떤 일들에 전념하고 있었든지 이 프로그램을 자신의 삶에 엮어 넣을 수 있다. 기억하자. 이 변화들에는 당신의 장기적인 건강과 행복을 더 나은 방향으로 바꾸어 줄 근본적인 힘이 있다. 이 프로그램은 자유를 선사한다. 혼란스러운 체중, 만성 염증, 통증, 불안, 처지는 활력, 외로움, 무기력감, 통제력 상실로부터의 자유 말이다. 단절 증후군으로부터의 자유도 선사할 것이다. 처음 8일은 매일 인생의 한 가지 특정 영역에 초점을 맞추어 진행된다.

- 1일차: 디지털 상호작용
- 2일차: 공감
- 3일차: 자연과의 만남
- 4일차: 식생활
- 5일차: 수면
- 6일차: 운동
- 7일차: 명상
- 8일차: 인간관계

9일과 10일째 되는 날에는 진척 상황을 평가하고 앞으로의 계획을 세운다. 이때쯤 당신은 일상에 여덟 가지 새로운 습관을 점진적으로 추가해서 다음과 같은 일을 착실히 진행하게 된다.

- 모든 디지털 활동에 T.I.M.E. 테스트를 적용하기(4장 참조)
- 하루에 3분에서 5분 정도 공감 실천하기
- 일주일에 30분 정도 시간을 내어 자연과 만나기
- 브레인 워시에서 권하는 식생활을 따르기(7장 참조)
- 성공적인 수면을 위한 브레인 워시 지침을 따르기(8장 참조)
- 하루에 30분 운동하기
- 하루에 12분 명상하기
- 하루에 10분 정도 다른 사람과 만나기

이를 착실히 수행할 수 없다면 이 프로그램은 당신과 맞지 않는 것이다. 그럴 경우 마음의 준비가 되었을 때 이 프로그램으로 돌아오자. 자신의 필요에 따라 이 프로그램을 수정할 수도 있고, 필요하다면 속도를 늦출 수도 있다. 예를 들어 식생활 요소(4일차)를 실천하는 데 하루 더 시간이 필요하다면 그렇게 해도 된다. 하지만 일단 프로그램을 시작한 후에는 소개한 단계들을 모두 밟아서 끝까지 마무리해주기를 부탁한다. 덧붙여 1일차부터 8일차까지 어느 단계든 다른 일차의 단계로 대체할 수 있지만 꼭 필요한 경우가 아니라면 되도록 그러지 않기를 권한다.

효과 있는 것을 찾아내기: 우리는 핵심 요소들을 대다수의 독자가 효과를 볼 수 있는 방식으로 일반화해서 소개한다. 그래도 10일 프로그램 전·중·후로 자신에게 필요한 것이 무엇인지 확인하는 것이 중요하다. 예를 들어 당신은 소셜미디어 사용 시간을 제한하고 자연과 접촉하는 데는 아무런 문제도 없지만 정제 탄수화물, 고도 가공식품, 청량음료를 식생활에서 줄여 나가는 데는 어려움을 느낄 수 있다. 여기서 중요한 부분은 어디에 추가적인 도움이 필요한지 깨닫는 것이다. 그러려면 자기에게 쉽게 느껴지는 것과 어렵게 느껴지는 것이 무엇인지 일기로 정리하면 좋다. 자신의 진척 상황을 최대한 자세히 추적해서 기록하자. 이 정보를 이용해서 자기만의 장기 계획을 수립할 수도 있다. 우리는 우리의 웹사이트인 BrainWashBook.com에서 특정 어려움을 해결하는 데 필요한 도움도 추가적으로 제공하고 있다.

1일차: 디지털 디톡스

먼저 뇌를 끝없이 정신을 산만하게 만드는 디지털 기술의 영향에서 차단할 필요가 있다. 이렇게 하려면 새로운 균형을 찾아야 한다. 첨단 기술을 삶에서 완전히 제거하라는 게 아니라 디지털 장비 사용을 전체적으로 점검해 보아야 한다는 의미다. 그러면 첨단 기술로부터 얻을 것은 얻으면서 첨단 기술이 당신의 시간과 뇌를 장악할 기회는 차단할 수 있다. 여기서 4장에서 소개했던 T.I.M.E. 테스트가 등장한다. 프로그램 1일차에는 다음의 것들을 해 나가자.

1. 스마트폰과 컴퓨터의 알림 설정을 확인해서 불필요한 것들은 끄자(푸시 알림, 이메일 알림 등). 그럼 정신이 자유로워져 더 의미 있는 일들을 할 수 있다.

2. 스마트폰의 불필요한 앱들을 지우자.

3. 스마트폰과 컴퓨터에 '방해 금지'를 디폴트 옵션으로 설정해 놓자.

4. 잠을 잘 때는 물론이고 식사를 할 때나 중요한 대화를 할 때 '비행기 모드'를 사용하자.

5. 잠을 방해하지 않게 설정해 놓자. 저녁 시간에 수면을 방해하

는 블루라이트 노출을 줄일 수 있도록 '야간 모드 기능'을 켜거나, 그런 기능이 없는 경우라면 밤에 블루라이트를 줄여 주는 서드파티 앱을 다운받아 사용하자.

6. 자신의 업무나 개인 생활에 소셜미디어가 필수적인지 판단해 보자. 그렇지 않다는 판단이 들면 소셜미디어 사용을 자제하거나, 플랫폼 사용 시간을 제한하는 계획을 세우자. 소셜미디어가 필수적이라는 판단이 들면 목표 달성에 필요한 최소의 시간이 얼마나 되는지 따져 보고 그에 따라 하루의 계획을 잡자.

7. 가능하다면 하루 중 문자, 이메일, 전화 등에 응대하는 구체적인 시간을 정해서 지키자. 시간의 경계를 엄격하게 준수하자(238쪽의 T.I.M.E. 테스트 관련 글 참조).

8. 텔레비전 시청 시간을 줄이자. 그렇게 하면 독서를 하고, 대화를 나누고, 더 나아가 마음 챙김과 인지 성장을 촉진하는 오디오북이나 팟캐스트 등의 기술을 접할 훌륭한 기회가 생긴다.

9. 불필요한 온라인 쇼핑을 줄이자.

소셜미디어 사용, 텔레비전 시청, 인터넷 서핑, 온라인 쇼핑, 스마트폰 사용, 이메일 확인, 심지어 문자 메시지 응대에 이르기까지 모든 부분에 T.I.M.E. 도구를 사용할 것을 강력하게 추천한다. 건강에 이로운 디지털 활동의 4가지 특징을 기억해서 당신의 디지털 노출을 관리하자(구체적인 내용은 4장 참조).

T: 시간제한Time restricted

I: 목적의식Intentional

M: 마음 챙김Mindful

E: 질적 향상Enriching

2일차: 감사의 마음을 통해 공감 실천하기

자기 삶의 긍정적인 측면과 아끼는 사람들에 대해 깊이 생각해 보는 것은 마음 챙김과 공감을 훈련하는 방법이다. 감사의 마음이 커질수록 공감 능력도 높아진다는 것이 연구를 통해 밝혀졌다.[1] 2일차에는 자신이 감사하게 생각하는 것 다섯 가지를 적어 보자. 이것은 '맛있는 식사'나 '친구와의 대화' 같이 구체적인 내용이 될 수도, '건강'처럼 일반적인 내용이 될 수도 있다. 침대맡에 일기장이나 공책, 혹은 종이 한 장과 펜을 준비해 두자. 오늘부터는 아침이나 저녁에 몇 분 정도 시간을 내어 감사한 마음이 드는 다섯 가지를 적도록 하자. 여기에 추가적으로 매일 누군가에게 그 사람이 해 준 구체적인 일에 직접 감사의 마음을 표현하는 것을 목표로 삼자. 이런 유형의 친사회적 행동은 당신 자신과 당신이 감사를 표현하는 그 사람에게 모두 도움이 된다. 여기에 추가로 자신과 관점이 다른 사람이 그렇게 생각하고 느끼는 이유를 생각해 보는 시간을 매일 마련해 보자. 타인을 향한 공감 능력이 더욱 강화될 것이다.

3일차: 자연 치료

우리는 대부분의 사람이 걸어서 갈 수 있는 거리 안에 광활한 숲이 펼쳐져 있는 곳에 살지 않는다는 것을 잘 안다. 그래도 좋다. 대신 각자의 상황에 맞추어 가능한 것들을 하면 된다. 연구자들은 사람이 얼마나 오랫동안 자연 속에 있어야 자연이 주는 혜택을 고스란히 받을 수 있는지 아직 연구 중이지만, 그 결과가 나오기 전까지는 오늘 적어도 30분 정도는 자연에서 보내기를 바란다. 극단적인 원시 자연을 찾아갈 필요는 없다. 집 근처 공원이나 녹지 공간의 위치부터 찾아보자. 그냥 야외로 나가기만 해도 누구나 얼마든지 자연을 접할 수 있다. 심지어 도시환경에서도 자연이 주는 혜택은 얼마든지 누릴 수 있다. 다른 선택의 여지가 없다면 그냥 사무실이나 집 밖으로 나가 산책하면서 풍경을 관찰해 보자.

일단 자연으로 나갈 방법을 찾고 나면, 그다음은 어떡해야 할지 감이 잘 안 올 수도 있다. 그저 마음 챙김을 하면서 자연을 접하기만 한다면, 삼림욕을 하는 방법이 단 한 가지로 정해져 있는 것은 아니다. 구체적인 목표 완수에 너무 얽매이지 말자. 그저 모든 감각을 동원해서 소리, 풍경, 주변 식물에서 나는 냄새 등을 느껴 보자. 해변에 있든, 공원에 있든, 동네를 산책하든, 걷는 속도를 늦추고 시간을 내어 자연의 다양성과 복잡성을 감상해 보는 것도 좋다. 공원에서 제일 마음에 드는 공간을 골라서 추가로 그곳에서 시간을 보내는 것도 방법이다.

자연 치료는 다른 브레인 워시 지침과 자연스럽게 결합해서 진행할 수 있다. 야외에서 할 수 있는 것이 정말 많기 때문이다. 공원에서 명상을 하거나, 친구와 함께 소풍을 즐기면서 유대감을 쌓는 것도 생각해 볼 수 있다. 아니면 책을 가지고 가서 읽거나, 스케치북을 가져가 그림을 그리거나, 일기를 쓸 수도 있다. 어떤 공원에서는 태극권이나 요가 같은 마음 챙김 수련 수업을 열기도 한다. 중요한 점은 현재에 머물면서 자연에서 얻을 수 있는 여러 혜택들을 열린 마음으로 받아들이는 것이다. 이렇게 하려면 스마트폰을 무음 설정하거나 비행기 모드로 바꾸거나, 아예 차 안에 두고 나가야 한다. 그래야 주변의 아름다운 자연에 오롯이 관심을 쏟을 수 있다.

추가적인 단계로 실내 환경 개선을 위해 실내용 화초를 구입하는 것도 고려해 보자. 대부분 집이나 사무실 창가에 화분을 놓고 가꾸는 식이 될 것이다. 하루 종일 그 화분을 바라보며 즐길 수 있을 장소를 찾아 보자. 다육식물같이 돌보기 쉬운 식물을 시도해 보자. 야외 환경을 최대한 실내로 들여오자.

4일차: 음식 찾아내기

식생활의 변화는 당신이 가장 잘 통제할 수 있는 장소에서 시작되어야 한다. 바로 부엌과 식료품 저장실이다. 이제 지금까지 어떤 음식을 먹어 왔는지 살펴보고, 건강에 해로운 것들을 모두 없앨 시간이 찾아 왔다. 예외를 두고 싶은 마음이 늘기 쉽다. 예를 들면 '혹시나 모르니까' 손님이 찾아올 때를 대비해서 쿠키나 청량음료, 만약을 대비해서 시리얼은 남겨 두고 싶어질 것이다. 하지만 지금은 단호히 '아니요'라고 말해야 할 때다. 정제 탄수화물 같은 가공식품은 앞이마겉질을 활용하는 능력에 직접적인 위협이 된다. 음식은 신경 네트워크, 세포 연결, 유전자 발현에 이르기까지 당신의 몸에 제공되는 정보임을 기억하자. 계속해서 명료하게 생각하고 싶다면 양질의 영양이 필요하다.

일반적인 지침

7장에서 소개한 규칙(174~175쪽)을 이용해서 나만의 브레인 워시 식단을 짜 보자. 복습 삼아 다시 이야기하자면 단일 성분의 식물 기반 식품을 더 많이 먹도록 노력하자. 일반적인 포장 식품을 고를 때는 다섯 가지 이상의 성분이 들어간 제품을 피하자. 그렇다고 요리할 때 다섯 가지 이상의 재료를 사용하면 안 된다는 의미는 분명 아니다. 일반적인 가정식 요리에는 들어가지 않는 인공 성분이나 가공 성분을 피하자는 얘기다.

육류를 먹기로 했으면 주요리가 아니라 곁들이는 메뉴로 취급하자. 하루에 적어도 한 끼는 100퍼센트 식물성 식단(육류나 다른 동물성 제품이 포함되지 않도록)으로 먹자. 그리고 프로바이오틱스와 프리바이오틱스 성분이 풍부한 식품을 늘리는 것을 목표로 삼자.

무엇을 먹을 것인가

버릴 음식과 갖고 있을 음식의 전체 목록은 BrainWash Book.com을 참고하기 바란다. 다음은 그 내용을 축약한 목록이다.

버릴 음식
- 모든 형태의 가공식품, 정제 탄수화물, 설탕, 전분. 예를 들면 감자칩, 크래커, 쿠키, 페이스트리, 머핀, 피자 도우, 케이크, 도넛, 설탕이 들어간 간식, 사탕, 에너지바, 아이스크림, 얼린 요구르트, 셔벗, 잼, 젤리, 보존식품, 주스, 스포츠 음료, 청량음료, 탄산음료, 설탕(백설탕, 흑설탕), 옥수수 시럽 등이다.
- 모든 인공감미료와 인공감미료가 들어간 제품. '천연 성분'이라고 홍보하는 설탕 대체 감미료도 쫓아내야 한다. 여기에 해당하는 것으로는 아세설팜칼륨acesulfame potassium, 아스파탐aspartame, 사카린saccharin, 수크랄로스sucralose, 네오테임neotame 등이 있다.

- 천연 설탕과 인공감미료를 대체하는 건강식품으로 시중에 팔리는 당알코올sugar alcohol을 조심해야 한다. 여기에 해당하는 성분은 소르비톨sorbitol, 만니톨mannitol, 자일리톨xylitol, 말티톨maltitol, 에리스리톨erythritol, 이소말트isomalt 등이 있다. 이런 성분이 당신의 마이크로바이옴, 더 나아가 뇌에 어떤 작용을 하는지는 알려져 있지 않다. 하지만 당알코올이 설사나 더부룩함 같은 소화관 문제를 종종 일으킨다는 사실은 알려져 있다.
- 가공육. 예를 들면 베이컨, 소시지, 햄, 살라미, 훈연 고기, 통조림 육류, 건조 육류, 핫도그, 콘비프corned beef, 콜드컷cold cut(햄, 살라미, 칠면조 등의 냉육을 얇게 저민 음식 - 옮긴이) 등이 있다. 대부분의 가공육에는 염증을 일으킬 수 있는 첨가제가 들어 있다.
- 마가린, 식물성 쇼트닝, 상업적으로 판매되는 대부분의 식물성 식용유(대두유, 옥수수유, 면실유, 카놀라유, 땅콩기름, 포도씨유, 해바라기씨유, 미강유 등)는 유기농 제품이라도 피하는 것이 좋다. 이런 기름은 보통 식물에서 채취하지만 정제되고 화학적으로 변형될 때가 많다. 이런 기름의 제일 나쁜 점은 염증을 일으키는 오메가-6 지방이 다량으로 들어 있다는 점이다.
- 비발효성 콩 식품(두부, 두유 등)과 콩으로 만든 가공식품(식품 영양 성분 표시에서 '분리대두단백soy protein insolate'이라는 성분을 찾아보고, 콩 치즈, 콩 버거, 콩 핫도그, 콩 너깃, 콩 아이스크림, 콩 요구르트 등의 식품을 피하자). 된장, 낫토, 템페 같은 발효 콩 식품은 괜찮다. 이런 음식은 채식주의자들의 단

백질 공급원이 되어 줄 뿐만 아니라 100퍼센트 식물성 식단에도 제격이다. 비발효성 콩 식품의 가장 큰 문제는 피트산phytic acid이다. 이것은 칼슘, 철분, 마그네슘, 망간 등의 영양분 흡수를 감소시킨다. 비발효성 콩 식품에는 렉틴lectin도 들어 있다. 렉틴은 염증과 음식 알레르기의 발생 위험을 높일 수 있다. 발효를 시키면 이런 문제가 줄어든다. 이상적으로는 'nonGMO' 라벨이 붙은 제품을 고르는 것이 좋다.

- 말토덱스트린maltodextrin, 아질산나트륨sodium nitrite, 안식향산나트륨sodium benzoate 등 화학물질 느낌이 나거나 당신에게 익숙하지 않은 성분이 들어간 음식.

- '무지방', '저지방' 표시가 붙은 포장 식품. 저지방이라고 강조하는 식품 중에는 상당한 양의 설탕이 첨가된 것이 많다.

갖고 있을 음식

이런 독성 제품을 대신해서 건강에 좋은 진짜 식품을 구입하자 (이런 식품에는 대부분 식품 영양 성분 표시가 없다). 무가공 식품을 고를 때는 가급적 유기농, nonGMO의 현지 농산물을 이용하는 것을 잊지 말자. 급속 냉동 제품도 괜찮다. 아보카도, 엑스트라 버진 올리브유, 견과류, 씨앗류 등 건강에 좋은 지방 성분이 들어간 음식과 다양한 색상의 채소가 포함된 쇼핑 목록을 만들자. 동물성 제품을 먹기로 했다면 오메가-3 섭취를 개선할 수 있게 정어리, 고등어, 멸치, 연어, 청어 등을 고려하자. (BrainWashBook.com에서 쇼핑 목록 샘플을 다운로드할 수 있다.) 이 책에서 소개하는 레시피(261쪽)들을 살펴보면서 시도해 봐야겠다 싶은 것에 표시를 해 두자. 그러고 나서 필요한 재료들을 쇼핑 목록에 추가하자. 다음은 짧게 요약한 내용이다.

- 건강에 좋은 지방: 엑스트라 버진 올리브유, 참기름, 코코넛유, 아보카도유, 방목 사육한 소에서 나온 유기농 수지tallow와 버터, 기ghee(인도에서 사용하는 정제 버터 – 옮긴이), 코코넛, 올리브, 견과류, 호두버터, 씨앗류(아마씨, 해바라기씨, 호박씨, 참깨, 치아시드)
- 저당도 과일: 아보카도, 피망, 오이, 토마토, 주키니, 호박, 가지, 레몬, 라임
- 단백질: 익힌 콩류를 비롯한 식물성 단백질 공급원(검은콩, 강낭콩, 누에콩, 흰 강낭콩, 렌틸콩, 완두콩, 병아리콩 등)과 된장, 낫토 등 발효한 nonGMO 콩 식품. 콩류에서 피트산과 렉틴을 줄이려면 물에 담그는 것보다는 익히는 것이 훨씬 효과적이다. 동물성 단백질 공급원으로는 방목 사육 달걀, 자연산 생선(정어리, 고등어, 멸치, 연어, 청어 등), 조개, 연체동물류(새우, 게, 랍스터, 조개, 굴 등), 방목 사육 육류, 방목 사육 가금류, 야생 사냥물 등이 있다. 육류는 주요리가 아니라 곁들임 요리로 취급해야 한다는 사실을 명심하자.
- 채소: 상추, 콜라드, 시금치, 케일, 근대 등의 잎채소, 그 외 브로콜리, 양배추, 양파, 버섯, 콜리플라워, 방울다다기양배추, 아티초크, 알팔파 새싹, 껍질콩, 셀러리, 청경채, 무, 물냉이, 터닙, 아스파라거스, 마늘, 서양대파, 회향, 샬럿shallot(작은 양

파의 일종 – 옮긴이), 스캘리언_{scallion}(파, 양파, 부추, 샬럿의 일종
– 옮긴이), 생강, 히카마, 파슬리, 마름, 셀러리액, 콜라비 등

- 프로바이오틱스가 풍부한 발효 식품: 김치, 케피르_{kefir} (우유를 발효
  시킨 음료 – 옮긴이), 발효시켜 만든 양념, 생요구르트
- 프리바이오틱스가 풍부한 음식: 민들레잎_{dandelion greens}, 마늘, 양
  파, 아스파라거스, 서양대파, 히카마, 돼지감자

아래 식품들은 적당히 먹어도 좋다(여기서 '적당히'란 하루에 한 번 소량
먹는 것을 말한다).

- 탄수화물이 많은 채소: 비트, 옥수수, 감자, 고구마, 참마
- 글루텐이 없는 곡물: 아마란스, 메밀, 쌀(현미, 백미), 조, 수수,
  테프, 귀리, 퀴노아. 이런 식품들은 글루텐은 없지만 탄수화물
  함량은 높다는 점을 명심해야 한다.
- 치즈, 코티지 치즈, 생요구르트가 아닌 그냥 요구르트
- 우유(전유)와 크림: 요리할 때 혹은 커피나 차를 타 마실 때 조금
  씩 사용한다.
- 감미료: 천연 스테비아_{stevia}와 다크 초콜릿(카카오 함량이 적어도
  80퍼센트 이상)
- 통째로 먹는 달콤한 과일: 산딸기류가 제일 좋다. 살구, 망고, 멜
  론, 파파야, 바나나, 파인애플, 말린 과일 등 너무 단 과일은
  대단히 조심해야 한다.
- 와인: 원한다면 하루에 한 잔 정도가 적당하고, 가급적 알코올

도수가 낮은(12.5퍼센트 이하) 유기농 레드 와인이 좋다.

음식을 먹을 때도 마음 챙김을 하자. 정신을 산만하게 하는 것을 없애고 음식에 초점을 맞춘다. 맛이 어떤지, 먹는 동안에 어떤 느낌이 나는지 집중해 본다. 마지막으로 식사 스케줄을 조정하자. 시간제한 식이와 대사에 관한 연구를 보면 음식을 섭취하는 시간을 12시간으로 제한하면 인슐린 민감성, 혈압, 면역 기능을 개선할 수 있고 염증을 낮출 수 있다. 시간제한 식이는 몸의 건강한 일주기 리듬도 뒷받침해 준다(이 주제에 대해 더 자세한 내용은 우리 웹사이트를 방문하거나 사친 판다Satchin Panda 박사의 훌륭한 책 『생체리듬의 과학The Circadian Code』을 참고하기 바란다). 그에 더해서 연구에 따르면 잠자기 3시간 전에는 물 말고는 아무것도 먹지 않는 것이 제일 좋다고 한다.

음식과 관련해서는 어려운 시기가 찾아올 수밖에 없으니 그에 대비하자. 집에서는 음식의 선택을 통제할 수 있겠지만 자기 부엌과 떨어진 장소에서는 상황이 복잡해진다. 이런 상황에 대비하는 한 가지 방법은 항상 질 좋은 간식을 준비해서 다니는 것이다(견과류를 한 봉지 갖고 다니는 것도 훌륭한 방법이다). 그와 마찬가지로 중요한 부분이 있다. 당신은 아마도 주변 사람들이 브레인 워시 프로그램에서 배제한 음식을 먹고 마시는 상황을 경험하게 될 것이다. 간이식당이나 직장 구내매점만 봐도 정크 푸드나 건강에 좋지 않은 다른 유혹적인 음식들로 가득한 것이 사실이다. 당신은 이런 유혹에 넘어갈지 아니면 계획을 끝까지 고수할지 결정을 내려야 한다. 유혹에 은근슬쩍 넘어가고 싶은 욕망이야말로 당신이 애초에 이 책을 읽게 된 이유라는 것을 명심하자. 여기서 굴복하는 것은 당신의 보상 중추에게 주지 말아야 할 것을 손수 갖다 바치는 꼴이다.

식생활을 영구적으로 변화시키는 일은 브레인 워시 10일 프로그램에서 가장 어렵고도 의미 깊은 부분이다. 건강한 식습관을 유지하기가 힘들더라도 혼자만 그런 것이 아니니 걱정할 필요 없다. 식사 계획을 친구와 함께 짜는 것도 잊지 말자. 건강에 좋은 음식들을 가져와 함께 식사를 하는 것도 좋다. 다만 과제를 하고 브레인 워시 프로그램의 원칙 안에서 음식을 선택하는 것을 잊지 말자. 하루 식단의 예시와 고려해 볼 만한 네 가지 보충제를 소개한다.

브레인 워시 식단 예

기상: 따뜻한 물 한 잔. 기호에 따라 레몬즙이나 신선한 생강 편을 첨가해도 좋다.

아침 식사: 아보카도 토스트(277쪽 참조). 기호에 따라 발전소 커피(336쪽 참조)나 녹차를 곁들여도 좋다.

점심 식사: 채소 라자냐(311쪽 참조)와 히비스커스 차(333쪽 참조)

간식: 말차 스무디(331쪽 참조) 혹은 조각으로 잘라서 콜리플라워 후무스(285쪽 참조)에 담근 셀러리와 피망

저녁 식사: 돼지감자와 서양대파를 곁들인 통연어 구이(309쪽 참조)에 기호에 따라 레드 와인을 곁들인다.

248

후식: 아몬드 코코넛 비스코티(327쪽 참조)와 캐모마일 차 한 잔

명심할 부분: 잠자리에 들기 전 3시간 안쪽으로는 물 말고 어떤 것도 섭취하지 말 것

고려해 볼 만한 네 가지 보충제

우리는 필요한 모든 것을 자연에서, 즉 먹는 음식에서 얻는 쪽을 더 선호하기 때문에 보충제에 대해서는 지금까지 언급하시 않았나. 하시만 브레인 워시 프로그램을 진행하는 도중에, 그리고 그 이후에도 몸과 뇌에 큰 보탬이 되는 보석 같은 보충제들이 있어서 여기서 강조하고 넘어가려 한다. 이런 보충제를 구입해서 오늘부터 바로 복용하기 시작해도 좋다. 이 보충제들에 관해 자세히 알고 싶다면 BrainWashBook.com을 방문하기 바란다.

- 비타민 D: 햇빛이 피부에 닿으면 우리 몸에서는 이 비타민을 자연적으로 생산한다. 하지만 햇빛 노출이 부족해서 이 비타민이 결핍된 사람이 많다(아주 북쪽 지역에 사는 사람, 야외 활동이 부족한 사람, 이 중요한 비타민을 생산하는 데 필요한 자외선을 차단하는 선크림을 사용하는 사람). 과체중인 사람은 혈중 비타민 D를 건강한 수준(40~60ng/ml)으로 올리려면 보통 더 많은 비타민 D가 필요하다. 처음 시작은 2,000IU_{international unit}(국제단위)의 비타민 D3가 들어 있는 보충제를 복용하면 된다.

하지만 자신에게 적절한 용량을 알려면 전문 의료인과 상담해 보아야 한다.

- DHA~docosahexaenoic acid~(오메가-3 지방산): 아마도 뇌에 활력을 불어넣는 분자 중에 DHA만큼 사람들의 관심을 많이 받은 것도 없을 것이다. DHA는 뇌세포를 둘러싸는 세포막, 특히 효율적인 뇌 기능의 핵심인 시냅스의 중요한 구성 요소다. DHA는 뇌와 몸 이곳저곳에서 염증을 줄이는 데도 도움을 주고, BDNF도 증가시켜 주는 것으로 보인다. 하루에 1,000밀리그램을 복용하자. EPA~eicosapentaenoic acid~와 혼합해서 나오는 DHA를 구입해도 좋다. EPA도 염증을 줄여 준다. 하지만 캡슐당 DHA 함량을 확인해서 복용량이 충분한지 따져 보자. 어유 보충제~fish oil supplement~나 해조류에서 추출한 DHA를 선택하자.

- 터머릭(강황과 울금): 터머릭이라는 향신료의 주요 유효 성분인 쿠르쿠민~curcumin~에 대해서는 집중적인 연구가 이루어지고 있다. 특히나 뇌와 관련해서 연구가 활발하다. 터머릭은 전통 한의학과 전통 인도 의학에서 수천 년 동안 사용되어 왔다. 터머릭은 항산화 작용, 항염증 작용, 항진균 작용, 항균 작용으로 유명하지만 전 세계 신경 과학자들이 흥미를 갖는 이유는 BDNF를 증가시키는 능력 때문이다. 하루에 한 번 500밀리그램을 복용하자.

- MCT 오일~medium-chain trigluceride oil~: MCT 오일은 보통 코코넛에서 추출한다. 이것은 일종의 포화지방산으로 뇌의 고효율

연료로 작동한다. 염증을 줄여 주는 추가적인 이득도 있다. 하루에 1작은술_{tea spoon}이나 순수 코코넛 오일 1~2 작은술 정도를 복용하자(되도록 유기농으로). 요리를 할 때도 주저하지 말고 코코넛 오일을 쓰고, 커피나 차를 마실 때도 MCT 오일을 첨가하자.

5일차: 성공적인 수면

반무의식 상태에 빠지는 빈 시간이 그렇게 귀한 시간이 될 줄 누가 알았겠는가? 수면이 건강에 미치는 이로움에 대한 연구는 정말이지 충격적이다(8장 참조). 우리는 잠을 통해 뇌를 리셋하고 앞이마겉질을 원래대로 되돌려 놓아야 한다. 성공적인 수면을 준비하는 세 가지 방법이 있다.

수면 보호구역 만들기: 침실을 최대한 조용하고, 평화롭고, 수면 친화적인 공간으로 만들자. 그러려면 정신을 산만하게 만드는 것들(텔레비전, 컴퓨터, 전화기, 태블릿 등)을 침실에서 없애야 한다. 눈과 뇌를 자극하는 전자장치들을 모두 찾아내서 치우자.

잠들기 좋은 환경 만들기: 오후 2시 이후에는 모든 카페인 섭취를 멈추자. 당신의 몸에 이제 잘 시간이 되었다고 말해 줄 취침 루틴을 확립하자. 침실에 있지 않은 경우에도 잠잘 시간의 1시간 전부터는 밝은 빛에 노출되지 않도록 하고, 저녁에 스크린을 꼭 보아야 한다면 블루라이트 차단용 보안경을 이용하자. 잠자리에 들기 전에는 집 안 조명, 특히 침실 조명을 어둡게 유지하고 침실의 온도는 18도에서 21도 정도로 맞춰 놓자.

긴장 풀기: 잠자리에 들기 바로 전에 조용한 음악을 듣거나, 책을 읽거나, 따뜻한 물로 샤워를 하는 것도 고려해 볼 만하다. 자리에 눕기 전에 감사의 일기를 쓰거나 명상을 하는 것도 좋다.

꾸준하게 양질의 수면을 취하는 것은 아주 어려운 일일 수 있다. 새로운 수면 루틴에 정착하는 데 시간이 걸릴 수도 있다. 당장 완벽한 잠을 기대하지는 말자. 수면의 질이 살짝만 높아져도 당신의 건강과 뇌에는 아주 훌륭한 서비스가 된다는 점을 명심하자.

6일차: 운동 시작하기

운동을 꾸준히 하겠다고 생각하면 일단 기부터 죽기 십상이다. 여기서 중요한 개념은 하기 싫은 것을 억지로 하는 것이 아니라, 운동을 기분과 의사결정 능력을 개선하면서 동시에 뇌와 몸을 지켜주는 일종의 약으로 바라보는 것이다. 6일차는 일상에서 운동 습관을 구축하는 데 쓰자. 오늘부터 적어도 20분 동안 어떤 형태로든 운동을 시작해서 몸을 움직여 보자. 나머지 프로그램을 진행하는 동안 운동 시간을 하루 30분으로 끌어올리는 것을 목표로 하자. 운동을 즐기는 네 가지 열쇠를 소개한다.

현실성 있는 출발점을 잡자: 몇 년 동안 운동을 하지 않은 사람이라면 무작정 일어나서 10킬로미터 달리기부터 시작해서는 안 된다. 우리의 목표는 지속 가능한 운동이다!

장벽을 없애자: 언제 어떻게 운동할지 계획을 세우자. 운동은 시간이 나면 하는 것이 아니라 시간을 내서 하는 것이다. 전날 밤에 운동복과 신발을 미리 준비해 놓자.

즐겁게 하자: 재미있고 활력을 주는 활동을 찾아내지 못하고 억지로 운동하면 장기적으로는 효과가 크게 떨어질 수밖에 없다. 계획을 세운 것이 자기와 맞지 않다면 변화를 줘 보자. 동기를 부여해 주는 새로운 활동을 찾아보자.

다른 사람과 함께 운동하자: 다른 사람들과 같이 신체 활동에 참여하면 계속 운동을 이어 가는 데 도움이 된다. 일주일에 하루는 친구와 함께 운동해 보자. 달리기 모임이나 걷기 모임에 참여하는 것도 고려해 볼 만하다. 직장 동료에게도 점심시간에 함께 산책할 생각이 있는지 물어보자. 인터넷으로 찾아보면 주변에서 다양한 운동 모임을 발견할 수 있을 것이다. 마음에 드는 활동을 시작해 보자.

일단 일주일에 적어도 5일, 하루에 최소 30분 운동이라는 목표에 도달하고 나면 운동이 그렇게 무서운 과제가 아님을 깨달을 것이다. 오히려 반가운 활동이 될 수 있다. 그리고 정기적으로 운동을 하지 않는 날에도 작은 변화를 통해 더 많은 움직임을 일상에 짜 넣자. 이를테면 엘리베이터 대신 계단을 이용하거나, 점심을 먹은 후에 산책을 하는 것도 좋다. 직장 업무가 주로 앉아서 하는 일이면 1시간마다 최소 2분씩은 자리에서 일어나서 주변을 걷자. 몇 시간씩 앉아만 있어서는 안 된다. 마지막으로 운동의 강도와 시간을 늘려 운동량을 증가시킴으로써 BDNF가 뇌에 미치는 이로운 효과를 모두 얻어 내고 앞이마겉질의 기능도 향상시킬 수 있다. 하지만 어떤 식으로든 몸을 움직이기만 해도 몸과 마음에는 더할 나위 없이 좋은 효과가 나타난다는 점을 잊지 말자.

7일차: 명상을 통한 치유

9장에서 설명했듯이 명상은 마음을 가다듬는 최고의 방법이다. 우리는 특정 유형의 명상을 따로 권장하지는 않는다. 유형과 상관없이 명상을 운동처럼 하루 일과의 일부로 만드는 것이 가장 큰 목표이기 때문이다. 온라인을 통해서도 다양한 형태의 명상을 배울 수 있고, 명상 지도서로 익히거나 명상 앱을 다운받아 따라 할 수도 있다. 특별한 기술을 필요로 하지 않는 기본적인 것부터 시작하고 싶다면 그냥 자리에 앉아서 12분 동안 자신의 호흡에 집중해 보자. 7일차에는 한 종류의 명상을 해 보고, 그 이후로 매일 명상 수련을 하자.

프로그램에서 이 부분이 당신에게 큰 도전이 되리라 예상한다. 명상을 시작하기 전에 한 가지 당부하고 싶다. 명상을 시도할 때 마음이 계속해서 산만해지는 것은 전적으로 정상적인 일임을 기억하자. 그것이 바로 명상을 하는 이유다! 마음이 정처 없이 방황할 때 그 마음을 포착하는 것이 바로 명상의 목적이다. 따라서 집중력을 잃는다고 해서 명상을 망쳤다는 생각을 할 필요가 없다. 하루 중 끊기지 않고 12분 동안 명상을 할 수 있는 시간대와 정신을 산만하게 만드는 것이 없는 장소를 찾아보자. 아침에 눈을 뜬 순간과 잠자리에 들기 바로 진 시간이 아주 훌륭한 기회다. 명상용 쿠션을 구입하는 것도 좋지만 의자나 소파, 그냥 바닥에 앉아서 해도 전혀 문제없다. 명상을 하는 동안에는 스마트폰을 비행기 모드로 두거나 아예 꺼 두자. 디지털 장비가 끼어들면 이 활동에서 얻는 잠재적 이득이 심각하게 방해를 받기 때문이다.

8일차: 강력한 유대감 키우기

타인과의 상호작용은 단절 증후군으로부터의 탈출을 돕는 열쇠다. 매일 적어도 10분 동안 끊어지지 않고 다른 사람과 연결되면 혜택을 얻을 수 있다. 연결은 직접적 대면이나 통화(혹은 영상통화)를 통해 이루어져야 하고, 다른 사람에 대해 무언가 새로운 것을 배울 수 있는 대화가 동반되어야 한다. 8일차에는 힘들이지 않고 10

분 내내 타인과 대화할 수 있는 방법을 생각해 보자. 예를 들어 가족과 함께 식탁에 둘러앉아서 저녁 식사를 하면서 차례로 그날 좋았던 점과 새로 배운 점에 대해 대화를 나누는 것도 좋을 것이다. 한동안 연락하지 못했던 오랜 친구에게 전화를 걸어 보는 것도 방법이다.

9일차: 점검하기

어떻게 진행되고 있는가? 이제 막 시작한 듯한 기분이겠지만 잠시 시간을 내어 앞선 8일이 어떻게 지나갔는지, 이후로는 어떻게 진행하고 싶은지 평가해 볼 시점이다. 지금까지 적어 놓은 내용이 있으면 다시 한 번 살펴보자. 프로그램 중에서 가장 어려웠던 부분은 무엇인가? 비교적 손쉽게 할 수 있었던 부분은 무엇인가? 아직도 야외로 나가 자연을 접하지 못했는가? 디지털 디톡스 권장 사항을 따라가지 못해 아직도 안간힘을 쓰고 있는가? 아마도 더 큰 노력이 필요한 영역이 있을 것이다. 괜찮다.

다음 표를 보면서 각각의 하루 프로그램이 얼마나 어려웠는지 체크해 보자. 이것이 앞으로 더욱 초점을 맞추어야 할 부분을 알려 줄 것이다.

1일차: 디지털	2일차: 공감	3일차: 자연	4일차: 식생활
쉬움 보통 어려움	쉬움 보통 어려움	쉬움 보통 어려움	쉬움 보통 어려움

5일차: 수면	6일차: 운동	7일차: 명상	8일차: 인간관계
쉬움 보통 어려움	쉬움 보통 어려움	쉬움 보통 어려움	쉬움 보통 어려움

잠시 시간을 내서 자신이 정신적으로 취약했던 부분이 어디였는지 생각해 보자. 스트레스 많은 하루가 지난 후에 운동을 빼먹고 싶은 기분이 들었는가? 아침 회의 시간에 나온 무료 베이글을 먹지 않고 견디기가 힘들었는가? 무엇이 이런 상황을 만들었는지 스스로에게 질문을 넌셔 보자. 이런 상황에 어떻게 대비하는 것이 좋을지 생각해 보자(예를 들면 퇴근 후 운동 강습에 등록하거나, 아침 회의 시간 전에 아침을 먹고 가는 것 등). 미리 대책을 세워 두면 당신의 뇌와 몸을 보호하는 데 도움이 될 것이다.

자신에게 도움이 되지 않는 것에 시간, 에너지, 돈을 투자하고 있다면 혹시 자신이 정신적으로 조작당하고 있지는 않은지 생각해 보자. 예를 들어 다음에 건강에 좋지 않은 식사를 하거나, 소셜미디어에 빠져들거나, 충동구매를 하기 전에는 스스로에게 물어보자. 이것이 과연 나를 이롭게 하는 행동일까, 다른 엉뚱한 사람을 이롭게 하는 행동일까? 당신의 잘못된 선택으로 다른 사람이 이득을 취하고 있지는 않은가? 이런 통찰을 동기로 삼아 삶에 변화를 이끌어 내자.

9일차에 시도해 보라고 제안하고 싶은 것이 한 가지 더 있다. 어째서 자신의 인생을 변화시키고 싶은지, 그 이유를 자신에게 편지로 적어 보자. 그리고 아침과 저녁으로 그 편지를 큰 소리로 읽어 보자.

당신에게 가장 큰 동기가 무엇인지 찾아내고, 당신이 자신의 미래에 이렇게 투자하게 된 이유를 스스로에게 되풀이해서 상기시키자. 아이들을 더 잘 이해하고 싶다거나, 심각한 병에서 낫고 싶다거나, 살을 빼고 싶다거나, 배우자와 더 가까워지고 싶다거나, 더 큰 활력을 느끼고 싶다거나, 직장에서 더 효율적이고 생산적인 사람이 되고 싶어서일 수도 있다. 자신의 의도를 글로 정확하게 옮기면 목표 실현을 도와줄 습관을 유지할 가능성도 더 커진다.

10일차: 앞으로 나아가기

축하한다! 이제 당신은 더 나은 삶으로 가는 길 위에 있다. 당신은 기분, 대사, 뇌 기능을 비롯해 당장 여러 수준에서 당신에게 영향을 미칠 중요한 변화를 시작했다. 가장 중요한 것은 자신의 생각과 행동을 다시 되찾아 단절 증후군에서 벗어나는 첫걸음을 내딛었다는 점이다.

잠을 더 잘 자거나, 소화가 잘 되거나, 설탕이나 정크 푸드 생각이 덜 난다거나, 더 활력이 넘친다거나, 만성 질환이 좀 나아졌다거나, 전체적으로 더 행복해진 것 등 긍정적인 변화가 생겨나는지 확인해 보자. 아무리 사소한 것들이라도 이런 변화들을 살뜰히 챙겼다가 앞으로 계속 나가게 해 줄 연료로 사용하자.

이 프로그램의 마지막 단계는 앞으로도 이 책에서 얻은 교훈으로부터 계속 혜택을 입을 수 있게 해 줄 틀을 짜는 것이다. 이 10일 프로그램은 한 번에 한 가지 기법에 초점을 맞추도록 계획된 것이지만 지속적인 건강과 기쁨을 위해 뇌의 회로를 새로 배선하고 싶다면 이 프로그램을 평생 고수해 나가야 한다. 여기서 권한 내용 중 하나만 일상으로 자리 잡아도 아주 큰 발전이라는 점을 기억하자.

10일 프로그램이 삶에 자리 잡을 수 있게 준비하는 동안 다음의 세 단계를 고려하자.

1. 9일차에 작성했던 표를 점검해서 가장 어렵다고 느꼈던 활동('어려움'에 표시했던 일차)에 특별히 초점을 맞춘다. 해당 내용을 다루는 장으로 다시 돌아가 읽고, 활동을 더 쉽게 만들 방법을 생각해 보자. BrainWashBook.com를 방문해서 가장 흔히 부딪히는 장애물을 극복하는 방법에 대한 추가 정보를 얻자.

2. 프로그램 중에서 스스로에게 가장 뜻깊었던 부분을 검토해 보자. 당신에게 활력과 흥분, 동기를 부여해 주었던 것을 강조하고, 지속 가능한 미래 계획을 수립할 때는 이런 활동을 우선시하자. 어떤 특정 요소에 대해 점점 지치고 흥미를 잃어 간다면 그 내용을 다른 것으로 바꿔 보자(예를 들면 운동의 종류를 바꾸거나, 다른 종류의 음식을 만들어 보거나, 한 번도 가 보지 않았던 공원을 찾아가거나, 새로운 유형의 명상을 시험해 보거나 등).

3. 브레인 워시 10일 프로그램은 당신에게 많은 변화를 요구한다. 그 모든 변화들이 다 당신에게 중요하거나 실현 가능한 변화는 아

닐 것이다. 우리의 권장 사항을 모두 따르지는 않기로 했다면 다음의
브레인 워시 프로그램의 핵심 요소들을 최대한 많이, 우선적으로 따
를 것을 강력히 권한다.

- 모든 디지털 활동에 T.I.M.E. 테스트를 적용하자.
- 매일 공감을 실천하자.
- 일주일에 30분은 자연에서 보내자.
- 브레인 워시 식단을 준수하자.
- 일주일에 5일, 하루에 30분씩 운동을 하자.
- 하루에 적어도 7시간 자는 것을 우선시하자.
- 하루에 적어도 12분간 명상을 하자.
- 하루에 적어도 10분 정도는 인간관계 향상에 투자하자.

우리는 당신이 매일 이 프로그램의 핵심 요소들을 계속 실천할
수 있기를 바란다. 하지만 또한 당신이 이 주요 개념들을 자신의 삶에
맞추어 응용할 방법도 찾아내기 바란다.

Chapter12

브레인 워시 레시피

부엌에서 연결을 찾다

　　무엇을 먹고 마실까 하는 문제는 당신이 매일 내리는 가장 중요한 결정 중 하나다. 음식은 당신의 뇌와 몸 리모델링의 관문이라 할 수 있다. 이것은 활기차고, 건강하고, 행복한 삶으로 가는 입장권이다. 우리는 브레인 워시의 원리를 충실히 따르는 독창적이고 만족스러운 레시피들을 만들어 냈다. 이 레시피를 '기본 요리', '아침 식사', '전채, 수프, 샐러드, 간식', '주요리', '곁들임 요리', '디저트', '음료'로 나누어 소개한다. 항염증 작용을 하는 이 맛있는 메뉴들은 신체의 전체적인 기능을 최적화하는 데 필요한 온갖 정보로 당신의 몸에 연료를 주입해서, 소화관 속의 미생물부터 뇌 속 뉴런에 이르기까지 우리 몸의 온갖 식구들에게 힘을 불어넣어 줄 것이다. 레시피 중에는 다른 사람들과 함께 나눠 먹을 만한 것들이 많으니 모임을 위해서라면 분량을 두 배나 세 배로 늘려도 상관없다.

　　전통적인 빵, 파스타, 페이스트리 같은 메뉴는 찾아볼 수 없겠지만 설탕이나 다른 중독성 탄수화물에 대한 갈망을 키우지 않는 맛있는 대안을 풍족하게 만날 수 있다. 가장 중요한 것은 최대한 자연에 가까운, 가공되지 않은 신선한 재료로 요리하는 것임을 명심하자. 이 책에 소개한 모든 레시피는 유기농 제품, 방목 사육하거나 목초 사육한 가금류와 육류, 방목 사육한 달걀 등을 이용해서 테스트를 거쳤다. 엑스트라 버진 올리브유, 코코넛 오일, 아보카도유, 무가당 견과 우유nut milk, 신선한 허브와 양념도 즐겨 썼다. 농산물 직매장을 방문하기가 어렵다면 대형 슈퍼마켓, 체인점, 식품 전문점이나 온라인을 통해서도 이 모든 재료를 구할 수 있다.

이 레시피를 재미있게 활용하기 바란다. 원한다면 레시피를 다르게 응용해도 좋지만 브레인 워시의 원리는 계속 준수하자. 더 많은 레시피는 BrainWashBook.com에서 온라인으로 만나 볼 수 있다.

채소 육수

가게에서도 양질의 육수를 구입할 수는 있지만 집에서 깨끗하게 만든 수프나 육수만큼 좋은 것은 없다. 원하는 채소는 무엇이든 더하거나 뺄 수 있지만 양배추나 브로콜리처럼 향이 강한 채소를 사용하면 완성한 육수에 강한 맛이 더해진다는 것을 기억하자. 우리는 생강의 약효를 생각해 생강한 조각은 항상 첨가했다.

재료(G컵 분량)

- 유기농 양파 3개(중간 크기로 껍질을 벗겨서 토막 썰기)
- 유기농 서양대파 큰 것으로 3개(초록색 부분을 조금 포함시켜 잘 씻어서 토막 썰기)
- 유기농 당근 2개(껍질을 벗기고 다듬어서 토막 썰기)
- 유기농 마늘 2쪽(껍질을 벗기고 토막 썰기)
- 유기농 회향 알뿌리 1개(다듬어서 토막 썰기)
- 신선한 유기농 버섯 2컵(다지기)
- 유기농 파슬리 잔가지 3~6개
- 유기농 월계수잎 2장
- 유기농 생강 손가락 한 마디 길이(껍질 벗기기)
- 유기농 통후추 1작은술
- 가는 소금 입맛에 따라 필요한 만큼

만들기

❶ 큰 냄비에 양파, 서양대파, 당근, 마늘, 회향, 버섯을 넣고 물을 7컵 부은 후에 저어서 섞어 준다.

❷ 파슬리, 월계수잎, 생강, 통후추를 소금과 함께 넣는다. 뜨거운 불 위에 올려서 한소끔 끓인다. 뚜껑을 덮고 뭉근히 끓어오를 정도로 불을 낮춘다. 물에 채소의 향

이 잘 배어들 때까지 30분 정도 끓인다.

❸ 불에서 내려 깨끗한 그릇에 고운체로 걸러낸다. 바로 요리에 사용하거나, 식혀서 뚜껑을 덮고 냉장실에 보관하면 3일까지, 냉동실에 보관하면 3개월까지 사용이 가능하다.

응용

버섯 육수를 만들려면 위의 레시피에 양파 및 다른 채소와 함께 말린 버섯 200그램을 추가하고 육수에서 버섯 향이 날 때까지 45분 정도 끓인다. 그 후 체로 걸러서 위의 방법대로 보관한다.

닭 육수나 고기 육수를 만들려면 방목 사육 닭이나 칠면조의 등과 날개를 175도에서 노릇노릇한 갈색이 될 때까지 30분 정도 굽는다. 혹은 목초 사육한 국거리용 고기와 뼈를 같은 온도에서 보기 좋은 갈색으로 익을 때까지 40분 정도 굽는다. 위의 재료에 이렇게 익힌 닭이나 고기를 허브와 함께 첨가한 후 같은 방법으로 육수를 만든다.

(서양대파는 향이 맵지 않은 대파, 점액질이 없는 대파라고 볼 수 있다. 한국에서 먹는 대파와 성질이 비슷하며 서양대파가 들어가는 레시피는 대파 흰 부분과 양파를 반반 정도 섞어서 대체할 수 있다 - 옮긴이)

레이즈의 기본 비네그레트 드레싱

우리의 아내이자 어머니인 레이즈Leize는 여러 해 전에 프랑스에서 함께 살았던 멋진 프랑스 여성에게서 이 레시피를 배운 이후로 지금까지 계속 만들어 왔다. 이제 레이즈는 눈짐작만으로 재료의 양을 맞춰서 목재 샐러드 그릇에 넣고 만들곤 한다. 샐러드 토핑용으로, 혹은 석쇠에 구운 생선, 조개, 돼지고기, 닭고기에 부어 먹는 용도로 보관해 두어도 좋다. 아보카도, 코코넛, 다른 견과유nut oil를 이용해서도 만들 수 있다.

재료(2컵 분량)

- 유기농 마늘 작은 것으로 1쪽(껍질을 벗겨서 다지기)
- 유기농 레드 와인 식초나 화이트 와인 식초 2큰술
- 가는 소금 ¼작은술 정도(입맛에 따라 필요한 만큼 더 추가)
- 유기농 디종 머스터드dijon mustard 1½작은술
- 유기농 엑스트라 버진 올리브유 ½컵
- 유기농 후추 갓 간 것 입맛에 따라 필요한 만큼
- 바질, 타라곤, 파슬리, 차이브chive(선택 사항) 등의 유기농 허브 1큰술 정도(토막 썰기)

만들기

❶ 작은 그릇에 마늘, 식초, 소금을 섞는다. 내용물이 부드러워지도록 10분 정도 그대로 둔다.

❷ 거품기로 머스터드를 저어서 넣고, 올리브유를 한 번에 조금씩 천천히 붓는다. 거품기로 저어 유화시킨다. 신맛을 좋아하는 정도에 따라 올리브유를 모두 사용하지 않아도 된다.

❸ 맛을 보고 필요하면 소금과 후추로 간한다. 허브를 사용할 경우 음식을 내기 직전에 거품기로 섞는다. 냉장실에 보관했다가 실온에 꺼내서 흔들어 사용한다.

응용

머스터드와 함께 껍질을 벗겨서 다진 샬럿(작은 것 하나)을 첨가해도 좋다.

발사믹 비네그레트를 만들려면 유기농 레드 와인 식초나 화이트 와인 식초를 유기농 발사믹 식초로 바꾼다.

아이올리

아이올리라고 하니 복잡한 요리 같지만 사실은 양념을 많이 한 마늘 마요 네즈에 불과하다. 굽거나 찐 채소, 조려서 식힌 생선이나 닭고기, 혹은 조 리거나 삶은 달걀에 색다른 맛을 더하고 싶을 때 그만이다. 일종의 마요네 즈인 만큼 다른 종류의 소스로 모습을 바꾸어 요리의 레퍼토리를 넓혀 줄 수도 있다.

재료(2컵 분량)

- 사프란 2~3가닥
- 유기농 샴페인 식초나 갓 짠 유기농 레몬즙 1큰술
- 실온에 보관한 방목 사육 달걀의 노른자 큰 것 3개
- 으깬 유기농 마늘 1큰술
- 가는 소금 ½작은술
- 유기농 건조 머스터드 가루 ¼작은술
- 엑스트라 버진 올리브유 혹은 아보카도유 1½~2컵

만들기

❶ 사프론을 식초에 담그고 식초가 스며들도록 최소 30분 정도 놓아 둔다.

❷ 준비가 되면 믹서의 유리 용기에 뜨거운 물을 채우고 2분 정도 그대로 둔다. 용 기를 뜨겁게 가열하면 노른자가 쉽게 걸쭉해진다. 물을 버리고 재빨리 물기를 닦 아 낸다.

❸ 노른자를 넣고 아주 걸쭉해질 때까지 중간 속도로 믹서를 돌린다. 마늘과 소금, 머스터드를 넣고 신속하게 섞는다. 식초를 추가하고 계속해서 믹서를 돌린다(사 프론 가닥은 뺄 수도, 그대로 둘 수도 있다. 그냥 두면 완성한 아이올리가 확연한 노란색을 띨 것이다).

❹ 믹서가 돌아가는 동안 아주 천천히 오일을 방울방울 떨어뜨린다. 떨어뜨리는 속

도를 늦출수록 고르게 섞인다. 오일의 절반 정도를 추가했을 때 옛날식 헤비 크림 같은 점도의 소스가 나와야 한다. 이때부터는 오일을 살짝 빠른 속도로 추가할 수 있다. 더 이상 오일이 뭉쳐서 분리되지 않기 때문이다. 혼합물이 너무 걸쭉해서, 부드러운 크림 같은 점도를 원한다면 식초를 아주 조금 첨가하면 된다. 오일이 달걀에 모두 흡수될 때까지 오일은 계속 첨가한다.

❺ 필요하다면 혼합물이 매끄러워지도록 뜨거운 물을 적당량 섞는다. 일반적으로 1큰술이 조금 안 되는 양 정도면 된다.

❻ 아이올리를 뚜껑이 있는 깨끗한 용기에 퍼 담는다. 뚜껑을 잘 닫은 다음 냉장실에 5일까지 보관할 수 있다.

응용

완성된 아이올리에 토막 썬 신선한 허브, 다진 청고추나 홍고추, 강판에 간 생강과 서양고추냉이, 혹은 피망 다진 것을 2큰술 정도 넣어서 잘 섞는다. 양념을 추가해도 다양한 맛을 낼 수 있다. 커민 cumin(미나리과 식물의 씨앗 – 옮긴이), 간 후추, 고춧가루 등이 인기 있는 양념이다. 강황이나 카레 가루를 첨가하면 남아시아의 강한 향미를 더할 수 있다.

아보카도 아이올리를 만들려면 으깬 유기농 아보카도 ½컵을 머스터드와 함께 첨가하고, 샴페인 식초나 레몬즙을 갓 짠 유기농 라임즙으로 대체한다.

육류, 가금류, 생선용 드라이럽

이 간단한 드라이럽dry rub은 일상의 요리에 우리가 좋아하는 건강식 양념을 첨가하는 아주 좋은 방법이다. 이 양념은 목초 사육한 고기, 방목 사육한 가금류, 혹은 연어 등 지방이 풍부한 생선에 딱 알맞은 향미를 보태 준다. 특히 숯불이나 오븐에 구울 때 좋다.

재료(2컵 분량)

- 유기농 카더몬cardamom 꼬투리 8개
- 유기농 통팔각star anise 3개
- 유기농 계피 스틱 5센티미터 2개
- 말린 유기농 생강 뿌리 5센티미터 한 조각
- 유기농 고수씨 ½컵
- 유기농 커민씨 ¼컵
- 유기농 통후추나 통백후추 ¼컵
- 유기농 통올스파이스whole allspice 1큰술
- 유기농 통정향 1작은술
- 말려서 빻은 유기농 굵은 고춧가루 1작은술(선택 사항)

만들기

❶ 카더몬, 팔각, 계피 스틱, 생강 뿌리, 고수씨, 커민씨, 후추, 올스파이스, 정향을 중간 크기의 프라이팬에 섞어 넣고 중간 약한 불로 가열한다. 양념들의 향기가 강하게 나고 색깔이 변하기 시작할 때까지 3분 정도 자주 젓거나 프라이팬으로 흔들면서 익혀 준다. 양념들이 타지 않게 계속 움직여 주는 것이 중요하다.

❷ 불을 끄고 실온에 두어 식힌다.

❸ 다 식으면 그라인더나 푸드 프로세서, 믹서 등에 넣고 고운 가루로 만든다. 빻은 고춧가루가 있으면 섞어 준다.

❹ 완성한 드라이럽을 유리 용기에 옮겨 담고, 뚜껑을 닫아 빛이 들지 않는 시원한 곳에 두면 6주까지 저장할 수 있다.

리코타 치즈

집에서 만든 리코타 치즈는 여러 면에서 쓸모가 많다. 디저트나 아침 식사로 먹을 수도 있고, 다른 요리에 추가로 곁들일 수도 있다. 잼처럼 발라 먹어도 되고 샐러드 재료로도 쓰기 좋다. 그냥 디저트용으로만 먹을 생각이면 우유를 가열할 때 스테비아를 1작은술 정도 첨가해도 된다.

재료(1½컵 분량)

- 목초 사육한 젖소에서 얻은 유기농 전유 2컵
- 목초 사육한 젖소에서 얻은 유기농 헤비 크림(유지방 함량 36퍼센트 이상인 진한 크림-옮긴이) 1컵
- 가는 소금 ½작은술(선택 사항)
- 과립형 유기농 스테비아 1작은술, 혹은 입맛에 따라 필요한 만큼 더 추가(선택 사항)
- 갓 짠 유기농 레몬즙 1½작은술(체에 거르기)

만들기

❶ 고운체의 안쪽에 물에 적신 면포를 두 겹으로 깐다. 망을 완전히 덮을 수 있을 만큼 큰 면포를 사용하자. 체를 유리나 스테인리스처럼 반응성이 없는 재질의 그릇 위에 올려놓는다. 이 그릇은 체 바닥과 그릇 바닥 사이가 최소 5센티미터 이상 떨어질 정도로 충분히 큰 것이어야 한다. 이렇게 준비하고 옆에 치워 둔다.

❷ 우유와 크림, 그리고 원한다면 소금이나 스테비아도 같이 깊은 냄비에 넣고 중간 불로 가열한다. 1분 정도 끓인다. 불에서 내리고 레몬즙을 넣어 섞는다.

❸ 혼합물이 눈에 보이는 덩어리로 분리될 때까지 4분 정도 놔둔다. 면포를 깔아 놓은 체에 붓고, 비닐 랩으로 씌운 후에 덩어리가 원하는 점도에 도달할 때까지 2시간 정도 유장이 빠지기를 기다린다.

❹ 비닐 랩을 걷어 내고 면포에서 리코타 치즈를 긁어내 반응성 없는 재질의 용기

에 담는다. 뚜껑을 닫고 냉장실에 넣어 두면 5일까지 보관이 가능하다.

메모

유장(乳漿. 젖 성분에서 단백질과 지방 성분을 빼고 남은 맑은 액체 – 옮긴이)이 빠지게 오래 놔둘수록 만들어지는 치즈의 밀도도 더 높아진다. 유장도 버리지 말자. 음료로 마실 수도 있고, 필요하면 다른 요리에 사용할 수도 있다.

석기시대 빵

이 빵은 변형된 형태로 도처에 퍼져 있다. 만들기도 쉽고 영양도 아주 풍부해 흰 빵의 좋은 대체 식품이며, 포만감도 아주 크다. 우리는 항상 이 빵을 만들어 두고 친구와 이웃들에게도 자주 나누어 주며 브레인 워시 식단을 알린다.

여기서 필요한 도구는 주방용 저울이다. 하나 마련해 두면 요리를 할 때 유용하게 사용할 수 있다. 가격도 비싸지 않고 주방용품 가게나 온라인을 통해 구입할 수 있다. 씨앗이나 견과류는 있는 그대로 통째로 사용하면 된다.

재료(1개 분량)

- 유기농 무염 생호박씨 100g
- 유기농 무염 생해바라기씨 100g
- 유기농 무염 생아마씨 100g
- 유기농 참깨 100g
- 유기농 무염 아몬드(조각) 100g
- 유기농 무염 호두(조각) 100g
- 방목 사육한 닭에서 나온 유기농 달걀 큰 것 5개(실온에서 살짝 휘젓기)
- 유기농 엑스트라 버진 올리브유 ½컵
- 가는 소금 2작은술

만들기

❶ 오븐을 160도로 예열한다.

❷ 9 × 5 × 3인치 빵틀에 버터를 바르고 바닥에는 황산지(파치먼트페이퍼)를 모양에 맞게 잘라서 깐다. 황산지 위에 버터를 바른다.

❸ 모든 씨앗과 견과류를 커다란 믹싱볼에 넣고 섞는다. 달걀, 올리브유, 소금을 첨

가하여 완전히 뒤섞이게 젓는다.

❹ 반죽을 준비해 놓은 빵틀에 붓는다.

❺ 예열된 오븐에 넣어 단단해질 때까지 1시간 정도 굽는다.

❻ 오븐에서 빵틀을 꺼내 15분 정도 놔둔다.

❼ 빵틀을 뒤집고 두드려서 빵을 꺼낸다. 식혀서 자른다. 밀폐된 용기에 담아 냉장 실에 보관한다.

올인원 아침

준비가 쉽고, 빠르고, 건강에도 아주 좋은 음식이다. 잎채소, 아보카도, 생강, 터머릭이 하루를 힘차게 출발하는 데 필요한 모든 것을 제공해 줄 것이다. 저녁에 재료들을 준비해 두었다가 아침에 믹서로 갈아 마시면 된다!

재료(2인분)

- 유기농 파슬리 잎이 달린 것 4개
- 유기농 아보카도 큰 것 1개(껍질을 벗기고 씨앗 빼 놓기)
- 유기농 케일잎 큰 것 1장(거친 줄기 부분을 다듬어 내고 썰어 두기)
- 유기농 시금치잎 1컵
- 유기농 민트잎 2큰술
- 유기농 생강 간 것 ½작은술
- 유기농 터머릭 간 것 ¼작은술
- 유기농 코코넛 워터 2컵

만들기

❶ 파슬리, 아보카도, 케일, 시금치, 민트, 생강, 터머릭을 믹서에 넣는다. 코코넛 워터와 얼음덩어리 4개를 추가해서 걸쭉하게 간다.

❷ 차가운 유리잔 2개에 따라서 마신다!

거의 뮤즐리

이 뮤즐리는 일반적인 뮤즐리보다 중량이 조금 더 나가며 따듯해서 쌀쌀한 아침에 먹으면 더 좋다.

재료(2인분)

- 유기농 무염 생아몬드 ½컵
- 유기농 대마씨 ½컵
- 무기당 유기농 고고넛 플레이크 ½컵
- 유기농 귀리 플레이크 ¼컵(메모 참조)
- 유기농 무염 생치아시드 2큰술
- 유기농 무염 생아마씨 1큰술
- 유기농 계피 간 것 ¼작은술
- 유기농 생강 간 것 ⅛작은술
- 무가당 유기농 코코넛 밀크 1½컵
- MCT 오일 1큰술(250쪽 참조)
- 유기농 블루베리 ½컵

만들기

❶ 아몬드, 대마씨, 코코넛, 귀리, 치아시드, 아마씨, 계피, 생강을 작은 냄비에 넣고 섞는다. 코코넛 밀크와 오일을 넣고 저은 후에 중간 불에 올린다.
❷ 끓어오르면 걸쭉해질 때까지 몇 분 동안 익히며 저어 준다.
❸ 불에서 내리고 작은 시리얼 그릇 두 개에 같은 양으로 담는다.
❹ 블루베리로 토핑을 하고 바로 낸다.

메모

천연적으로 글루텐이 들어 있지 않은 유기농 귀리 플레이크는 온라인 식품점에서 구입할 수 있다. 밀도 함께 가공하는 시설에서 포장한 브랜드는 피하자.

아보카도 토스트

전 세계 사람들이 즐기는 아보카도 토스트는 레시피도 굉장히 다양하다. 아보카도, 소금, 후추만 들어가는 것도 있고 고기, 신선한 허브, 치즈, 오일, 토마토 등 여러 재료가 들어가는 것도 있다. 아보카도 위로 수란을 비롯해서 당신이 좋아하는 재료는 무엇이든 넣을 수 있다. 단순하면서도 맛있는 아보카도 토스트는 하루를 시작하는 아주 좋은 음식이 될 수 있다.

재료(1인분)

- 실온에서 보관한 방목 사육 달걀 큰 것 1개
- 유기농 증류 백식초 1작은술
- 잘 익은 유기농 아보카도 작은 것 1개
- 유기농 고수 1작은술(썰어 놓기)
- 유기농 라임 반 개에서 짠 즙
- 가는 소금 입맛에 따라 필요한 만큼
- 구운 석기시대 빵 1장(272쪽 참조)
- 굵은 유기농 고춧가루(취향에 따라)
- 고명으로 얹을 유기농 고수, 유기농 민트잎, 혹은 라임 조각(선택 사항)

만들기

❶ 작은 냄비에 물을 8센티미터 정도 깊이로 붓는다. 불에 올리고 살짝 끓인다. 냄비 가장자리에서 거품이 올라오면 식초를 붓는다.

❷ 작은 그릇 위에 고운체를 올리고 그 위에 달걀을 깨뜨려 흰자와 노른자를 거른다. 달걀을 작은 커스터드 컵으로 옮긴다. 이렇게 하면 물속에서 흰자 가닥이 형성되는 것을 막아 주어 완벽히 동그란 형태가 된다.

❸ 끓는 물을 나무 숟가락 손잡이로 저어 작은 소용돌이를 만든다. 소용돌이의 중앙으로 달걀을 부드럽게 미끄러뜨려 넣는다. 흰자는 단단하게 익고 노른자는 간신

히 굳을 정도로 2분 30초가량 끓인다.

❹ 구멍이 뚫린 숟가락(슬로티드 스푼)이나 주걱으로 조심스럽게 달걀을 떠서 깨끗하고 따뜻한 커스터드 컵으로 옮겨 담는다.

❺ 아보카도를 반으로 가른 다음 티스푼으로 과육을 파낸 후에 껍질은 버린다. 과육을 작고 얕은 그릇에 담고 고수와 라임즙을 첨가한다. 소금으로 간을 한 후에 조리용 포크로 살짝 으깨 준다.

❻ 아보카도를 숟가락으로 떠서 토스트에 올려 살짝 발라 준다. 토스트를 작은 접시에 올린다.

❼ 따뜻한 컵에 담긴 달걀을 천천히 기울여 구멍 뚫린 숟가락으로 옮긴다. 달걀에서 흰자 가닥이 가장자리 너머로 흘러내리면 주방 가위로 조심스럽게 잘라 낸다.

❽ 달걀을 아보카도 토스트 위에 올린다. 그 위에 굵은 고춧가루를 조금 뿌리고 취향에 따라 고수, 민트잎, 혹은 라임 조각을 올려 준다.

크레페

브레인 워시 원칙에 따라 빵과 다크 초콜릿으로 만드는 전통 프랑스식 아침 식사다. 아몬드 향이 나는 이 크레페는 디저트로도 훌륭하다. 아주 간단한 레시피이지만 스크램블드에그, 산딸기류, 구운 채소 등으로 크레페를 채울 수도 있다.

재료(25cm 크레페 30개 분량)

- 실온에서 보관한 방목 사육 유기농 달걀 큰 것 6개(살짝 휘젓기)
- 유기농 아몬드 가루 1½컵
- 가는 소금 1작은술
- 실온에서 보관한 무가당 유기농 아몬드 밀크 2~2½컵
- 목초 사육한 소에서 나온 무염 유기농 버터 녹인 것 3큰술(팬을 코팅하고 음식을 낼 때 필요한 만큼 추가)
- 유기농 순수 바닐라 엑스트랙트 1작은술
- 유기농 다크 초콜릿(카카오 함량은 적어도 80퍼센트) 잘게 다진 것 1컵

만들기

❶ 달걀을 깨서 중간 크기 믹싱볼에 넣는다. 아몬드 가루와 소금을 넣고 지속적으로 저으면서 아몬드 밀크를 일정한 속도로 천천히 넣는다. 아몬드 밀크를 절반 정도 부었을 때 반죽이 느슨하게 풀려야 한다. 그 시점에서 남은 아몬드 밀크 전부를 녹인 버터 3큰술, 바닐라와 함께 넣는다. 반죽이 나무 숟가락 뒤쪽에 가볍게 묻을 정도가 되어야 한다.

❷ 크레페 팬을 중간 불로 예열한다. 예열된 팬에 버터를 녹여 코팅한다. 작은 국자로 크레페 반죽을 팬의 바닥을 완전히 덮을 정도의 양만큼 떠서 팬에 붓는다. 반죽이 퍼져서 바닥을 고르게 덮도록 팬을 들어서 돌려 준다.

❸ 크레페 바닥이 노릇노릇한 갈색으로 변할 때까지 45~60초 정도 익힌다.

❹ 크레페가 익는 동안 그 위에 녹인 버터와 초콜릿을 뿌려 준다. 실리콘 주걱을 이

용해서 크레페를 절반으로 접고, 또다시 절반으로 접는다.

❺ 접은 크레페를 접시에 담아 내고, 나머지 반죽으로 위의 과정을 되풀이한다.

메모

크레페를 미리 만들어 놓았다 한꺼번에 먹고 싶으면 25센티미터 길이의 크레페 팬 두 개가 필요하다. 오븐을 95도로 예열하고, 쿠키 팬에 황산지를 깔자. 크레페가 다 익을 때마다 쿠키 팬에 옮겨서 따뜻하게 보관한다. 크레페를 겹쳐서 쌓아두면 안 된다.

크레페를 처음 만들 때는 반죽이 팬에 달라붙어 뒤집으려고 하면 찢어질 수 있다. 이것은 팬의 표면이 제대로 코팅이 안 되었거나, 그 전에 크레페를 구울 때 남은 찌꺼기가 있다는 의미다. 첫 번째 크레페나 두 번째 크레페도 팬에 달라붙는 경우가 있다. 이것은 팬의 온도가 적당하지 않아서인데, 그다음에 굽는 크레페는 잘 만들어질 것이다. 크레페가 안쪽으로 빠르게 꺼져 들어가는 것처럼 보인다면 팬이 너무 뜨겁다는 의미다. 크레페 반죽이 거의 바로 굳지 않는다면 반대로 팬의 온도가 너무 낮다는 의미다. 이렇게 말하니 아주 어려워 보이지만, 일단 시작해 보면 무척 쉽다.

달걀을 곁들인 잎채소

이 요리에는 당신이 좋아하는 잎채소는 무엇이든 쓸 수 있다. 다양하고 강한 풍미를 위해서 민들레잎이나 겨자잎을 쓰거나, 근대, 케일과 섞어 쓸수도 있다. 일반적인 평일 아침 식사보다는 품이 더 많이 들기 때문에 주말에 점심이나 저녁으로 먹기 적당하다.

재료(4인분)

- 유기농 엑스트라 버진 올리브유 ¼컵(나눠서 사용)
- 유기농 서양대파 큰 것 2개(하얀 부분만 다듬고 잘 씻어서 얇게 저미기)
- 유기농 샬럿 2개(껍질을 벗겨서 얇게 채 썰기)
- 유기농 근대 크게 1다발(다듬어서 저미기)
- 유기농 그린케일 1다발(거친 부분을 다듬어 내고 채 썰기)
- 다진 유기농 마늘 1작은술
- 갓 짜낸 유기농 레몬즙 1큰술
- 실온에서 보관한 방목 달걀 큰 것 4개
- 가는 소금과 갓 간 유기농 후추 입맛에 따라 필요한 만큼
- 신선한 유기농 타라곤 1작은술(썰어 놓기)
- 유기농 굵은 고춧가루 ½작은술
- 옻나무 열매sumac 간 것 ½작은술

만들기

❶ 오븐을 175도로 예열한다.
❷ 오븐에 사용 가능한 커다란 팬에 올리브유 1큰술을 넣고 중간 불에 올린다.
❸ 서양대파와 샬럿을 넣고 종종 저어 주면서 12분 정도 익힌다. 근대, 케일, 마늘을 넣고 저으면서 잎이 시들해질 때까지 3분 정도 익힌다. 레몬즙을 넣고 추가로 올리브유 2큰술을 더 넣어 저어 준다. 1분 정도 더 익히면서 저어서 재료들을 완전히 섞는다.

❹ 잎 위쪽을 매끈하게 편 다음 그 위에 움푹 들어간 홈을 네 개 만든다. 각각의 홈은 달걀이 들어갈 정도의 크기여야 한다. 각각의 홈에 주의해서 달걀을 깨서 넣는다. 소금과 후추로 간을 한 후 팬을 예열된 오븐으로 옮긴다. 달걀이 막 굳을 때까지 15분 정도 굽는다.

❺ 달걀을 굽는 동안 남은 올리브유를 작은 냄비에 담는다. 타라곤, 굵은 고춧가루, 옻나무 열매를 추가로 넣고 중간 불에 올린다. 소금과 후추로 간을 하고 가끔씩 저어 주면서 올리브유가 뜨거워져 향기가 날 때까지 3분 정도 익힌다.

❻ 오븐에서 팬을 꺼낸다. 그 위에 ❺의 올리브유를 뿌리고 뜨거울 때 바로 낸다.

콜리플라워 팬케이크

이 팬케이크는 아침이나 점심 식사로 먹기에도 좋지만 고기, 가금류, 생선 등을 석쇠에 구워 먹을 때 곁들임 요리로도 안성맞춤이다. 터머릭은 팬케이크 색깔도 예쁘게 내 주고 살짝 떫으면서 달콤한 맛을 더한다.

재료(4인분)

- 유기농 콜리플라워(줄기를 포함한 꽃 부분까지) 450그램
- 뉴기농 양파 삭은 섯 1개(껍실을 벗겨서 살기)
- 유기농 마늘 간 것 1작은술
- 유기농 터머릭 간 것 ½작은술
- 실온에서 보관한 방목 사육 달걀 큰 것 3개(살짝 휘젓기)
- 가는 소금과 갓 간 유기농 후추 입맛에 따라 필요한 만큼
- 목초 사육한 소에서 나온 유기농 기 버터$_{ghee}$ ⅓컵
- 유기농 스캘리언잎 ½컵(썰어 놓기)
- 목초 사육한 소에서 나온 유기농 유지방$_{fullfat}$ 사워크림 1컵(선택 사항)

만들기

❶ 오븐을 95도로 예열한다. 황산지를 깐 쿠키 팬을 오븐에 넣는다. 강판을 이용해서 콜리플라워를 중간 크기로 간다.

❷ 간 콜리플라워를 커다란 믹싱볼에 옮겨 담는다. 양파, 마늘, 터머릭을 넣고 흔들어 섞는다.

❸ 달걀을 추가하고 소금과 후추로 간을 한 후에 저어서 완전히 섞는다. 향이 배도록 10분 정도 그 상태로 둔다.

❹ 커다란 프라이팬을 중간 불에 올리고 기 버터를 가열한다. 콜리플라워 혼합 재료를 직경 8센티미터 정도의 납작한 케이크를 만들 수 있는 분량만큼 떠서 팬 위에 올린다. 팬이 너무 꽉 차지 않게 조심하면서 이런 식으로 계속 케이크를 떠서 올린다.

❺ 금속 주걱 뒤쪽을 이용해서 케이크를 살짝 납작하게 펴 주되. 직경이 10센티미터를 넘어가지는 않게 한다.

❻ 바닥이 노릇한 갈색을 띠고 팬케이크를 쉽게 뒤집을 수 있을 정도로 단단해질 때까지 5분가량 익힌다. 너무 빨리 갈색으로 변하면 불을 낮춘다.

❼ 주걱(생선용 주걱이 있으면 안성맞춤이다)으로 조심스럽게 팬케이크를 뒤집어 주고, 노릇한 갈색으로 완전히 익을 때까지 4분 정도 추가로 익힌다. 너무 빨리 뒤집으면 팬케이크가 부서질 수 있다.

❽ 다 익으면 오븐에 넣어 둔 쿠키 팬 위에 올리고, 반죽을 모두 쓸 때까지 계속 팬케이크를 만든다.

❾ 다 되었으면 팬케이크를 접시에 담아 소금과 스캘리언잎을 뿌리고 취향에 따라 사워크림을 함께 낸다.

콜리플라워 후무스

아주 가볍고 맛있는 후무스다. 크뤼디테crudités(생야채로 먹는 전채 요리 – 옮긴이)를 찍어 먹기에 아주 좋지만 석기시대 빵(272쪽)으로 샌드위치를 만들어 먹어도 아주 훌륭하다. 콜리플라워를 구우면 후무스에서 아주 풍부하고 깊은 풍미가 느껴진다.

재료(4~6인분)

- 머리가 큰 유기농 콜리플라워 1개(꽃송이별로 잘라서 아삭아삭하고 부드러워질 때까지 찌기)
- 껍질을 벗긴 유기농 마늘 4쪽(입맛에 따라 필요한 만큼 더 추가)
- 유기농 타히니tahini(지중해식 참깨 소스 – 옮긴이) ¼컵
- 유기농 커민 간 것 1작은술
- 유기농 레몬 1개에서 짠 즙(취향에 따라 더 추가)
- 유기농 엑스트라 버진 올리브유(취향에 따라)
- 가는 소금(취향에 따라)

만들기

❶ 콜리플라워, 마늘, 타히니, 커민을 금속 날이 장착된 푸드 프로세서에 넣고 간다. 모터가 돌아가는 동안 원하는 수준의 시큼한 맛이 나올 때까지 레몬즙을 한 번에 조금씩 첨가한다. 살짝 과일 향이 나도록 적당량의 엑스트라 버진 올리브유를 첨가한다. 입맛에 따라 필요한 만큼 소금으로 간한다.

❷ 반응성이 없는 용기에 담아 뚜껑을 닫고 냉장실에 넣어 두면 일주일까지 보관할 수 있다.

❸ 실온에 꺼내 두었다가 생야채와 함께 먹는다.

응용

음식을 내기 전에 그 위에 신선한 유기농 석류씨 혹은 유기농 검정
깨와 구운 흰깨를 뿌려 준다.

마드라스 완두콩 수프

얼얼한 고추와 동인도의 맛있는 향신료들이 스위트피, 차가운 요구르트, 아로마 허브의 풍미와 대조되며 조화를 이룬다. 완두콩이 제철이더라도 아름다운 색깔과 일관된 달콤함을 위해 얼린 완두콩을 사용하기 바란다. 신선한 완두콩은 색깔과 녹말 성분 함량이 일정하지 않기 때문이다. 차게 먹어도 좋고 뜨겁게 먹어도 좋은 이 수프는 포만감이 커서 양을 늘리면 점심이나 가벼운 저녁 식사로 먹을 수도 있다.

재료(6인분)

- 유기농 코코넛 오일 1큰술
- 유기농 양파 썬 것 ¾컵
- 다진 유기농 생강 1큰술
- 다진 유기농 마늘 1작은술
- 구워서 막자사발에 간 유기농 커민씨 2작은술
- 유기농 고수 간 것 ½컵
- 유기농 계피 간 것 ½컵
- 쪼개서 말린 유기농 완두콩split peas 2컵
- 유기농 당근 작은 것 1개(껍질을 벗기고 다듬어서 다지기)
- 유기농 세라노 고추나 할라페뇨 고추 1개(꼭지를 떼어 내고 다지기, 입맛에 따라 필요한 만큼 더 추가)
- 채소 육수(263쪽) 3컵 혹은 캔으로 판매하는 유기농 채소 육수
- 가는 소금(취향에 따라)
- 유기농 레몬 1개에서 짠 즙
- 유기농 가람 마살라 ½작은술
- 목초 사육한 소에서 나온 플레인 유지방 유기농 요구르트 ½컵(고명용으로 추가 가능)

- 갓 간 유기농 후추(취향에 따라)
- 얼린 유기농 완두콩 1컵(해동해서 물기를 빼고 타월로 가볍게 두드려 말리기, 메모 참조)
- 썰어 놓은 유기농 고수 1큰술
- 썰어 놓은 유기농 민트 1큰술
- 유기농 고수나 민트 가지 6~8개(선택 사항)

만들기

❶ 바닥이 두꺼운 큰 냄비에 기름을 두르고 중간 불에 올린다. 양파, 생강, 마늘을 넣고 종종 저어 주면서 양파에 색깔이 날 때까지 5분 정도 볶는다. 커민, 고수, 계피를 넣어서 저어 주고 1분 동안 재빨리 볶는다. 쪼개서 말린 완두콩, 당근, 고추를 넣고 육수와 물 3컵을 함께 넣고 끓인다. 소금으로 간을 한다.

❷ 뭉근히 끓도록 약한 불로 낮추어 완두콩이 부드러워질 때까지 30분간 끓인다. 너무 걸쭉해지면 육수나 물을 한 번에 반 컵씩 추가한다. 불에서 내려 레몬즙, 가람 마살라, 요구르트 반 컵을 넣고 저어 준다. 믹서에 넣고, 덩어리 없이 잘 섞인 퓌레가 될 때까지 갈아 준다.

❸ ❷를 깨끗한 냄비에 붓고 중간 불에 올려 자주 저어 주면서 뭉근히 끓인다. 확 끓어오르게 해서는 안 된다. 그러면 요구르트가 뭉쳐서 분리될 수 있다. 후추를 추가하고 맛을 본 후 필요에 따라 간을 조절한다.

❹ 완두콩, 썰어 놓은 고수, 썰어 놓은 민트를 넣고 저어 준다. 얕은 수프 접시에 붓고, 취향에 따라 수프 가운데에 약간의 요구르트와 고수나 민트 가지를 얹어 준다.

메모

얼린 완두콩을 실온에 너무 오래 두면 쪼글쪼글해진다. 냉동실에서 조금 꺼내서 체로 옮겨 담은 후에 뜨거운 물을 부으면서 신속하게 해동시키는 것도 좋다. 뜨거운 물이 완두콩을 빠르게 녹여 온도를 높여 주기 때문에 물기를 타월로 가볍게 두드려 말린 다음 식히지 않고 수프에 넣을 수 있다.

응용

이 수프는 차게 먹을 수도 있다. 퓌레를 만든 다음 뚜껑을 닫아 4시간 정도 냉장실에 넣어 두고 잘 식힌다. 음식을 내기 전에 완두콩, 고수, 민트를 넣어서 저어 주고 필요하면 그 위에 고명을 얹는다. 수프를 얼려도 된다.

마늘 수프

몇몇 나라에는 그들만의 마늘 수프 레시피가 있다. 스페인에는 소파 데 아호sopa de ajo가 있고, 포르투갈에는 아소르다 아 아렌자나açorda à alentejana, 이탈리아에는 추파 알라글리오zuppa all'aglio, 프랑스에는 이것, '아이고 불리도aïgo bouïdo'가 있다. 치즈와 우리의 석기시대 빵을 곁들이면 가을이나 겨울에 따뜻하게 먹는 주요리로도 손색이 없다. 부엌에서 이 향기가 풍겨 오면 미친 듯이 배가 고파질 것이다.

재료(4~6인분)

- 까지 않은 아주 신선한 유기농 통마늘 중간 크기 3개
- 유기농 양파 중간 크기 1개(껍질을 까서 다지기)
- 유기농 월계수잎 2장
- 유기농 통정향 2개
- 유기농 세이지잎 2장
- 유기농 타임 가지 2개
- 가는 소금(취향에 따라)
- 실온 보관한 방목 사육 유기농 달걀의 노른자 큰 것 3개
- 유기농 엑스트라 버진 올리브유 ¼컵
- 갓 간 유기농 후추 입맛에 따라 필요한 만큼(선택 사항)
- 유기농 이탈리안 파슬리 다진 것 1작은술
- 유기농 차이브 다진 것 1작은술
- 곱게 간 유기농 파르메산 치즈

만들기

❶ 큰 냄비에 2리터 정도의 물을 붓고 센 불에 끓인다. 물을 끓이는 동안 통마늘에 느슨하게 달려 있는 마른 껍질을 모두 손가락으로 벗겨 낸다. 통마늘을 껍질째로 굵게 썬다.

❷ 썰어 놓은 마늘을 양파, 월계수잎, 정향, 세이지잎, 타임 가지와 함께 끓는 물에 넣는다. 입맛에 맞게 소금으로 간을 한 다음 약한 불에 뭉근히 끓인다. 마늘이 물러질 때까지 25분가량 약한 불로 끓인다.

❸ 약한 불에 육수를 끓이는 동안 노른자를 작은 믹싱볼에 담는다. 그리고 노른자의 색이 밝아지고 상당히 걸쭉해질 때까지 거품기로 젓는다. 계속 저으면서 올리브유를 느린 속도로 일정하게 추가하고, 혼합물이 마요네즈 같은 점도가 될 때까지 계속 휘젓는다. 완성이 되면 뚜껑을 덮어 사용할 준비가 될 때까지 치워 둔다.

❹ 마늘이 물러지면 육수를 불에서 내려 고운체로 걸러내고, 건더기는 버린다. 육수에 소금과 후추로 간을 한다.

❺ 체에 거른 육수를 다시 냄비에 담고 중간 불로 끓인다. 육수가 끓으면 불에서 내린다.

❻ 그동안 걸쭉한 재료를 수프 그릇이나 커다란 접대용 그릇에 긁어 담는다. 걸쭉한 재료를 계속 저어 주면서 뜨거운 육수 한 컵 정도를 천천히 그 위에 부어 준다. 그러고 나서 나머지 육수를 붓는다.

❼ 다진 파슬리와 차이브를 그 위에 뿌려 준다. 1인분씩 떠서 갈아 놓은 파르메산 치즈를 뿌린다.

치킨 시저 샐러드

이 샐러드에는 많은 재료가 들어가는 것 같지만 요리하기는 어렵지 않다. 드레싱과 치킨은 일찍 만들어 두고 케일은 음식을 내기 한 시간 전쯤에 구우면 된다. 그리고 차례대로 섞기만 하면 이 우아한 시저 샐러드를 만들 수 있다.

재료(4인분)

- 실온 보관한 방목 사육 유기농 달걀의 노른자 큰 것 3개
- 유기농 씨겨자whole grain mustard 1큰술
- 유기농 디종 머스터드 1작은술
- 유기농 안초비 페이스트anchovy paste 1작은술
- 구운 마늘 1작은술(314쪽 참조)
- 유기농 사과 식초 1큰술
- 유기농 엑스트라 버진 올리브유 ½컵(나눠서 사용)
- 가는 소금과 갓 간 유기농 후추 입맛에 따라 필요한 만큼
- 뼈와 껍질을 발라낸 유기농 방목 사육 닭 가슴살 4개(각각의 무게는 170그램 정도)
- 곱게 간 유기농 파르메산 치즈 ⅓컵
- 거친 줄기를 다듬어 낸 유기농 케일잎 8장
- 유기농 로메인 상추 2포기(잘 씻어서 잎으로 분리하기)
- 유기농 시금치잎 3컵
- 유기농 방울다다기양배추 1컵(채 썰기)
- 유기농 무 ½컵(얇게 저미기)
- 유기농 무염 생아몬드 슬라이스 구운 것 ½컵

만들기

❶ 노른자, 씨겨자, 안초비 페이스트, 마늘, 사과 식초를 작은 믹싱볼에 섞는다. 올리브유 ¼컵을 천천히 부으면서 저어 유화시킨다. 소금과 후추로 간을 하고 준비해 둔다.

❷ 오븐을 150도로 예열한다. 오븐 팬에 황산지를 깔고 준비해 둔다. 야외 석쇠나 불판을 센 불로 예열한다.

❸ 닭고기에 남은 껍질이나 힘줄을 모두 발라낸다. 남은 올리브유 2큰술 정도를 닭고기의 모든 면에 넉넉하게 문질러 바르고 소금과 후추로 간을 한다.

❹ 석쇠나 불판을 센 불로 예열한다. 닭 가슴살을 뜨거운 석쇠나 불판 위에 올리고 자주 뒤집으면서 고기가 골고루 익고 온도가 68도가 될 때까지 10분 정도 익힌다. 불을 끄고 그 상태로 둔다. 이 상태에서도 닭고기는 계속 익을 것이고 고기의 온도가 적어도 71도까지는 올라가야 한다.

❺ 닭고기가 익는 동안 케일을 준비한다. 작은 그릇에 남은 올리브유를 파르메산 치즈, 적당량의 소금, 후추와 같이 넣고 완전히 뒤섞이게 휘저어 준다. 이 혼합물을 케일잎 양면에 솔로 발라 준다.

❻ 양념한 케일잎을 오븐 팬에 올려 예열된 오븐에 넣고 케일이 살짝 갈색으로 바삭하게 익을 때까지 20분 정도 굽는다. 다 익으면 오븐에서 꺼낸다.

❼ 닭고기를 얇게 저며 준비해 둔다.

❽ 로메인 상추, 시금치, 방울다다기양배추, 무, 아몬드를 큰 믹싱볼에 섞는다. 썰어 놓은 닭고기를 씨겨자 절반 정도와 함께 넣고 잘 섞이도록 버무린다.

❾ 접시 네 개에 골고루 나누어 담고 그 위에 구운 케일잎을 올린다. 남은 드레싱을 곁들여 바로 먹는다.

타히니 드레싱을 곁들인 치커리 샐러드

잎채소의 쌉쌀한 맛과 견과의 따듯함, 드레싱의 풍부한 크림을 하나로 합쳐 놓아 기운이 나게 해 주는 샐러드다. 잎채소를 고를 때 일부는 보라색, 일부는 초록색, 일부는 얼룩덜룩한 것으로 고르면 시각적으로도 멋진 샐러드를 만들 수 있다.

재료(4인분)

- 꽃상추, 벨지언 엔다이브, 라디치오, 기타 쌉쌀한 맛이 나는 잎채소 등을 혼합한 유기농 치커리 340그램
- 유기농 무염 호두 구운 것 ½컵(굵게 다지기)
- 타히니 드레싱 입맛에 따라 필요한 만큼(295쪽 참조)
- 유기농 석류씨 ¼컵(선택 사항)

만들기

❶ 잎채소와 호두를 커다란 샐러드 접시에 넣는다. 재료에 골고루 가볍게 입힐 수 있을 정도의 드레싱을 넣고 잘 버무려 섞는다.
❷ 기호에 따라 석류씨를 뿌리고 바로 먹는다.

타히니 드레싱

재료(6큰술 분량)

- 유기농 타히니 2큰술
- 유기농 마늘 다진 것 ½작은술
- 유기농 오렌지 작은 것 반 개의 껍질과 즙
- 유기농 엑스트라 버진 올리브유 3큰술
- 가는 소금과 갓 간 후추 입맛에 따라 필요한 만큼

만들기

❶ 작은 믹싱볼에 타히니와 마늘, 오렌지 껍질과 즙을 담는다. 올리브유를 넣어 천천히 휘저어 주고 소금과 후추로 간을 한다.

❷ 드레싱이 너무 걸쭉하거나 덩어리가 지는 느낌이면 원하는 점도에 도달할 때까지 차가운 물을 한 번에 1큰술씩 첨가한다. 드레싱의 점도가 걸쭉한 크림과 비슷해야 한다.

아보카도 디핑 소스를 곁들인 참깨 소고기 케밥

이 요리는 여름에 그릴 파티를 할 때 재미있는 전채나 간식이 되어 줄 것이다. 모든 것을 한데 모아 놓고 손님들이 직접 자기 케밥을 구우며 즐길 수 있기 때문이다. 여기에 디핑 소스를 곁들이면 풍미를 더해 주겠지만 케밥 그 자체로도 아주 훌륭하다.

재료(28조각 분량)

- 목초 사육한 소에서 나온 유기농 채끝살이나 갈빗살(각각 500g 정도를 준비하고 지방은 모두 다듬어 내기)
- 가는 소금과 갓 간 유기농 후추 입맛에 따라 필요한 만큼
- 유기농 참깨 1컵
- 유기농 아보카도유 1컵
- 아보카도 디핑 소스 1회분(선택 사항, 298쪽 참조)

만들기

❶ 20센티미터 길이의 대나무 꼬챙이 28개를 차가운 물에 적어도 1시간 정도 담가 둔다. 그 후에 물기를 잘 빼되, 꼬챙이가 완전히 마르지는 않게 한다.

❷ 날카로운 칼을 이용해서 각 스테이크의 얇은 양쪽 옆면을 잘라내어 직각이 되게 한다. 스테이크의 크기는 가로세로 17.5×10센티미터, 두께는 2.5센티미터 정도로 만든다. 각 스테이크를 가로세로 10×2.5센티미터 크기로 썰어 7조각으로 만든다.

❸ 고기 14조각을 서로 나란히 놓고, 각 조각마다 대나무 꼬챙이를 2개씩 꽂는다. 이때 고기를 익혀서 중간을 잘랐을 때 같은 크기의 소고기 꼬치 두 개가 만들어질 수 있는 형태로 꽂도록 한다. (여기까지 한 다음에 용기에 넣고 뚜껑을 닫으면 냉장실에서는 24시간, 냉동실에서는 3달까지 보관할 수 있다.)

❹ 요리할 준비가 되면 참깨를 깨끗하고 편평한 표면에 깐다. 고기를 소금과 후추로 간한 다음 꼬치를 참깨에 굴려서 고기가 깨에 완전히 덮이게 만든다.

❺ 달라붙지 않는 구이 판이나 불판을 중간 센 불에 올리고 아보카도유를 두른다. 기름이 지글거리기 시작하면 꼬치를 뜨거운 기름에 올려 가끔 뒤집어 주면서 갈색으로 잘 익되 중심 부분은 살짝만 익은 상태가 될 때까지 2분 정도 익힌다.

❻ 꼬치들을 도마로 가져가서 절반으로 잘라 같은 크기의 꼬치 두 개씩 나오게 한다. 꼬치를 접대용 접시에 올려 놓고 옆면을 잘라서 고기가 얼마나 익었는지 볼 수 있게 한다. 기호에 따라 디핑 소스를 곁들여 바로 먹는다.

아보카도 디핑 소스

재료(1컵 분량)

- 잘 익은 유기농 아보카도 큰 것 1개(껍질을 까고 씨 빼기)
- 목초 사육한 소에서 얻은 유지방 유기농 플레인 요구르트 ⅓컵
- 유기농 적양파 간 것 2큰술
- 유기농 생강 간 것 1작은술
- 가는 소금과 갓 간 유기농 후추 입맛에 따라 필요한 만큼
- 갓 간 유기농 청고추 입맛에 따라 필요한 만큼(선택 사항)

만들기

❶ 아보카도, 요구르트, 양파, 생강을 금속 날이 장착된 푸드 프로세서 용기에 넣고 아주 부드러워질 때까지 갈아 낸다.

❷ 맛을 보며 소금과 후추로 간을 하고 기호에 따라 갓 간 고추를 추가한다.

귤 허브 소스를 곁들인 조개 구이

여름에 식욕을 돋우는 전채나 칵테일 안주, 간식 등으로 안성맞춤이다. 조개를 굽는 요리는 빠르고 쉬워서 손님들과 대화를 나누면서도 할 수 있다. 익힌 조개에 상큼한 허브 소스를 뿌려 먹으면 이만큼 우아하고 몸에 좋은 요리도 또 없다. 허브 소스는 생선, 닭, 육류를 구워 먹을 때도 잘 어울린다.

재료(4~6인분)

- 잘 문질러 씻은 조개 30~40개(메모 참조)
- 귤 허브 소스 입맛에 따라 필요한 만큼(300쪽 참조)

만들기

❶ 야외 석쇠를 아주 뜨겁게 예열한다.

❷ 조개를 더 편평한 부분이 위로 오게 석쇠 위에 올린다. 이렇게 하면 익은 조개가 입을 벌릴 때 둥근 쪽 조개껍데기가 아래에 있어서 육즙이 잘 보존된다. 조개가 입을 벌릴 때까지 4분 정도 석쇠에 익힌다.

❸ 조개가 입을 벌리면 석쇠에서 꺼내 소스를 조금 친 다음 뜨거운 상태일 때 조개 껍데기에서 바로 꺼내 먹는다.

> 메모
>
> 조개를 먹기 전에 소금물에 담가서 해감해야 한다.

귤 허브 소스

재료(2컵 분량)

- 유기농 이탈리안 파슬리 다진 것 2컵
- 유기농 서양대파 초록색 부분도 일부 포함해서 다진 것 ½컵
- 유기농 고수 다진 것 ¼컵
- 유기농 오레가노 다진 것 2큰술
- 유기농 마늘 다진 것 1큰술
- 갓 간 유기농 오렌지 껍질 ½작은술
- 유기농 레몬 1개의 껍질과 즙
- 유기농 엑스트라 버진 올리브유 1컵
- 유기농 샴페인 식초 ¼컵
- 가는 소금 입맛에 따라 필요한 만큼

만들기

❶ 파슬리, 서양대파, 고수, 오레가노, 마늘, 오렌지 껍질을 금속 날이 장착된 푸드 프로세서 용기에 넣고 간다. 여기에 레몬즙과 껍질을 넣고 다시 간다.

❷ 갈아 낸 재료를 반응성이 없는 용기에 긁어 담고 올리브유와 식초를 넣고 저어 준다. 소금으로 간을 한 다음 사용할 때까지 냉장실에 보관한다.

머스터드소스를 곁들인 양고기

급하게 손님이 올 때 활용하기 좋은 아주 쉬운 레시피이다. 육즙이 풍부한 양고기의 풍미에 양념이 포인트를 줄 것이다. 양고기의 양에 맞추어 양념은 얼마든지 넉넉하게 준비할 수 있다.

재료(4인분)

- 유기농 통겨자씨 3큰술
- 유기농 터머릭 간 것 1¼작은술
- 유기농 가람 마살라 1작은술
- 유기농 고춧가루 ½작은술
- 유기농 코코넛 오일 2큰술
- 가는 소금 입맛에 따라 필요한 만큼
- 목초 사육 유기농 양고기 등갈비 한 짝(갈빗대 8개, 약 700그램)

만들기

❶ 오븐을 220도로 예열한다.

❷ 겨자씨, 터머릭, 가람 마살라, 고춧가루, 코코넛 오일을 작은 그릇에 담고 완전히 섞이도록 젓는다. 소금으로 간을 한다.

❸ 겨자 혼합물을 양고기에 부드럽게 문질러 바른다. 이 고기를 오븐 팬에 올려 놓고 20분 정도 굽는다. 고기의 제일 두꺼운 부분에 온도계를 찔러서 측정했을 때 60도 정도가 나와야 한다. 여기서 바로 먹으면 덜 익힌 상태(레어)로 먹을 수 있다. 약간 덜 익힌 상태(미디엄레어)로 먹고 싶다면 양고기를 도마 위에 올려 놓고 온도계로 65도가 찍힐 때까지 10분 정도 기다린다.

❹ 칼을 이용해 갈비뼈를 따라 고기를 잘라 낸다.

매운 영계 구이

이 레시피에는 영계가 들어가지만 일반 닭, 칠면조, 돼지고기, 해산물로도 어렵지 않게 요리할 수 있다. 소스는 콜리플라워 스테이크나 채소 구이와 함께 먹어도 아주 맛있다.

재료(4~6인분)

- 따듯한 물 2큰술에 녹인 유기농 타마린드 반죽 1큰술
- 꼭지를 따고 씨앗을 제거한 신선한 유기농 고추 2개(입맛에 따라 필요한 만큼 더 추가)
- 무가당 유기농 코코넛 밀크 1컵
- 유기농 양파 다진 것 ¼컵
- 유기농 마늘 다진 것 1큰술
- 가는 소금 입맛에 따라 필요한 만큼
- 목초 사육한 유기농 영계 3마리(잘 씻어서 길게 반 자르기)
- 유기농 레몬 1개에서 짠 즙

만들기

❶ 석쇠를 높은 온도로 예열한다.

❷ 고운체로 타마린드를 걸러 낸다. 덩어리를 눌러서 그 안에 든 액체까지 모두 뽑아 낸다. 1큰술 정도의 양이 나와야 한다. 걸러 내고 남은 고형물은 버린다.

❸ 푸드 프로세서 용기에 타마린드 액체를 고추, 코코넛 밀크, 양파, 마늘과 함께 넣어서 매끄러워질 때까지 갈아 낸다. 소금으로 간을 한다.

❹ 닭고기에 레몬즙을 넉넉하게 문질러 바른다. 닭고기를 예열해 놓은 석쇠 위에 올리고 양면을 2분씩 구워 준다. 석쇠에서 내려 따로 준비해 둔다. 석쇠는 뜨거운 상태로 유지한다.

❺ 큰 식칼의 편평한 면이나 바닥이 두꺼운 큰 프라이팬을 이용해서 반쪽짜리 영계를 두드려 살짝 납작하게 펴 준다.

❻ 납작하게 펴진 영계를 큰 프라이팬 위에 껍질이 밑으로 가게 올려 놓는다. 타마린드 혼합 재료를 거기에 첨가하고 중간 불에 올린다. 한소끔 끓인 후에 불을 낮추고 6분 정도 뭉근히 끓인다.

❼ 영계를 소스에서 꺼내서 바로 뜨거운 석쇠에 껍질이 아래로 가게 올려놓고 바삭해질 때까지 4분간 굽는다. 석쇠에서 꺼내어 바로 먹는다. 프라이팬에 있는 소스를 같이 곁들여 먹어도 좋다.

거의 탄두리 치킨

전통적인 오븐 구이 치킨을 독특하게 해석한 요리다. 탄두르tandoor는 장작이나 숯으로 불을 때는 인도식 전통 진흙 화덕이다. 화덕 속은 230도에서 260도 정도로 유지된다. 하지만 탄두르 대신 뒤뜰 야외 석쇠를 이용하면 아주 맛있는 통닭구이를 만들 수 있다. 전통 탄두리 치킨만큼은 아니지만 정말 맛있을 것이다. 부드럽고 촉촉한 고기에 스며든 양념의 맛이 일품이다.

재료(4~6인분)

- 목초 사육한 젖소에서 나온 유지방 플레인 유기농 요구르트 2½컵
- 갓 짜낸 유기농 라임즙 2큰술
- 씨앗을 제거하고 썰어 놓은 유기농 고추 ½~1개
- 유기농 양파 썰어 놓은 것 ¾컵
- 신선한 유기농 생강 다진 것 1큰술
- 신선한 유기농 마늘 다진 것 1작은술
- 유기농 파프리카 가루 1큰술
- 유기농 가람 마살라 2작은술
- 유기농 터머릭 간 것 1작은술
- 방목 사육한 구이용 유기농 치킨 1마리(1.5~1.8킬로그램)

만들기

❶ 금속 날이 장착된 푸드 프로세서 용기에 요구르트와 라임즙을 넣고 돌려 섞어 준다. 다시 고추, 양파, 생강, 마늘을 넣고 돌려 준다. 파프리카 가루, 가람 마살라, 터머릭을 넣고 덩어리 없이 잘 개일 때까지 돌린다.

❷ 양념이 잘 스며들도록 닭 껍질에 칼집을 낸 후에 큰 지퍼백에 넣는다. 요구르트 혼합 재료를 넣고 밀봉한 후에 양념이 잘 묻히도록 흔들어 준다. 양념이 배게 24

시간 동안 냉장실에 넣어 둔다(24시간을 넘기지는 않는다). 닭고기 전체에 양념이 배어 부드러워질 수 있게 가끔씩 뒤집어 준다.

❸ 굽기 30분 전쯤에 오븐을 260도로 예열해 놓거나 야외 석쇠 한쪽에 숯불을 준비한다. 닭을 익히려면 숯불의 온도가 260도까지 올라가야 한다.

❹ 닭고기를 지퍼백에서 꺼내고 뒤집어서 닭 속에 남은 여분의 양념이 흘러나오게한다. 남은 양념은 버린다.

❺ 닭고기를 오븐 팬 위 받침대나 석쇠 숯불 반대쪽에 올려 놓는다. 뚜껑을 닫고 굽기 시작한다. 닭이 고르게 익도록 가끔씩 닭을 뒤집어 준다. 불기를 유지할 수 있도록 필요할 때마다 숯을 더 넣어 준다. 오븐에서 익히는 경우 40분을 넘기지 않도록 한다. 석쇠에서 굽는 경우 닭고기가 전체적으로 익으려면 2시간 정도 걸린다.

❻ 다 익으면 오븐이나 석쇠에서 꺼내 15분 정도 기다렸다가 자른다.

줄농어 통구이

줄농어 대신 아무것이나 살이 단단한 생선을 사용해도 된다. 아니면 연어나 광어 같은 생선의 저민 살코기를 사용해도 무방하다. 높은 온도에서 생선을 통째로 굽는 경우 육즙을 안에 가둬 둘 수 있어서 고기가 대단히 촉촉해진다.

재료(6인분)

- 내장을 제거하고 씻은 자연산 줄농어 통째로 2마리(마리당 1.3kg)
- 껍질을 벗기지 않은 유기농 레몬 2개(잘 씻어서 얇게 저미기)
- 유기농 타라곤 가지 10개(기호에 따라 고명용으로 추가 가능)
- 유기농 이탈리안 파슬리 가지 10개(기호에 따라 고명용으로 추가 가능)
- 유기농 엑스트라 버진 올리브유 3큰술
- 갓 짠 유기농 레몬즙 2큰술
- 가는 소금과 갓 간 유기농 후추 입맛에 따라 필요한 만큼
- 유기농 회향 구근 큰 것 2개(얇게 썰기)
- 껍질을 벗겨 썰어 놓은 유기농 샬럿 3컵(900그램 정도, 데쳐 놓기)
- 드라이한 맛의 유기농 화이트 와인 ½컵

만들기

❶ 오븐을 230도로 예열한다.
❷ 생선을 물로 헹구고 안팎을 타월로 가볍게 두드려 말린다.
❸ 생선 한 마리의 속에 레몬 조각 절반을 깐다. 그리고 레몬 위에 타라곤과 파슬리 가지 5개를 올린다. 나머지 생선 속도 마찬가지로 채운다.
❹ 작은 그릇에 올리브유와 레몬즙을 넣고 섞는다. 손으로 생선에 올리브유 혼합 재료를 넉넉하게 발라 준다. 생선의 양쪽 면에 소금과 후추로 간을 한다.
❺ 생선 2마리가 모두 들어갈 만한 크기의 얕은 오븐 팬에 회향과 샬럿을 담는다. 소금과 후추로 간을 하고 채소들을 한 층으로 고르게 깐다. 화이트 와인을 팬에

붓고 야채 위에 생선을 올린다.

❻ 예열한 오븐에 오븐 팬을 넣고 가끔씩 채소를 뒤집어 주면서 채소가 부드러워지고, 생선의 제일 두꺼운 부위에 온도계를 꽂았을 때 57도가 나올 때까지 25분 정도 굽는다. 오븐에서 팬을 꺼내서 5분 정도 놔둔다.

❼ 주걱 2개를 이용해서 오븐 팬에서 조심스럽게 생선을 꺼내 접시에 담는다. 회향과 샬럿 혼합 재료를 숟가락으로 떠서 생선 위에 뿌려 준다. 그리고 취향에 따라 썰어 놓은 타라곤이나 파슬리, 신선한 레몬 조각을 얹어 준다.

그린 소스를 곁들인 연어

레시피가 아주 쉬워서 몇 분 정도면 끝난다. 평일 식사로도 좋고, 접시에 담아 놓으면 꽤 예뻐서 기념일 요리로도 좋다.

재료(4인분)

- 잘 씻은 유기농 아루굴라(또는 시금치나 쓴맛 나는 다른 잎채소) 2다발
- 목초 사육한 젖소에서 나온 유기농 무염 버터 ⅓컵
- 가는 소금과 갓 간 유기농 후추 입맛에 따라 필요한 만큼
- 유기농 코코넛 오일 1큰술
- 껍질을 벗긴 자연산 연어 저민 살코기 4장(장당 170그램)
- 뿌려 먹을 유기농 커민 간 것

만들기

❶ 끓는 물에 30초 정도 아루굴라를 데친다. 물기를 빼고 타월로 남은 물기를 닦아 낸다.

❷ 데친 잎채소를 믹서 혹은 금속 날이 장착된 푸드 프로세서에 옮겨 담고 소스 정도의 점도가 되도록 간다. 중간중간에 재료가 잘 퍼지도록 필요한 만큼 따듯한 물을 추가해 준다.

❸ 걸쭉해진 퓌레를 작은 냄비에 옮겨 담고 버터, 소금, 후추를 더해서 약한 불로 골고루 데워 준다. 불을 끄고 따듯하게 보관한다. (퓌레를 미리 만들어 놓았다가 중탕으로 다시 가열해서 써도 된다.)

❹ 코코넛 오일을 큰 프라이팬에 두르고 센 불에 올린다.

❺ 연어에 소금과 후추로 간을 하고 양쪽 면에 커민을 뿌려 준다. 연어를 뜨거워진 프라이팬에 올려서 바깥쪽은 보기 좋게 색이 나고 중앙은 살짝 덜 익게 6분 정도 지진다. 중간에 한 번 뒤집어 준다.

❻ 연어를 접시 네 개에 옮겨 담고 가장자리를 따라 잎채소 퓌레를 뿌려 바로 먹는다.

돼지감자와 서양대파를 곁들인 통연어 구이

통연어를 구할 수 없다면 그보다 작은 생선 종류나 연어의 한쪽 살만 구워 먹어도 상관없다. 줄농어나 지방이 좀 있는 다른 생선으로도 요리가 가능하며, 뜨겁게 먹어도 좋고 실온으로 식혀서 먹어도 좋다. 프리바이오틱스가 풍부한 돼지감자와 서양대파를 곁들이면 손님 접대용으로도 그만이다.

재료(6인분)

- 북북 문질러 씻은 유기농 돼지감자 작은 것(400그램)
- 12센티미터짜리 유기농 로즈메리 가지 3개(혹은 다른 허브)
- 껍질을 까지 않은 유기농 레몬 1개(썰기)
- 2.7킬로그램짜리 통연어 1마리(내장을 제거하고 씻어 낸 다음 머리와 꼬리는 그대로 둔 채 물로 헹궈서 타월로 가볍게 두드려 닦아 내기)
- 가는 소금과 갓 간 유기농 후추 입맛에 따라 필요한 만큼
- 유기농 코코넛 오일 1큰술
- 유기농 서양대파 6개(초록색 부분도 조금 남겨서 다듬고 잘 씻어서 길게 썰어 놓기)
- 신선한 유기농 로즈메리잎 1작은술
- 고명용 유기농 레몬 조각(선택 사항)
- 고명용 유기농 물냉이 가지(선택 사항)

만들기

❶ 큰 냄비에 소금물을 채워서 센 불에 한소끔 끓인다. 돼지감자를 넣고 불을 줄여 감자가 살짝만 익을 때까지 5분 정도 뭉근히 끓인다. 물기를 빼고 타월로 두드려 말려 준비해 둔다.

❷ 오븐을 190도로 예열한다.

❸ 로즈메리 가지와 레몬 조각을 연어 속에 넣는다. 소금과 후추로 간을 한다. 솔을 이용해서 연어 위로 코코넛 오일을 가볍게 발라 준다.

❹ 준비해 두었던 돼지감자와 서양대파를 연어가 들어갈 만한 큰 오븐 팬에 올린다. 채소 위에 로즈메리잎을 뿌리고 소금과 후추로 간을 한다. 채소 위에 연어를 올린다.

❺ 예열된 오븐에 넣고 생선의 두께 2.5센티미터당 15분 정도 구워 준다. 연어의 제일 두꺼운 부위에 온도계를 찔러 넣어 측정했을 때 57도 정도 나와야 한다. 오븐 팬을 오븐에서 꺼내 10분 정도 놔둔다.

❻ 기호에 따라 레몬 조각과 물냉이를 얹고 연어와 채소를 낸다.

채소 라자냐

우리가 이 라자냐를 좋아하는 이유는 파스타 대신 주키니와 구운 가지가
들어가기 때문이다. 그렇지만 아주 든든해서 파스타나 고기가 빠져서 아
쉽다는 생각은 전혀 들지 않을 것이다. 파티나 다른 모임에 가져가기에도
손색이 없는 훌륭한 음식이다. 손님들이 이탈리아 전통 요리를 더 가볍고
건강하게 먹을 수 있는 좋은 버전으로 소개해 주었다고 고마워할 것이다.

재료(4 -8인분)

- 유기농 주키니(오이와 비슷한 서양호박 – 옮긴이) 1.5kg
- 가는 소금 입맛에 따라 필요한 만큼
- 유기농 엑스트라 버진 올리브유 2큰술
- 잘게 깍둑 썬 유기농 양파 1컵
- 으깬 유기농 마늘 1큰술
- 으깬 유기농 토마토 1캔(800g)+1컵
- 유기농 말린 바질 1큰술
- 유기농 말린 오레가노 2작은술
- 유기농 빨간 고춧가루 플레이크 ¼작은술
- 곱게 간 유기농 후추 입맛에 따라 필요한 만큼
- 목초 사육한 젖소에서 나온, 유기농 유지방 모차렐라 치즈 5½컵(채 썬 다음 나
  눠서 사용)
- 리코타 치즈 2컵(270쪽 참조)
- 유기농 파르메산 치즈 간 것 2컵(나눠서 사용)
- 실온 보관한 유기농 방목 달걀 큰 것 1개

만들기

❶ 오븐을 190도로 예열한다.
❷ 오븐 팬 2개에 황산지를 깔아서 준비해 둔다.

❸ 주키니를 6밀리미터 두께로 자른다. 준비해 놓은 오븐 팬에 한 층으로 깐 다음 소금을 뿌리고 10분 정도 기다린다. 이렇게 하면 채소에서 일부 습기가 빠져나오기 때문에 라자냐에 물기가 너무 많아지는 것을 막을 수 있다.

❹ 10분 후에 종이 타월로 주키니를 가볍게 두드려 물기를 제거한다. 오븐 팬을 예열된 오븐에 넣고 주키니의 가장자리 색깔이 변하기 시작할 때까지 12분 정도 굽는다. 오븐에서 꺼내서 준비해 둔다.

❺ 큰 냄비에 올리브유를 넣고 중간 불에 올린다. 양파와 마늘을 추가하고 자주 저어 주면서 채소가 부드러워지기 시작할 때까지 4분 정도 익힌다. 토마토와 바질, 오레가노, 고춧가루 플레이크를 넣어 준다. 소금과 후추로 간을 하고 뭉근히 끓인다. 가끔씩 저어 주면서 소스가 살짝 걸쭉해질 때까지 15분 정도 익힌다. 맛을 보고 필요하면 소금과 후추로 간을 해 준다.

❻ 모차렐라 치즈와 리코타 치즈 2컵과 파르메산 치즈 1컵을 금속 날이 장착된 푸드 프로세서 용기에 넣는다. 달걀을 추가하고 소금과 후추로 간을 맞춘다. 내용물이 완전히 갈릴 때까지 푸드 프로세서를 돌린다.

❼ 토마토 혼합 재료 1컵을 덜어서 12 × 16인치 오븐 팬 바닥에 놓는다. 주키니 4분의 1을 그 위에 깔고, 이어서 치즈 혼합 재료 1컵을 그 위에 덮는다. 치즈 혼합 재료가 주키니를 완전히 덮어야 한다. 그 위에 모차렐라 치즈 1컵과 파르메산 치즈 ¼컵을 한 층으로 깐다. 층을 까는 과정을 두 번 더 반복한다. 그러고 나서 주키니를 한 층 더 깔고 이어서 남은 모차렐라 치즈 ½컵을 깐다. 그리고 남은 파르메산 치즈 ¼컵을 깔아서 마무리한다.

❽ 라자냐를 예열된 오븐에 넣고 30분 정도 굽는다. 오븐 온도를 260도까지 올리고 치즈가 노릇한 갈색을 띠고 라자냐가 아주 뜨거워져 거품이 일 때까지 5분 정도 더 굽는다. 오븐에서 꺼내 철사로 된 선반에 올리고 15분 정도 두었다가 잘라서 낸다.

가지를 곁들인 콜리플라워와 브로콜리 스테이크

채소 스테이크는 접시에 담아 놓으면 보기도 좋고, 건강한 식생활의 첫출발로도 훌륭하다. 가지나 드레싱을 만들 시간이 없다면 채소 스테이크만 구워서 비네그레트 드레싱이나 엑스트라 버진 올리브유와 발사믹 식초를 뿌려 먹어도 좋다.

재료(4인분)

- 다듬은 유기농 가지 1개(900그램)
- 유기농 엑스트라 버진 올리브유 ¾컵(여기에 그릴팬 코팅 용도로 조금 더 추가)
- 가는 소금 입맛에 따라 필요한 만큼
- 유기농 고춧가루 입맛에 따라 필요한 만큼
- 유기농 콜리플라워 큰 것 1송이(다듬어서 2.5센티미터 두께로 썰기)
- 유기농 브로콜리 큰 것 1송이(다듬어서 같은 크기로 4등분하기)
- 유기농 오레가노잎 ¼컵
- 구운 마늘 으깬 것 1큰술(메모 참조)
- 유기농 회향씨 1큰술
- 굵은 유기농 후추 입맛에 따라 필요한 만큼
- 타히니 드레싱 입맛에 따라 필요한 만큼(295쪽 참조)
- 고명용 유기농 옻나무 열매 간 것(선택 사항)

만들기

❶ 야외 그릴이나 그릴 팬을 센 불에 예열한다.
❷ 큰 오븐 팬 2개에 황산지를 깔아 준비해 둔다.
❸ 가지를 길게 반 가르고 올리브유 ¼컵 정도를 이용해서 반쪽짜리 가지에 각각 넉넉하게 발라 준다. 가지를 자른 면이 아래로 가도록 그릴이나 그릴 팬에 올린다. 가끔 뒤집어 주면서 가지 과육이 쪼그라들며 노릇한 갈색으로 변하고, 껍질이 검게 그을릴 때까지 30분 정도 구워 준다.

❹ 가지를 꺼내서 껍질을 벗겨 낸다. 소금과 고춧가루로 간을 한 다음 올리브유를 추가하면서 저어서 부드러운 퓌레를 만든다. 따뜻하게 유지하면서 따로 둔다.

❺ 가시를 익히는 동안 콜리플라워와 브로골리를 준비한다.

❻ 남은 올리브유를 작은 그릇에 붓고 오레가노, 구운 마늘, 회향씨를 추가한다. 소금과 굵은 후추로 간을 한다. 솔을 이용해서 콜리플라워와 브로콜리의 양쪽 면에 간을 한 올리브유를 넉넉히 발라 준다. 채소를 황산지를 깐 오븐 팬에 몇 분 정도 두어 양념이 배게 한다.

❼ 가지를 그릴에서 내리고 나면 채소 스테이크를 조심스럽게 그릴로 옮긴다. 스테이크가 살짝 부드러워질 때까지 6분 정도 구우면서 중간에 한 번 뒤집어 준다.

❽ 가지를 4등분해서 4개의 접시 중앙에 담는다. 가지 위에 콜리플라워 스테이크를 깔고 그 옆에 브로콜리 스테이크를 담는다. 타히니 드레싱을 뿌리고 기호에 따라 옻나무 열매 간 것을 뿌려 준다. 바로 먹는다.

메모

구운 마늘을 만들려면 오븐을 175도로 예열한다. 유기농 통마늘이나 껍질을 깐 마늘쪽에 유기농 엑스트라 버진 올리브유를 가볍게 발라 준 후 알루미늄포일로 싸서 예열한 오븐의 팬 위에 올린다. 석쇠에 구운 고기에 통마늘을 곁들일 계획이라면 마늘을 굽기 전에 통마늘 머리 부분을 깔끔하게 잘라 내자. 통마늘이 부드러워져서 향기가 나려면 25분 정도 걸린다. 깐 마늘은 12분 정도면 된다. 구운 마늘로 퓌레를 만들려면 위에 나온 대로 통마늘을 구운 후에 부드러워져 향기가 나는 동안에 머리 위쪽을 잘라 내고 그 안에 든 부드러운 과육을 짜낸다. 통마늘 큰 것 하나면 보통 2큰술 정도의 퓌레가 나온다. 구운 마늘은 풍부하고 깊은 맛을 내고 마늘 특유의 자극적인 맛은 전혀 없다.

히카마 슬로

프리바이오틱스가 풍부하며 맛있는 이 곁들임 요리는 석쇠에 구운 생선, 닭, 돼지고기와 굉장히 잘 어울린다. 특히 약간의 양념을 추가하면 더 좋다. 일반적으로 즐겨 먹는 콜슬로coleslaw(양배추, 당근, 양파 등을 채 썰어 마요네즈에 버무린 샐러드 – 옮긴이)를 대신할 수 있는 신선하고 건강에 좋은 대용 식품이다. 여름에 바비큐 파티를 할 때나 소풍 갔을 때 환영받을 만한 것이다.

재료(4~6인분)

- 작은 유기농 오렌지 2개에서 짠 즙
- 유기농 라임 1개에서 짠 즙
- 껍질을 깐 유기농 마늘 2쪽
- 유기농 고수잎 1움큼
- 유기농 엑스트라 버진 올리브유 ¼컵
- 유기농 히카마 작은 것 3개(껍질을 벗겨서 채 썰기)
- 유기농 적양파 1개(껍질을 벗겨서 채 썰기)
- 유기농 민트잎 1움큼(조각 썰기)
- 유기농 스캘리언 1움큼(얇게 어슷썰기)

만들기

❶ 오렌지즙, 라임즙, 마늘, 고수, 올리브유를 믹서 용기에 담고 고르게 간다. 준비가 될 때까지 따로 둔다.

❷ 히카마, 양파, 민트, 스캘리언을 커다란 샐러드 그릇에 담는다. 드레싱을 샐러드에 골고루 가볍게 묻힌다. 바로 먹는다.

아스파라거스 볶음

아스파라거스를 이런 식으로 요리하면 그냥 쪄서 레몬과 함께 먹는 것보다 더 흥미로운 풍미가 느껴진다. 입맛을 돋우는 이 레시피는 거의 모든 육류, 가금류와 곁들여 먹어도 잘 어울리고 수란이나 스크램블드에그를 곁들인 오찬으로 내놓아도 좋다.

재료(4~6인분)

- 목초 사육한 젖소에서 나온 유기농 기 버터 2큰술
- 유기농 샬럿 작은 것 2개(껍질을 까서 얇게 썰기)
- 유기농 그린 아스파라거스 2다발(다듬어서 절반으로 자르기)
- 유기농 타임 가지 2개
- 식초에 절인 고추 1개(씨를 빼고 다지기)
- 가는 소금과 갓 간 유기농 백후추 입맛에 따라 필요한 만큼
- 유기농 셰리 식초 ½큰술

만들기

❶ 평평하고 넓은 큰 냄비를 중불에 올리고 기 버터를 가열한다. 샬럿을 추가하고 자주 저어 주면서 반투명해질 때까지 3분 정도 익힌다. 아스파라거스, 타임, 고추를 추가한다. 소금과 후추로 간을 하고 자주 뒤적이고 저어 주며 아스파라거스가 부드럽고 바삭해질 때까지 7분 정도 익힌다.

❷ 아스파라거스가 다 익기 1분 전에 셰리 식초를 냄비에 둘러 준다. 잘 뒤적인 다음 불에서 내린다. 바로 먹는다.

브로콜리 소스에 셀러리액을 곁들인 주키니와 파스닙 국수

슈퍼마켓에서 주키니, 당근, 비트, 기타 단단한 채소류로 만든 면을 팔고 있지만 우리는 채소의 질과 신선도를 조절할 수 있어서 직접 만들어 먹는 것을 선호한다. 하지만 어떤 식으로 만들든 채소 국수는 곁들임 요리로도 아주 맛있고, 주요리로도 손색이 없다.

재료(4인분)

- 유기농 브로콜리 꽃 부분 8컵(450그램 정도)
- 곱게 간 유기농 파르메산 치즈 ½컵(뿌려 먹을 용도로 조금 더 추가)
- 유기농 무염 생캐슈 ⅓컵
- 가는 소금 입맛에 따라 필요한 만큼
- 유기농 엑스트라 버진 올리브유 ¼컵(부어 먹을 용도로 조금 더 추가)
- 유기농 마늘 2쪽(껍질을 벗기고 얇게 썰기)
- 유기농 빨간 고추 1개(입맛에 따라 더 많이 넣어도 무방, 다듬고 씨앗을 빼서 곱게 다지기)
- 갓 간 유기농 레몬 껍질 1큰술
- 유기농 주키니 면 700그램
- 유기농 파스닙 면 220그램
- 유기농 셀러리액 220그램(채 썰기)

만들기

❶ 브로콜리, 파르메산 치즈 ½컵, 캐슈, 소금을 금속 날이 장착된 푸드 프로세서 용기에 담는다. 그리고 고운 부스러기가 만들어질 때까지 돌린다.

❷ 큰 프라이팬을 중간 불에 올리고 올리브유 ¼컵을 담아 가열한다. 마늘, 고추를 넣고 자주 저어 주면서 마늘이 색깔은 변하지 않고 부드러워지기만 할 때까지 2분 정도 재빨리 볶아 준다. 브로콜리 혼합 재료와 함께 레몬 껍질을 넣

고 저어 주면서 혼합 재료가 갈색으로 익고 향긋한 냄새가 날 때까지 10분 정
도 계속 익힌다.

❸ 주기니, 피스닙, 셀러리액을 넣고 뒤집어 주면서 국수에 소스가 배이고 골고
루 가열될 때까지 3분 정도 익힌다.

❹ 불에서 내린 후에 올리브유와 파르메산 치즈를 뿌려서 먹는다.

돼지감자 그라탱

돼지감자를 그라탱으로 만들면 살짝 달아진다. 우리는 이 달콤한 맛을 상쇄하기 위해 후추를 첨가하고 완성된 요리의 그윽하고 풍부한 맛을 강조해 주었다. 이 장에 소개한 여러 곁들임 요리와 마찬가지로 이 그라탱도 점심이나 가벼운 저녁 식사의 주요리로 충분하다.

재료(4인분)

- 목초 사육한 젖소에서 나온 유기농 무염 버터 2큰술
- 유기농 아보카도유 1큰술
- 유기농 양파 큰 것 1개(껍질을 벗겨서 아치 모양으로 얇게 썰기)
- 유기농 돼지감자 450그램(껍질을 벗기고 3밀리미터 두께로 썰기)
- 유기농 타임잎 썬 것 1큰술
- 가는 소금과 갓 간 후추 입맛에 따라 필요한 만큼
- 목초 사육한 젖소에서 나온 유기농 크렘 프레슈 ¼컵
- 목초 사육한 젖소에서 나온 유기농 체더치즈 간 것 50그램

만들기

❶ 큰 오븐용 프라이팬에 버터와 오일을 넣고 중간 불에 올린다. 양파를 추가하고 자주 저어 주면서 양파가 야들해지고 색깔이 변하기 시작할 때까지 10분 정도 익힌다.

❷ 돼지감자와 타임을 추가하고 소금과 후추로 넉넉히 간을 한다. 물을 반 컵 더 넣고 뭉근히 끓인다. 그 후 불을 줄이고 뚜껑을 덮은 다음 돼지감자가 아주 부드러워질 때까지 20분 정도 익힌다. 뚜껑을 열고 냄비에 남은 육수가 걸쭉하게 졸아들 때까지 뭉근히 끓인다. 그 과정에서 필요하면 물을 한 번에 1큰술씩 추가한다.

❸ 오븐을 예열한다.

❹ 크렘 프레슈를 돼지감자 위에 얹어서 고르게 발라 준다. 그 위에 치즈를 뿌리고 바로 오븐 그릴로 옮긴다. 위쪽이 노릇노릇한 갈색으로 변하고 가장자리에서 거품이 날 때까지 4분 정도 구워 준다. 오븐에서 꺼내어 먹는다.

코코넛 밀크를 더한 서양대파와 근대 요리

서양대파와 근대의 조합은 조금 평범하지만 마늘, 카레, 풍부한 맛의 코코넛 밀크와 함께 익혀 보면 전혀 평범하지 않은 요리를 맛볼 수 있다. 근대 대신 케일이나 다른 잎채소를 이용할 수도 있지만 너무 쓴맛의 잎채소는 서양대파의 달콤한 맛을 압도해 버릴 수 있으니 가급적 피하기 바란다.

재료(4인분)

- 하얀 부분과 부드러운 초록색 부분을 포함한 유기농 서양대파 4개(다듬어서 잘 씻기)
- 목초 사육한 젖소에서 나온 유기농 기 버터 2큰술
- 유기농 마늘 2쪽(껍질을 벗겨서 썰기)
- 유기농 근대잎 220그램(질긴 줄기는 다듬고 리본 모양으로 썰기)
- 유기농 매운 카레 가루 1작은술
- 유기농 터머릭 간 것 ¼작은술
- 가는 소금 입맛에 따라 필요한 만큼
- 유기농 무가당 코코넛 밀크 1⅔컵
- 아몬드, 호두, 캐슈, 마카다미아 너트 등 구운 유기농 무염 견과류 ¼컵(다지기)

만들기

❶ 서양대파를 1~1.5센티미터 두께로 어슷썰기한다.

❷ 큰 프라이팬을 중간 불에 올리고 기 버터를 가열한다. 마늘을 추가하고 자주 저어 주면서 마늘이 색깔 변화 없이 부드러워지기만 할 때까지 2분 정도 지진다.

❸ 근대잎과 서양대파를 넣고 채소들이 부드러워지기 시작할 때까지 5분 정도 자주 휘저으면서 익힌다. 카레 가루와 터머릭을 추가하고 소금으로 간한다. 서양대파가 부드러워질 때까지 저어 주며 다시 3분 더 익힌다.

❹ 코코넛 밀크를 넣고 거품이 일기 시작할 때까지 4분 정도 뭉근히 끓인다. 불에서 내려 그릇에 담고 썰어 놓은 견과류를 뿌린다. 바로 먹는다.

샬럿, 빨간 피망과 함께 요리한 브로콜리

아주 단순하고 맛있는 레시피지만 브로콜리를 너무 익히지 않는 것이 중요하다. 그래야 숨이 죽지 않은 아삭아삭한 브로콜리를 즐길 수 있다. 조금 강한 맛을 원하면 고춧가루를 첨가할 수도 있다.

재료(4인분)

- 유기농 브로콜리 꽃 부분 8컵(450그램)
- 유기농 코코넛 오일 2큰술
- 유기농 샬럿 2개(껍질을 벗기고 얇게 썰기)
- 유기농 빨간 피망 작은 것 1개(다듬고 속과 씨를 파낸 후 잘게 깍둑 썰기)
- 다진 유기농 마늘 1작은술
- 가는 소금과 갓 간 유기농 후추 입맛에 따라 필요한 만큼

만들기

❶ 찜기 바닥에 물을 2~3센티미터 정도 채우고 받침 위에 브로콜리를 놓는다. 이때 찜기 받침이 물에 닿지 않아야 한다. 뚜껑을 덮고 센 불에 올려 물을 끓인다. 2분 정도 브로콜리를 찐 후에 불을 끄고 바로 찜기 받침째 꺼내 둔다.

❷ 큰 프라이팬을 중간 불에 올리고 오일을 가열한다. 샬럿, 피망, 마늘을 넣고 자주 저어주면서 채소가 부드러워질 때까지 5분 정도 튀긴다. 찐 브로콜리를 추가하고 소금과 후추로 간을 한다. 그리고 1~2분 정도 저어 주면서 익힌다. 그릇에 담아서 바로 먹는다.

양파와 함께 먹는 민들레잎

민들레잎은 봄이 제철이다. 이때는 새싹이라 크기가 작고 여려서 쓰지 않지만 나중에는 점점 쓴맛이 강해진다. 이 채소는 비타민과 프리바이오틱스 성분이 풍부해서 많이 먹어 주면 좋다. 직접 채취해서 먹어도 좋지만 그런 경우에는 살충제를 뿌렸거나 동물에 의해 오염되지 않은 상태인지 꼭 확인해야 한다.

재료(4인분)

- 유기농 민들레잎 900그램(질긴 줄기 부분을 제거하고 썰어 놓기)
- 유기농 엑스트라 버진 올리브유 ¼컵+1작은술
- 유기농 양파 큰 것 1개(껍질을 벗겨서 링 모양으로 썰기)
- 유기농 샬럿 다진 것 1컵
- 유기농 마늘 다진 것 1작은술
- 파슬리, 고수, 차이브, 바질 같은 유기농 허브 다져서 섞은 것 ¾컵
- 가는 소금 입맛에 따라 필요한 만큼
- 유기농 레몬 1개에서 짠 즙

만들기

❶ 큰 냄비에 소금물을 채워서 끓인다. 썰어 놓은 민들레잎을 넣고 부드러워질 때까지 3분 정도 끓인다.

❷ 고운체에 걸러서 물기를 뺀 후에 깨끗하고 큰 키친타월에 옮긴다. 타월을 비틀어 짜서 최대한 물기를 뺀 후에 따로 둔다.

❸ 큰 프라이팬에 올리브유 ¼컵을 두르고 중간 센 불로 가열한다. 기름이 끓지는 않고 아주 뜨거워졌을 때 썰어 놓은 양파를 올린다. 양파들을 분리시켜 조각마다 기름이 잘 묻게 한다. 가끔씩 저어 주면서 양파가 갈색으로 변하기 시작할 때까지 5분 정도 익혀 준다. 불은 중간 약한 불로 줄이고 가끔씩 저어 주면서 양파가 노릇한 갈색으로 바삭해질 때까지 15분 정도 더 익혀 준다.

❹ 구멍 뚫린 숟가락으로 양파를 종이 타월로 옮겨서 기름기를 뺀다. 소금으로 간을 한다.

❺ 남은 올리브유 1큰술을 커다란 냄비에 넣는다. 샬럿과 마늘을 넣고 자주 저어 주면서 색깔이 살짝 변하기 시작할 때까지 5분가량 익혀 준다.

❻ 따로 두었던 잎채소를 다진 허브와 함께 넣고 저으면서 전체적으로 가열해서 익힌다. 맛을 보면서 필요하면 소금으로 간을 한다.

❼ 불에서 내려 접시로 옮기고 레몬즙을 뿌린다. 그 위에 바삭해진 양파를 뿌려 준다. 바로 먹는다.

초콜릿 케이크

이 케이크에는 밀가루뿐만 아니라 설탕도 안 들어간다! 하지만 맛있다. 자르기 전에 식혀야 하기 때문에 먹기 전날 미리 만들어 두는 것이 좋다. 다른 데 가져가서 먹기도 좋아서 파티나 행사용으로도 그만이다.

재료(9인치 케이크 1개 분량)

- 노른자와 흰자를 분리한 유기농 방목 사육 달걀 큰 것 5개
- 가는 소금 약간
- 카카오 함량 최소 80퍼센트 이상의 유기농 다크 초콜릿 250그램
- 목초 사육한 젖소에서 나온 무염 유기농 버터 ⅔컵
- 순수한 유기농 바닐라 엑스트랙트 2작은술
- 케이크 위에 뿌릴 유기농 코코아 가루

만들기

❶ 오븐을 160도로 예열한다

❷ 9인치 둥근 케이크 틀springform pan의 안쪽에 버터를 넉넉하게 바르고, 황산지를 틀 바닥에 맞추어 둥글게 잘라 여기에도 버터를 바른다.

❸ 거품기가 장착된 전기 믹서 용기에 달걀흰자를 넣는다. 여기에 소금을 넣고 흰자 반죽이 뾰족하게 설 정도의 점도가 될 때까지 저속으로 저어 준다.

❹ 초콜릿과 버터를 끓는 중탕냄비double boiler에 넣고 자주 저어 주면서 초콜릿과 버터가 녹아서 합쳐질 때까지 4분 정도 가열한다. 이 혼합 재료를 커다란 믹싱볼에 담고 거품기를 이용해서 달걀노른자를 초콜릿 혼합 재료에 한 번에 하나씩 저으면서 넣는다. 바닐라도 저으면서 넣어 준다.

❺ 하얀 줄이 남지 않을 때까지 달걀흰자를 한 번에 조금씩 넣으면서 부드럽게 섞어 준다.

❻ 반죽을 준비된 틀에 붓고 예열해 둔 오븐에 넣는다. 케이크가 가운데 부분은 흔들리지만 바깥 가장자리는 단단해질 때까지 한 시간 정도 굽는다.

❼ 오븐에서 꺼내 선반에 올려놓고 식힌다. 충분히 식으면 냉장실에 담아 적어도 4시간 동안, 아니면 밤새 굳힌다.

❽ 케이크를 낼 준비가 되면 케이크 틀에서 꺼내고 황산지는 떼서 버린다.

❾ 고운체에 코코아 가루를 담아서 케이크 위에서 부드럽게 두드리며 뿌려 준다. 잘라서 먹는다.

초콜릿 칩 쿠키

우리는 이 쿠키에서 느껴지는 아몬드의 풍미와 초콜릿의 조합을 좋아한
다. 카카오 함량이 최소 80퍼센트 이상인 초콜릿 칩을 사용하는 것이 중요
하다. 아몬드를 구워서 사용하면 쿠키에서 더욱 깊은 아몬드의 풍미가 난
다. 브레인 워시 식생활의 출발점으로도 매우 훌륭하다.

재료(24개 분량)

- 유기농 아몬드 가루 1¼컵
- 과립형 유기농 스테비아 ¼컵
- 베이킹 소다 ¼작은술
- 유기농 코코넛 오일 ¼컵
- 순수한 유기농 바닐라 엑스트랙트 2작은술
- 카카오 함량 최소 80퍼센트 이상의 유기농 다크 초콜릿 칩 ½컵
- 무염 유기농 생아몬드나 생호두 다진 것 ½컵

만들기

❶ 오븐을 175도로 예열한다.
❷ 오븐 팬 2개에 들러붙지 않는 실리콘 라이너silicone liner나 황산지를 깔아 준다.
❸ 아몬드 가루, 스테비아, 베이킹 소다를 중간 크기 믹싱볼에 넣고 섞는다. 코코넛
오일과 바닐라를 저으면서 넣어 준다. 잘 섞이면 초콜릿 칩과 견과를 저으면서
넣어 준다.
❹ 반죽을 티스푼에 수북하게 떠서 준비해 놓은 오븐 팬에 여러 개 얹는다. 오븐 팬
을 예열한 오븐에 넣어 가장자리가 노릇하게 익을 때까지 9분 정도 굽는다.
❺ 오븐에서 꺼내서 주걱을 이용해 선반으로 옮겨서 식힌다. 밀폐 용기에 저장하면
실온에서는 5일을 넘기지 않는 선에서 보관이 가능하다.

아몬드 코코넛 비스코티

이 비스코티가 완전히 마를 때까지 기다려 주면 오후에 커피 한잔 마실 때
곁들여 먹기에 안성맞춤인 디저트가 된다. 스테비아 없이도 만들 수 있다.
그럼 단맛은 없겠지만 충분히 만족스러운 맛을 내 준다.

재료(8~10개 분량)

- 무염 유기농 생아몬드 2컵
- 무가당 유기농 코코넛 플레이크 ¼컵
- 유기농 코코아 가루 3큰술
- 유기농 치아시드 2큰술
- 실온 보관한 유기농 방목 사육 달걀 큰 것 1개
- 유기농 코코넛 오일 ¼컵
- 과립형 유기농 스테비아 1큰술
- 베이킹 소다 1작은술

만들기

❶ 금속 날이 장착된 푸드 프로세서 용기에 아몬드, 코코넛, 코코아 가루, 치아시드
를 섞는다. 혼합 재료가 아주 고운 부스러기가 될 때까지 갈아 준다.

❷ 이 혼합 재료를 중간 크기 믹싱볼에 담는다. 달걀, 코코넛 오일, 스테비아, 베이킹
소다를 추가한 후 잘 섞이도록 휘저어 준다.

❸ 오븐을 190도로 예열한다.

❹ 믹싱볼에서 반죽을 꺼내 2.5센티미터 정도의 두께로 덩어리를 만들어 준다. 랩으
로 싸서 살짝 단단해질 때까지 30분 정도 냉장실에 보관한다.

❺ 냉장실에서 반죽을 꺼내 랩을 벗기고 같은 크기의 바가 8~10개 정도 나오게 자
른다.

❻ 기름을 바르지 않은 쿠키 팬에 2~3센티미터 간격으로 쿠키를 배열한다. 190도
로 예열한 오븐에 넣고 반죽이 어느 정도 단단해지고 가장자리 색깔이 변하기 시

작할 때까지 10분 정도 굽는다.

❼ 오븐에서 쿠키를 꺼내서 따듯하고 부드러울 때 먹을 수도 있고, 더 바삭한 쿠키를 원하면 식어가는 오븐 속에 두고 말린다. 아주 바삭바삭한 비스코티를 원할 경우 오븐이 다 식으면 쿠키를 꺼내서 실온에 12시간 정도 놔두면 된다.

리코타 무스

가볍고 상쾌한 디저트로 다크 초콜릿 칩(카카오 함량 최소 80퍼센트) 반 컵만 가지고 만들 수도 있고, 산딸기류를 섞어서 만들 수도 있다. 가지고 다니기도 편하기 때문에 파티나 야외 바비큐 파티에도 제격인, 맛있는 저 탄수화물 디저트다.

재료(4인분)

- 리코타 치즈 2컵(270쪽 참조)
- 목초 사육한 젖소에서 나온 유기농 헤비 크림 ¼컵
- 과립형 유기농 스테비아 2큰술(취향에 따라 더 사용해도 무방)
- 유기농 블루베리나 라즈베리 ¾컵
- 갓 간 유기농 오렌지 껍질 1작은술
- 위에 뿌릴 유기농 코코아 가루

만들기

❶ 리코타 치즈, 크림, 스테비아를 금속 날이 장착된 푸드 프로세서 용기에 넣고 곱게 간다.

❷ 중간 크기 믹싱볼에 담는다. 베리와 오렌지 껍질을 부드럽게 저으면서 넣는다.

❸ 작은 디저트 그릇 네 개에 같은 양으로 퍼서 담는다. 그 위에 코코아 가루를 뿌려서 먹는다. 뚜껑을 닫아 냉장실에 넣으면 하루나 이틀 정도 보관이 가능하다.

아몬드 판나 코타

이 가벼운 디저트는 항상 깊은 인상을 남긴다! 아주 화려하게 치장하고 싶으면 블루베리 한 컵을 퓌레로 만들어서 각 접시에 곁들이고 통베리와 민트잎을 얹어 주면 좋다.

재료(4~6인분)

- 무가당 유기농 아몬드 밀크 1컵
- 목초 사육한 젖소에서 나온 유기농 헤비 크림 1컵(나눠서 사용)
- 가미하지 않은 젤라틴 1½작은술
- 과립형 유기농 스테비아 1큰술
- 순수한 유기농 아몬드 엑스트랙트 1작은술
- 유기농 블루베리 ½컵
- 유기농 민트잎 4~6장

만들기

❶ 바닥이 두꺼운 작은 냄비에 아몬드 밀크를 헤비 크림 ½컵과 함께 넣어 약한 불에 올린다. 냄비 가장자리를 따라 거품이 생길 때까지 6분 정도 가열한다.

❷ 아몬드 밀크가 가열되는 동안 남은 헤비 크림 ½컵을 중간 크기의 내열성 믹싱볼에 담는다. 젤라틴을 추가하여 부드러워질 때까지 가만히 놓아둔다.

❸ 아몬드 밀크 혼합 재료가 뜨거워지면 젤라틴 혼합 재료 위로 붓는다. 스테비아를 추가하고 완전히 섞일 때까지 저어 준다.

❹ 실온으로 식을 때까지 옆에 치워 둔다. 그다음에는 아몬드 엑스트랙트를 저으면서 넣는다. 이 혼합물을 4온스들이 라미킨ramekin(한 사람이 먹을 분량의 음식을 담아 오븐에 구울 때 쓰는 그릇 – 옮긴이) 4개나 그보다 작은 라미킨 6개에 같은 양으로 붓는다. 각각의 라미킨에 랩을 씌워 냉장고에 넣고 굳을 때까지 최소 4시간을 기다린다.

❺ 음식을 낼 때는 라미킨을 접시 위에 뒤집어 얹는다. 그 위에 베리 몇 개와 민트잎을 얹는다. 판나 코타가 라미킨에서 잘 나오지 않으면 뜨거운 물에 적신 타월로 라미킨을 몇 초 정도 감싸 주었다가 꺼내면 된다. 바로 먹는다.

말차 스무디

상쾌하고, 맛있고, 몸에도 좋은 이 스무디는 오후에 원기를 불어넣는 데 그만이다. 믹서로 갈 때 얼음을 두 개 정도 넣어 주면 슬러시 같은 느낌을 만들 수 있다.

재료(2인분)

- 유기농 오이Persian cucumber 큰 것 2개
- 유기농 민트잎 ¼컵
- 유기농 말차(녹차 가루) ½작은술
- 차게 식힌 유기농 코코넛 워터 2컵

만들기

❶ 오이를 썰어서 믹서에 넣는다. 민트잎, 말차, 코코넛 워터를 넣고 충분히 갈아 준다. 유리잔 2개에 부어서 마신다.

오후에 마시는 기분 전환 음료

부드럽고 살짝 시큼한 맛이 나는 이 초록색 음료는 늦은 오후 시간에 정신을 차리고 싶을 때 제격이다. 탄수화물 섭취를 잘 제한한 상태라면 작은 바나나 반 개 정도는 선심 써서 음료에 더욱 풍부한 질감과 달콤한 맛을 보태 줄 수 있다. 하지만 이 경우 그날 하루의 전체적인 탄수화물 섭취량을 낮게 유지하는 것을 잊지 말자.

재료(2인분)

- 유기농 아보카도 1개(껍질을 벗기고 씨앗을 제거하기)
- 유기농 케일잎 다듬어 썰어 놓은 것 2컵
- 차게 식힌 유기농 코코넛 워터 1컵
- 차게 식힌 유기농 무가당 아몬드 밀크 1컵
- 유기농 민트잎 다진 것 2큰술
- 유기농 생강 다진 것 1큰술
- 갓 짠 유기농 라임즙 1작은술

만들기

❶ 모든 재료를 믹서에 넣어 섞고 크림처럼 부드러워질 때까지 갈아 준다. 큰 유리잔 두 개에 얼음을 몇 개 넣고 음료를 나누어 담는다. 바로 마신다.

히비스커스 차

뜨겁게 혹은 차게 마시는 히비스커스 차는 단식을 하는 사람들이 즐겨 찾는 음료다. 우리는 이 차의 과일 향과 무더운 기운을 식혀 주는 성질을 좋아한다. 생강과 허브는 이 놀라운 치유용 차에서 대단히 훌륭한 파트너 역할을 하고 있다.

재료(4인분)

- 말린 유기농 히비스커스 꽃잎 ⅓컵(메모 참조)
- 유기농 바질잎 7장
- 껍질을 벗긴 유기농 생강 토막 1.5센티미터
- 갓 짜낸 유기농 라임즙 1작은술
- 과립형 유기농 스테비아 입맛에 따라 필요한 만큼(선택 사항)
- 고명용 유기농 민트 가지 4개(선택 사항)

만들기

❶ 히비스커스 꽃, 바질, 생강, 찬물 4컵을 중간 크기 냄비에 함께 넣는다. 중간 불에 올려서 한소끔 끓인다. 바로 불에서 내려 뚜껑을 닫고 15분 정도 놔둔다.

❷ 저어 주면서 라임즙을 넣고, 스테비아를 사용할 경우 이때 함께 넣는다.

❸ 체에 내려 찻주전자에 담거나, 차갑게 낼 경우 주전자에 담는다. 차게 마신다면 얼음을 넣거나 2시간 정도 냉장고에 담아서 식힌다. 마시기 전 기호에 따라 민트 잔가지 등으로 장식한다.

메모

구할 수 있다면 말린 것 대신 유기농으로 키운 신선한 히비스커스
꽃을 사용해도 된다. 꽃에서 초록색 꽃받침과 암술머리(꽃의 가운
데에서 실처럼 올라와 있는, 꽃가루를 담고 있는 부분)를 제거하
고, 말린 꽃잎으로 만들 때와 같은 과정으로 진행하면 된다.

진저에이드

무더운 날 농장에서 고된 일을 할 때 기운이 번쩍 나게 해 주던, 아주 오래 된 음료 레시피다. 이것은 단맛이 강하면 안 된다. 생강의 톡 쏘는 맛이 원 기를 북돋아 주는 역할을 하기 때문이다. 뒤뜰에서 파티를 할 때나 해변에 소풍을 갔을 때 선보일 맛있는 음료로 적당하다.

재료(약 2리터 분량)

- 유기농 생강 껍질을 벗기고 다진 것 170그램
- 유기농 레몬 3개의 껍질(채 썰기)
- 유기농 오렌지 1개의 껍질(채 썰기)
- 유기농 레몬 3개에서 짠 즙
- 유기농 오렌지 1개에서 짠 즙
- 과립형 유기농 스테비아 입맛에 따라 필요한 만큼
- 고명용 유기농 민트 가지(선택 사항)

만들기

❶ 큰 냄비에 생강, 오렌지와 레몬의 껍질을 함께 넣는다. 거기에 끓는 물 2리터 를 부어 뚜껑을 닫고 물에서 향긋한 향기가 날 때까지 30분 정도 둔다.

❷ 레몬즙과 오렌지즙, 스테비아를 첨가하고 잘 섞어 준다. 스테비아는 조금씩만 첨가하면서 그때마다 맛을 봐서 확인한다. 이 음료는 생강의 향과 시큼한 맛 이 있어야 한다.

❸ 마실 때는 큰 주전자에 얼음을 채우고 진저에이드를 담는다. 낼 때 유리잔에 민트 가지로 장식을 해 줘도 좋다.

발전소 커피

이 커피 음료는 힘차게 하루를 시작하거나, 저녁에 고된 하루를 다독이는 용도로 제격이다. 이 음료는 향이 풍부하고 맛있는 카푸치노를 매력적인 디저트로 만들어 놓은 것처럼 보인다. 모든 재료가 크림 같은 점도로 유화될 수 있도록 아주 고속의 믹서를 사용하는 것이 중요하다.

재료(2인분)

- 뜨겁게 내린 유기농 커피 2컵
- 카카오 함량 최소 80퍼센트의 유기농 다크 초콜릿 곱게 간 것 3큰술
- 목초 사육한 젖소에서 나온 유기농 무염 버터 2큰술
- MCT 오일 1큰술(250쪽 참조)
- 목초 사육한 소에서 나온 유기농 헤비 크림 2큰술
- 고명용 유기농 계피 간 것

만들기

❶ 커피, 초콜릿, 버터, 오일을 고속 믹서로 간다. 혼합 재료가 크림처럼 매끄러워질 때까지 1분 정도 갈아 준다.

❷ 따뜻하게 덥힌 커피 잔 2개에 따른 다음 각 잔에 헤비 크림 1큰술씩 넣고 갈아 놓은 계피를 그 위에 뿌려 준다. 바로 마신다.

터머릭 밀크셰이크

이 음료는 신선한 터머릭과 생강을 사용해 고속 믹서로 만드는 것이 제일 좋다. 음료가 크림처럼 부드러워지려면 터머릭과 생강을 확실하게 갈아 주어야 한다. 코코넛 밀크와 아보카도유 대신 아몬드 밀크와 코코넛 오일을 사용할 수도 있다. 꼭 필요한 것은 아니지만 신선한 코코넛이 있다면 사랑스러운 풍미를 더할 수 있다.

새료(2인분)

- 차게 식힌 유기농 무가당 코코넛 밀크 3¼컵
- 유기농 아보카도유 2큰술
- 신선한 유기농 터머릭 뿌리 껍질을 벗겨서 간 것 13센티미터 혹은 유기농 터머릭 간 것 2작은술
- 유기농 생강 2.5센티미터짜리 한 조각(껍질을 벗기고 갈기) 또는 유기농 생강 간 것 1작은술
- 채 썰거나 플레이크로 만든 유기농 무가당 코코넛 ¼컵
- 순수한 유기농 바닐라 엑스트랙트 1작은술
- 갓 간 유기농 오렌지 껍질 1작은술(고명용으로 조금 더 추가)
- 유기농 계피 간 것 ½작은술
- 얼음덩어리 4개

만들기

❶ 믹서 용기에 코코넛 밀크와 아보카도유를 넣고 잘 갈아 준다.
❷ 터머릭, 생강, 코코넛, 바닐라, 오렌지 껍질, 계피를 추가로 넣고 잘 갈아 준다. 얼음덩어리를 넣고 매끄럽고 걸쭉한 밝은 노란색 혼합물이 나올 때까지 고속으로 갈아 준다.
❸ 유리잔 두 개에 같은 양으로 따르고, 그 위에 오렌지 껍질을 뿌려서 마신다.

우리에게는
당신이 필요하다

보이지 않는 실이야말로 가장 강력한 연대다.

– 프리드리히 니체

우리가 창조한 세계는 우리의 사고 과정이다. 우리의
사고를 바꾸지 않고 세상을 바꿀 수는 없다.

– 알베르트 아인슈타인

우리 모두는 인생에서 똑같은 것을 찾고 있다. 우리는
행복, 성공, 목적의식을 원한다. 우리는 육체적으로, 정신적으로 건
강하기를 원한다. 우리는 사람과 사람 사이의 깊은 유대감을 원한다.
우리는 자신의 삶에 방향과 의미가 있기를 원한다. 하지만 우리는 이
런 목적을 달성하려 하다가도 나쁜 습관과 자기 태만적 행동으로 자
신의 길을 스스로 막아설 때가 많다.

생각 없이 갈망, 충동, 두려움에 굴복할 때 우리는 삶을 놓치게 된다. 우리는 사랑을 분노로, 공감을 자기도취로 대체하고 만다. 우리는 긍정성과 낙관주의를 희생하고 부정성과 회의주의를 받아들이고 만다. 우리는 자신을 가족, 친구, 세상에게서 닫아 버린다. 고통스럽고 유감스럽게도 우리는 점점 더 고립되는 세상 속에서 더 외로운 사람이 되고 말았다. 우리는 우리를 원하는 곳으로 데려다주지 않을 행동에 시간과 에너지를 소모하고 있다.

이렇게 해서는 앞으로 나갈 수 없다. 우리는 우리의 환경, 타인, 우리 자신의 의식적 사고 및 행동과 다시 연결될 필요가 있다.

끈으로 잇기

전 세계 인구는 거의 80억 명에 이른다. 그런데 아직까지도 고립과 외로움을 느끼는 사람이 많다니 이해하기 쉽지 않다. 언론이 보여 주는 것과 달리 우리에게는 차이점보다는 비슷한 점이 훨씬 더 많다. 서로에게서 얻고 배울 점이 정말 많다. 하지만 수많은 영향력들이 우리의 앞이마겉질 사용 능력을 방해하며, 그에 따라 우리는 충동성과 두려움에 기대어 행동하게 된다. 우리는 문화, 성별, 이데올로기 때문에 타인을 자기보다 저급한 존재로 바라본다. 우리는 사람들에게 잣대를 들이대어 비난한다. 우리는 불확실하고, 예측 불가능하고, 무서운 세상 앞에서 우리 모두 혼자라 믿기 시작한다. 우리는 미래에 대해 더욱 회의적으로 변해 간다.

하지만 대인 관계의 힘과 모든 혜택을 끌어안음으로써 삶에 다르게 접근할 수 있다면 어떨까? 우리는 불필요한 고통, 분노, 불신, 당파성의 끝없는 악순환에 휩쓸리기를 거부하고 친밀한 인간관계를 강화하는 데 시간과 에너지를 쏟게 될 것이다. 더 큰 그림으로 바라보면 친구, 가족, 사회 전체와의 이런 강력한 연대는 우리가 이 책에서 논의한 모든 것에 필수적이다. 자기의 힘만으로 단절 증후군에서 벗어날 수는 없다.

우리의 이웃이 낯설 수도 있고, 가족 관계가 소원할 수도 있고, 친구 관계도 피상적일 수 있다. 하지만 이것이 꼭 피할 수 없는 현실은 아니다. 인간은 연결을 추구하도록 설계되어 있다. 우리 뇌는 연결을 갈망한다. 우리의 심장은 연결을 그리워한다. 우리는 연결될 때 번영한다. 페터 볼레벤Peter Wohlleben은 베스트셀러 『나무의 숨겨진 삶 The Hidden Life of Trees』에서 이렇게 적었다. "경쟁자들을 제거해서 개개의 나무를 '돕는다면' 나머지 나무들은 상실에 빠진다." 인간도 다르지 않다. 협동은 인류가 종으로서 살아남는 데 핵심적인 역할을 했다. 우리는 연결되었을 때 더 행복하고 장수한다. 타인과의 관계는 강력한 뿌리가 되어 주고, 번영에 필요한 안정성을 제공해 준다. 타인을 경쟁자로만 바라본다면 놀랍도록 훌륭한 이 힘의 원천을 누릴 수 없다.

행복에 관한 최장기 연구에서 얻은 교훈

　　　인간관계라는 주제를 진화적 관점에서 접근하면 사람과 사람 사이의 연결이 필요한 이유를 쉽게 확인할 수 있다. 수렵 채집인들은 서로에 의지해 지식과 보호를 공유했다. 하지만 현대 기술은 서로에게 의지해야 할 필요성을 줄여 놓았다. 우리의 주변 환경은 자급자족이 가능하도록 설계되었다. 하지만 타인과의 연결은 우리가 정보를 취득하고 안전해지는 것 말고도 여러 중요한 혜택을 주는 것으로 밝혀졌다. 80년 넘게 행복하게 장수하는 삶의 비밀을 연구해 온 하버드내학교 싱인 빌털 언구 프로젝드Harvard Study of Adult Development의 연구자들은 가장 중요한 요소가 공동체의 힘이라는 사실을 알아냈다.[1] 이들은 대공황이 찾아왔던 1938년부터 하버드대학교 남학생 268명을 추적하면서 기록을 시작했다. 현재 이 연구를 이끄는 사람은 매사추세츠 종합병원의 정신과 의사 겸 하버드의대의 정신과 교수인 로베르트 발딩거 박사다. 그가 이것을 주제로 발표한 TED 강연 "어떻게 하면 좋은 삶을 살 수 있을까?What Makes a Good Life?"는 조회 수가 2,800만 번이 넘는다. 발딩거 박사와 그의 연구진은 삶에 타인이 존재함으로써 얻는 것이 얼마나 많은지 보여 주는 중요한 논문들을 여러 해에 걸쳐 발표했다.

　　이 연구진은 대인 유대의 강도가 건강과 관련이 있는지를 구체적으로 살펴보았다.[2] 연구자들은 81쌍의 부부를 대상으로 행복도를 물어보고 기억력을 검사해 보았다. 그리고 애착attachment의 정도도 측정해 보았다. 애착은 "시간과 공간을 가로질러 사람과 사람을 연결해 주는 깊고 지속적인 감정적 유대"로 정의되는 심리학 용어다.[3] 2년 반이 지난 후에 연구자들은 이 부부들의 기억력과 행복도를 다시 검사했다. 그 결과 애착이 강한 부부는 그렇지 못한 부부에 비해 우울증이 적고, 기분이 더 좋고, 전체적인 삶의 만족도가 높았다. 거기다 이 집단에 속한 여성들은 기억력도 더 높았다.

만약 우리의 정신적 건강이 타인과의 강력한 유대가 있을 때 증진된다면, 인간관계가 부실할 때는 더 나빠질까? 하버드대학교의 연구자들은 이 질문을 조사하기 위해 어린 형제들 간 인간관계의 질이 성인이 되었을 때의 우울증 발생과 상관관계가 있는지 검토해 보았다.[4] 이 연구는 만 20세 이전에 형제간 사이가 좋지 못했던 경우 주우울증major depression이 발생할 위험, 나중에 기분 전환 약물mood-altering drug을 사용할 위험이 증가하는 것을 보여 주었다. 강력하고 풍요로운 인간관계는 물과 음식처럼 생명을 건강하게 유지해 주는 자양물이다. 그리고 무엇보다도, 자기가 아끼는 사람과의 유대감을 증진하는 데는 그리 많은 것이 필요하지 않다. 그저 전화기를 꺼내 드는 단순한 행동만으로도 족하다.

오스틴이 중환자실에서 배운 교훈

병원에서 레지던트를 하면서 중환자실에서 일한 적이 있었는데, 환자들이 모두 중병을 앓는 사람들이었습니다. 이때는 툭하면 암울한 기분이 들었죠. 하지만 제가 수련을 받는 동안 가장 의미 있었던 시간이기도 했습니다. 중환자실에서 저는 영광스럽게도 최후의 순간이 가까워진 환자들을 돌보는 일을 맡았습니다. 병원에 들어오기 전에는 사람마다 각자 다 다른 삶을 살았겠지만, 일단 그곳에 들어오면 다들 비슷한 한 가지 바람을 갖게 됩니다. 마지막 시간을 가장 가까운 친구나 가족과 함께 보내고 싶어하죠. 그 사람들에게는 그것이 가장 중요한 일이었습니다. 그때까지 본 적이 없었던 가슴 벅찬 상봉을 직접 지켜보면서 제 머릿속에서는 다음 식사 시간에 뭘 먹을지, 다음 휴일에 어디를 갈지, 심지어는 제 남은 삶에서 무엇을 할지에 관한 생각이 다 멈춰 버렸습니다. 대신 부모님과 여동생에게 전화를 하고, 시간을 내서 오랜 친구를 만나러 가고, 제가 아끼는 모든 사람에 대해 생각해 보았죠. 사람들이 고독한 이야기에 매달리는 데는 여러 가지 이유가 있겠지만 어쨌거나 저는 그런 고독한 삶을 살고 싶지는 않아요. 부모님은 제게 참 많은 재능을 물려주셨지만, 그중에서도 특히 이런 점을 이해하는 재능을 주신 것이 가장 큰 행운이 아닐까 늘 생각합니다.

사회적 관계는 그저 행복만 만들어 내는 것이 아니다. 유대감은 수명과 질병 발생 위험과도 강력하게 연관되어 있다. 하버드대학교

의 연구는 현재 개인의 유대가 건강에 미치는 힘을 조사하고 있는 여러 연구 중 하나다. 예를 들어 일본에서 진행된 한 연구에서는 사회적 활동에 참여하는 일본의 노인들이 사회적 활동을 잘 하지 않는 사람들보다 3년 내 사망할 확률이 32퍼센트 낮았다.[5] 더군다나 일반적인 생각과 달리 사회적 유대가 강한 사람은 감기에 걸릴 확률이 4배 낮은 것으로 보인다.[6] 사회적 통합은 관상동맥 질환으로부터도 보호해주는 것 같다. 사회적 통합이 결여된 사람은 관상동맥 질환의 발병 위험이 거의 4배 증가하고, 그로 인해 사망할 확률도 함께 높아진다. 저자들은 사회적 통합의 저하가 건강에 미치는 부정적인 영향이 흡연에 버금간다는 결과가 나오자 깜짝 놀랐다.[7]

요즘 들어 소위 블루존Blue Zone이라는 장수촌에서 사는 사람들의 건강과 장수에 대한 글이 쏟아져 나오고 있다.[8] 하지만 그들의 넘치는 활기가 상당 부분 음식이나 운동이 아닌 사회적 연결 덕분이라는 사실은 잘 알려져 있지 않다. 이들의 건강과 장수 비결은 사람과 사람 간의 유대감이다.

당신의 삶을 써내려 가는 이는 누구인가

사람마다 인생의 기회, 도전, 사건들은 다 다르겠지만, 우리는 똑같은 주요 플롯 포인트plot point(이야기 작법에서 예상치 못한 결론으로 가기 위해 반드시 거쳐야 하는 지점 – 옮긴이)를 공유하고 있다. 우리는 태어나서, 살다가, 죽는다. 이야기의 장르는 비극이 될 수도,

희극이 될 수도, 심지어 액션 스릴러가 될 수도 있다. 이 중 상당 부분은 무엇을 경험하느냐보다는, 그 경험을 어떻게 해석하느냐에 달려 있다. 우리의 이야기에서 수동적인 등장인물이 될 필요는 없다. 우리는 우리만의 대본을 직접 쓰는 작가가 될 수 있다. 우리를 건강하지 못하고 불만족스러운 상태에 붙잡아 둠으로써 이득을 취하는 자들에게 대본을 맡겨서는 안 된다. <u>당신이 자신의 뇌를 통제하지 않는다면 남이 당신의 뇌를 통제할 것이다.</u>

그렇다. 우리들 각자는 중대한 시험과 시련을 마주할 것이다. 그때마다 우리는 머릿속을 파고드는 절망, 분노와 맞서 싸워야 한다. 하지만 우리의 정신을 위한 전투 중 대부분은 인생의 주요한 시간들 사이사이에서 펼쳐지고 있다. 그것은 아주 사소한 것들이다. 어떤 음식을 먹을지, 어떤 기술을 사용할지, 어떤 뉴스를 구독할지, 어떤 매체를 소비할지, 어떤 인간관계를 북돋을지 등등. 이런 것들이 나의 뇌가 내 것이 될지 내 뇌를 장악하려는 사람들의 것이 될지를 결정한다. 깨어나야 한다. 세상을 있는 그대로 바라보고 나의 이야기가 진정한 나의 것인지 물어볼 기회가 열렸다. 만약 그렇지 않다면 지금이 바로 나의 이야기를 되찾아 올 기회다.

당신은 결정을 내려야 한다. 다른 사람이 당신의 뇌 회로를 새로 짜서 당신의 운명을 대신 결정하게 놓아둘 텐가, 아니면 당신이 원하는 삶을 위해 신경 가소성의 힘으로 뇌를 새로 구축할 텐가? 우리는 단절 증후군을 개인적·사회적 수준에서 치유할 수 있다고 믿는다. 하지만 혼자서 할 수는 없다. 우리는 서로를 필요로 한다. 우리에게는 당신이 필요하다.

이 책은 사랑의 결과물 그 이상이다. 아버지와 아들로서 힘을 합친 우리는 우리의 관계를 초월하는 중요한 메시지를 써 나가는 과정에서 공동 저자로서, 파트너로서 함께 성장했다. 우리의 경험은 이 프로젝트를 처음 시작했을 때는 결코 상상할 수 없었던 방식으로 펼쳐졌다. 그리고 우리 두 사람은 어느 때보다도 더 긴밀히 연결되었다. 서로 다른 두 세대, 서로 다른 두 사람의 관점에서 하나의 공동 목표를 위해 원고를 써내려 가는 쉽지 않은 경험을 여기까지 이끌고 온 것에 대해 서로에게 감사한 마음이다. 우리는 이 일을 해냈고, 그 여정에는 헤아릴 수 없을 만큼 큰 보람이 있었다.

책을 내는 과정에서 우리는 외롭지 않았다. 한 번이라도 책을 내본 사람이라면 알겠지만 책 한 권이 나오기 위해서는 창의적이고, 똑똑하고, 지칠 줄 모르고 일하는 사람들로 꾸려진 팀이 필요하다. 여기서 일일이 이름을 나열할 수 없는 수많은 사람에게 진심으로 감사드린다. 우리의 사고방식에 셀 수 없이 많은 사람들이 기여해 왔기 때문이다. 우리는 많은 것을 가르쳐 주고, 인간의 뇌와 몸에 관한 미스터리를 이해할 수 있게 도와준 모든 과학자, 스승, 동료들에게 빚을 졌다. 그리고 우리가 돌보았던 환자들에게도 큰 감사를 드린다. 그들은 자신의 이야기로 우리에게 깨우침을 주었고, 어떻게 해야 더 좋은 의사가 될 수 있는지 길을 보여 주었다. 다른 어디서도 얻을 수 없는 통찰들이었다. 이 책은 우리의 책이지만 그 환자분들의 책이기도 하다. 이제 이 책에 직접 기여해 준 사람들을 몇몇 선택해서 감사의 마음을 전할 차례다.

우리의 공동 작업지 크리스틴 로버그Kristin Loberg는 두 명의 저자가 쓴 책을 만드는 어려운 도전을 받아들여 주었다. 팀플레이로 이런 마법과도 같은 경험을 할 수 있게 해 준 로버그에게 감사드린다. 우리의 에이전트 보니 솔로Bonnie Solow는 이 프로젝트를 실현에 옮기는 데 중추적인 역할을 했다. 솔로에게 에이전트로서의 능력뿐만 아니라 여러 면에서의 따뜻한 지도와 지원에 대해서도 감사드린다. 그는 항상 자신의 직무 범위를 넘어서까지 우리를 도와주었다.

제임스 머피James Murphy의 지휘 아래 우리의 메시지 전달 과정에서 여러 가지 유동적인 부분들을 감독해 준 프로톤 엔터프라이즈Proton Enterprises에도 깊은 감사를 전한다. 특히나 앤드루 루어Andrew Luer에게 감사드린다. 그는 새로운 아이디어를 개발하고 실천에 옮기는 능력을 보여 주었을 뿐 아니라 외부 지원 플랫폼도 폭넓게 감독해 주었다.

디지털 미디어를 다루는 뛰어난 기술과 헌신을 보여 준 우리의

347

친구 디지털 네이티브즈Digital Natives에도 감사드린다.

언제라도 마다하지 않고 이 작품을 구성하는 데 큰 도움이 된 제안을 아끼지 않은 우리의 아내이자 어머니, 레이즈 펄머터Leize Perlmutter에게 감사드린다.

이 책을 응원해 준 리틀 브라운 스파크Little, Brown Spark의 지칠 줄 모르는 팀원들에게 감사드린다. 그리고 재능 많은 편집자 트레이시 비어르Tracy Behar에게 특별히 감사드린다. 그녀의 뛰어난 능력 덕분에 우리는 어디서 글을 자르고 어디서 명확히 강조해야 할지 알 수 있었고, 접근하기 쉽고 설득력 있는 원고를 쓸 수 있었다. 그녀의 편집 실력 덕분에 이 책이 더 훌륭하게 거듭날 수 있었다. 마이클 피치Michael Pietsch, 레이건 아서Reagan Arthur, 이언 스트라우스Ian Straus, 제시카 천Jessica Chun, 율리아나 호바체브스키Juliana Horbachevsky, 크레이그 영Craig Young, 패멀라 브라운Pamela Brown, 사브리나 캘러핸Sabrina Callahan, 바버라 클라크Barbara Clark, 율리아나 리Julianna Lee에게도 감사드린다. 전문적인 역량을 가지고 헌신적으로 일하는 사람들과 함께 일할 수 있다는 것은 크나큰 즐거움이었다.

자기 집 부엌에서 독창적이고 맛도 좋은 레시피를 만들어 준 주디스 쇼트Judith Choate에게 감사드린다. 이 레시피들은 우리의 원칙을 충실히 따를 뿐 아니라 요리 자체도 즐겁게 만들어 준다.

마지막으로, 오스틴이 다음과 같은 감사의 말을 전한다. 우리가 인생에서 가장 어려운 질문에 대한 해답을 찾아 함께 길을 나서는 동안 늘 관심 있게 지켜보면서 지원해 주고, 통찰과 응원을 아끼지 않은 제임스 머피, 존 도라지오John D'Orazio, 미치 레오나르디Mitch Leonardi에게 정말 감사드린다. 제 주변의 놀라운 세상을 즐길 것을 상기시켜 준 레이첼 콘스탄티노Rachel Costantino에게도 감사드린다. 당신이 불어넣어 준 용기와 제 삶에 제공해 준 균형에 감사드린다.

데이비드 펄머터, 오스틴 펄머터

참고 문헌

서문

1. Pew Research Center, "Political Polarization in the American Public: How Increasing Ideological Uniformity and Partisan Antipathy Affect Politics, Compromise and Everyday Life," June 12, 2014, http://assets.pewresearch.org/wp-content/uploads/sites/5/2014/06/6-12-2014-Political Polarization-Release.pdf.
2. 미국 만성 질환에 대한 데이터는 다음 참고. Centers for Disease Control and Prevention's National Center for Chronic Disease Prevention and Health Promotion website at https://www.cdc.gov/chronicdisease/resources/infographic/chronic- diseases.htm (2019년 5월 16일 조회).
3. National Association of Chronic Disease Directors, "Why We Need Public Health to Improve Healthcare," https://www.chronicdisease.org/page/whyweneedph2imphc (2019년 8월 4일 조회); 그리고 다음 참고. Centers for Disease Control and Prevention, "Health and Economic Costs of Chronic Diseases," https://www.cdc.gov/chronicdisease/about/costs/index.htm (2019년 7월 19일 조회).
4. World Health Organization, "Noncommunicable Diseases and Their Risk Factors,"https://www.who.int/ncds/en/ (2019년 5월 16일 조회).

Chapter1 단절 증후군: 안타까운 상황

1. "Ericsson Mobility Report: 70 Percent of World's Population Using Smartphones by 2020," press release, June 3, 2015, https://www.ericsson.com/en/press-releases/2015/6/ericsson-mobility-report-70-percent-of-worlds-population-using-smartphones-by-2020.
2. 디지털 미디어 사용에 대한 자세한 내용은 다음 참고. Nielsen.com
3. "Americans Spend Nearly Half of Their Waking Hours (42 percent) Looking at a Screen, It's Been Revealed by New Research," press release, August 13, 2018, survey conducted by OnePoll on behalf of CooperVision, https://coopervision.com/our-company/news-center/press-release/americans-spend-nearly-half-their-waking-hours-42-percent.
4. S. C. Curtin 외, "Recent Increases in Injury Mortality Among Children and Adolescents Aged 10-19 Years in the United States: 1999-2016," Natl. Vital Stat. Rep. 67, no. 4 (June 2018): 1-16.
5. National Center for Health Statistics, Health, United States, 2010: With Special Feature on Death and Dying, table 95 (Hyattsville, MD: US Department of Health and Human Services, 2011): 319-21.
6. M. Markota 외, "Benzodiazepine Use in Older Adults: Dangers, Management, and Alternative Therapies," Mayo Clin. Proc. 91, no. 11 (November 2016): 1632-39.
7. National Sleep Foundation, SleepFoundation.org.
8. V. Poznyak and D. Rekve, eds., Global Status Report on Alcohol and Health 2018(Geneva: World Health Organization, 2018).
9. Poznyak and Rekve, Global Status Report.
10. "New Cigna Study Reveals Loneliness at Epidemic Levels in America," press release, May 1, 2018, https://cigna.newshq.businesswire.com/press-release/new-cigna-

study−reveals−loneliness−epidemic−levels−america?WT.z_nav=newsroom%2Fnews−
releases%2F2018%2Fnew−cigna−study−reveals−loneliness−at−epidemic−levels−in−america%3
BBody%3Bhttp%3A%2F%2Fcigna.newshq.businesswire.com%2Fpress−release%2Fnew−cigna−
study−reveals−loneliness−epidemic−levels−america.

11. "New Cigna Study."

12. R. Micha 외, "Association Between Dietary Factors and Mortality from Heart Disease, Stroke, and Type 2 Diabetes in the United States," JAMA 317, no. 9(March 7, 2017): 912-24.

13. H. Waters and M. Graf, America's Obesity Crisis: The Health and Economic Costs of Excess Weight (Santa Monica, CA: Milken Institute, October 26, 2018), https://www.milkeninstitute. org/reports/americas−obesity−crisis−health−and−economic−costs−excess−weight.

Chapter2 놀라운 뇌: 뇌의 역사

1. 샤론 베글리, 『달라이 라마 마음이 뇌에게 묻다』, 이성동 · 김종욱 옮김, 북섬, 2008.

2. G. Weinstein 외, "Serum Brain−Derived Neurotrophic Factor and the Risk for Dementia: The Framingham Heart Study," JAMA Neurol. 71, no. 1 (January 2014): 55-61.

3. 데일 브레데슨 박사 인터뷰는 다음 참고. Dr. Bredesen at DrPerlmutter.com.

4. The famous "triune brain theory" was originally developed by American neuroscientist Dr. Paul MacLean in the 1960s. See J. D. Newman and J. C. Harris's review of his works: "The Scientific Contributions of Paul D. MacLean (1913-2007)," J. Nerv. Ment. Dis. 197, no. 1 (January 2009): 3-5.

5. J. S. Feinstein 외, "The Human Amygdala and the Induction and Experience of Fear," Curr. Biol. 21, no. 1 (January 2011): 34-38.

6. J. B. MacKinnon, "The Strange Brain of the World's Greatest Solo Climber," Nautilus 039, August 11, 2016.

7. M. J. Kim 외, "The Structural and Functional Connectivity of the Amygdala: From Normal Emotion to Pathological Anxiety," Behavioral Brain Research 223, no.2 (October 2011): 403-10.

8. J. A. Rosenkranz, E. R. Venheim, and M. Padival, "Chronic Stress Causes Amygdala Hyperexcitability in Rodents," Biol. Psychiatry 67, no. 12 (June 2010): 1128-36.

9. 피니어스 게이지 생애와 교훈 요약은 다음 참조. Smithsonian article about him by Steve Twomey: "Phineas Gage: Neuroscience's Most Famous Patient" (January 2010), https://www. smithsonianmag.com/history/phineas−gage−neurosciences−most−famous−patient−11390067/.

10. 윌리엄스 박사의 피니어스 게이지 진찰 기록은 존 할로 박사가 발표한 성명서에 실렸다. 다음 참고. J. M. Harlow, "Passage of an Iron Rod through the Head," Boston Med. Surg. J. 39, no. 20 (December 13, 1848): 389-93.

11. Harlow, "Passage of an Iron Rod"; 그리고 다음 참고. J. M. Harlow, "Recovery from the Passage of an Iron Bar through the Head," Publ. Mass. Med. Soc. 2 (1868): 327-47.

12. M. Ironside 외, "Effect of Prefrontal Cortex Stimulation on Regulation of Amygdala Response to Threat in Individuals with Trait Anxiety: A Randomized Clinical Trial," JAMA Psychiatry (October 2018), doi: 10.1001/jamapsychiatry.2018.2172 (인쇄 전 전자책).

13. N. J. Kelley 외, "Stimulating Self−Regulation: A Review of Non−Invasive Brain Stimulation Studies of Goal−Directed Behavior," Front. Behav. Neurosci. 12 (January 2019): 337.

14. A. T. Park 외, "Amygdala-Medial Prefrontal Cortex Connectivity Relates to Stress and Mental Health in Early Childhood," Soc. Cogn. Affect. Neurosci. 13, no.4 (April 2018): 430-39.

15. Park 외, "Amygdala-Medial Prefrontal Cortex Connectivity."

Chapter3 뇌의 천국과 나락: 보상으로 가는 길

1. A. F. T. Arnsten, "Stress Signalling Pathways that Impair Prefrontal Cortex Structure and Function," Nat. Rev. Neurosci. 10, no. 6 (June 2009): 410-22.
2. Arnsten, "Stress Signalling Pathways."
3. A. F. T. Arnsten, "Stress Weakens Prefrontal Networks: Molecular Insults to Higher Cognition," Nat. Neurosci. 18, no. 10 (October 2015): 1376-85.
4. A. Nagano-Saito 외, "Stress-Induced Dopamine Release in Human Medial Prefrontal Cortex — 18F-fallypride/PET Study in Healthy Volunteers," Synapse 67, no. 12 (December 2013): 821-30.
5. International Data Corporation, "Always Connected: How Smartphones and Social Keep Us Engaged," https://www.nu.nl/files/IDC-Facebook%20Always%20Connected%20%281%29.pdf (2019년 5월 19일 조회).
6. International Data Corporation, "Always Connected."
7. "Kellogg Reveals Results of Monumental Breakfast Survey," press release, June 22, 2011, http://newsroom.kelloggcompany.com/news-releases?item=76379.
8. J. E. Gangwisch 외, "High Glycemic Index Diet as a Risk Factor for Depression: Analyses from the Women's Health Initiative," Am. J. Clin. Nutr. 102, no. 2(August 2015): 454-63.
9. N. D. Mehta 외, "Inflammation Negatively Correlates with Amygdala-Ventromedial Prefrontal Functional Connectivity in Association with Anxiety in Patients with Depression: Preliminary Results," Brain Behav. Immun. 73 (October 2018): 725-30.
10. T. K. Inagaki 외, "Inflammation Selectively Enhances Amygdala Activity to Socially Threatening Images," Neuroimage 59, no. 4 (February 2012): 3222-26.
11. E. Stice, K. S. Burger, and S. Yokum, "Relative Ability of Fat and Sugar Tastes to Activate Reward, Gustatory, and Somatosensory Regions," Am. J. Clin. Nutr. 98, no. 6 (December 2013): 1377-84.
12. N. D. Volkow, R. A. Wise, and R. Baler, "The Dopamine Motive System: Implications for Drug and Food Addiction," Nat. Rev. Neurosci. 18, no. 12 (November 2017): 741-52.
13. American Psychological Association, "Stress in America: The State of Our Nation" (November 1, 2017), https://www.apa.org/news/press/releases/stress/2017/state-nation.pdf.
14. A. Mitchell 외, "The Modern News Consumer: News Attitudes and Practices in the Digital Era," Pew Research Center, July 7, 2016, https://www.journalism.org/2016/07/07/the-modern-news-consumer/.
15. Mitchell 외, "The Modern News Consumer."
16. Mitchell 외, "The Modern News Consumer."
17. American Psychological Association, "Stress in America."
18. J. Poushter, "Worldwide, People Divided on Whether Life Today Is Better Than in the Past," Pew Research Center, December 5, 2017, https://www.pewresearch.org/global/2017/12/05/worldwide-people-divided-on-whether-life-today-is-better-than-in-the-past/.
19. J. Gramlich, "5 Facts about Crime in the U.S.," Pew Research Center, January 3, 2019, https://www.pewresearch.org/fact-tank/2019/01/03/5-facts-about-crime-in-the-u-s/.
20. M. Roser and M. Nagdy, "Optimism and Pessimism," OurWorldInData.org, https://ourworldindata.org/optimism-pessimism (2019년 5월 19일 조회).

21. "The Burden of Stress in America," survey conducted by the NPR/Robert Wood Johnson Foundation/Harvard School of Public Health, 2014, https://media.npr.org/documents/2014/july/npr_rwfj_harvard_stress_poll.pdf.

22. A. Szabo, "Negative Psychological Effects of Watching the News in the Television: Relaxation or Another Intervention May Be Needed to Buffer Them!" Int. J. Behav. Med. 14, no. 2 (2007): 57-62.

23. K. Leetaru, "Culturomics 2.0: Forecasting Large-Scale Human Behavior Using Global News Media Tone in Time and Space," First Monday 16, no. 9 (September 5, 2011).

24. S. Vosoughi, D. Roy, and S. Aral, "The Spread of True and False News Online," MIT Initiative on the Digital Economy Research Brief, 2017, http://ide.mit.edu/sites/default/files/publications/2017%20IDE%20Research%20Brief%20False%20News.pdf.

25. "Dig Deeper: Critical Thinking in the Digital Age," MindEdge, 2018, https://www2.mindedge.com/page/dig-deeper.

26. "Labor Day Survey: 51% of U.S. Employees Overall Satisfied with Their Job," press release, August 29, 2018, https://www.conference-board.org/press/pressdetail.cfm?pressid=7528.

27. C. Kong, "Bored at Work," Robert Half blog, October 19, 2017, https://www.roberthalf.com/blog/management-tips/bored-at-work.

28. "State of the Global Workplace," Gallup, 2017, https://www.gallup.com/workplace/238079/state-global-workplace-2017.aspx?utm_source=2013StateofGlobalWorkplaceReport&utm_medium=2013SOGWReportLandingPage&utm_campaign=2013StateofGlobalReport_Redirectto2017page&utm_content=download2017now_textlink.

29. "Mind the Workplace," report by Mental Health America, 2017, https://www.mentalhealthamerica.net/sites/default/files/Mind%20the%20Workplace%20-%20MHA%20Workplace%20Health%20Survey%202017%20FINAL.pdf.

30. "Nielsen Total Audience Report: Q1 2018," https:// //www.nielsen.com/us/en/insights/report/2018/q1-2018-total-audience-report/.

Chapter4 첨단기술에 장악당하다: 디지털 생활은 어떻게 우리를 단절시키는가

1. T. Harris, "How Technology Is Hijacking Your Mind — from a Magician and Google Design Ethicist," Thrive Global, May 18, 2016.

2. C. Cheng and A. Y. Li, "Internet Addiction Prevalence and Quality of (Real) Life: A Meta-Analysis of 31 Nations Across Seven World Regions," Cyberpsychol. Behav. Soc. Netw. 17, no. 12 (December 2014): 755-60.

3. Nathan McDonald, "Digital in 2018: World's Internet Users Pass the 4 Billion Mark," We Are Social, January 30, 2018, https://wearesocial.com/us/blog/2018/01/global-digital-report-2018.

4. J. T. F. Lau 외, "Incidence and Predictive Factors of Internet Addiction Among Chinese Secondary School Students in Hong Kong: A Longitudinal Study," Soc. Psychiatry Psychiatr. Epidemiol. 52, no. 6 (June 2017): 657-67.

5. M. A. Moreno 외, "Problematic Internet Use Among US Youth: A Systematic Review," Arch. Pediatr. Adolesc. Med. 165, no. 9 (September 2011): 797-805.

6. Y. Zhou 외, "Gray Matter Abnormalities in Internet Addiction: A Voxel-Based Morphometry Study," Eur. J. Radiol. 79, no. 1 (July 2011): 92-95. 그리고 다음 참고. R. Z. Goldstein and N.

D. Volkow, "Dysfunction of the Prefrontal Cortex in Addiction: Neuroimaging Findings and Clinical Implications," Nat. Rev. Neurosci. 12, no. 11(October 2011): 652-69.

7. Y. Zhou 외, "Altered Default Network Resting-State Functional Connectivity in Adolescents with Internet Gaming Addiction," PLoS One 8, no. 3 (March 26, 2013): e59902.

8. R. J. Dwyer, K. Kushlev, and E. W. Dunn, "Smartphone Use Undermines Enjoyment of Face-to-Face Social Interactions," J. Exp. Soc. Psychol. 78 (September 2018): 233-39.

9. Shalini Misra, Lulu Cheng, Jamie Genevie, and Miao Yuan, "The iPhone Effect: The Quality of In-Person Social Interactions in the Presence of Mobile Devices," Environment and Behavior 48, no. 2 (2016).

10. J. Schroeder 외, "Handshaking Promotes Cooperative Dealmaking," Harvard Business School NOM Unit Working Paper 14-117, May 2014, available at SSRN(Social Science Research Network): https://ssrn.com/abstract=2443674 or http://dx.doi.org/10.2139/ssrn.2443674.

11. S. T. Asma, "This Friendship Has Been Digitized," op-ed, New York Times, March 23, 2019, https://www.nytimes.com/2019/03/23/opinion/this-friendship-has-been-digitized.html.

12. 리사 스트로먼 박사에 대한 자세한 내용은 다음 참고. DrLisaStrohman.com.

13. J. D. Elhai 외, "Problematic Smartphone Use: A Conceptual Overview and Systematic Review of Relations with Anxiety and Depression Psychopathology," J. Affect. Disord. 207 (January 2017): 251-59.

14. Y. S. Cheng 외, "Internet Addiction and Its Relationship with Suicidal Behaviors: A Meta-Analysis of Multinational Observational Studies," J. Clin. Psychiatry 79, no. 4 (June 2018): 17r11761.

15. D. L. Clark, J. L. Raphael, and A. L. McGuire, "HEADS: Social Media Screening in Adolescent Primary Care," Pediatrics 141, no. 6 (June 2018).

16. ABC News Australia, "Internet-Addicted South Korean Children Sent to Digital Detox Boot Camp," viewable at https://youtu.be/YuT_RAugJu0.

17. 맷 커츠 트위터 계정. @MattCutts.

18. 소셜미디어 동향 및 사용에 대한 모든 통계는 다음 참고. GlobalWeb-Index's Flagship Report on the Latest Trends in Social Media (2018), https://www.globalwebindex.com/hubfs/Downloads/Social-H2-2018-report.pdf.

19. Saima Salin, "How Much Time Do You Spend on Social Media? Research Says 142 Minutes per Day," Digital Information World, January 4, 2019 (www.digitalinformationworld.com).

20. GlobalWebIndex's Flagship Report.

21. 차마트 팔리하피티야 인터뷰 다음 참고. Tim Hains, "Former Facebook Exec: Social Media Is Ripping Our Social Fabric Apart," https://www.realclearpolitics.com/video/2017/12/11/fmr_facebook_exec_social_media_is_ripping_our_social_fabric_apart.html, December 11, 2017.

22. J. R. Corrigan 외, "How Much Is Social Media Worth? Estimating the Value of Facebook by Paying Users to Stop Using It," PLoS One 13, no. 12 (December 2018): e0207101.

23. Happiness Research Institute, "The Facebook Experiment," 2015, at www.happinessresearchinstitute.com/publications.

24. M. G. Hunt 외, "No More FOMO: Limiting Social Media Decreases Loneliness and Depression," J. Soc. Clin. Psychol. 37, no. 10 (November 2018): 751-68.

25. B. A. Primack 외, "Social Media Use and Perceived Social Isolation Among Young Adults in the U.S.," Am. J. Prev. Med. 53, no. 1 (July 2017): 1-8.

26. P. Verduyn 외, "Passive Facebook Usage Undermines Affective Well-Being: Experimental and Longitudinal Evidence," J. Exp. Psychol. Gen. 144, no. 2 (April 2015): 480-88.

27. Q. He, O. Turel, and A. Bechara, "Association of Excessive Social Media Use with Abnormal White Matter Integrity of the Corpus Callosum," Psychiatry Res. Neuroimaging 278 (August 2018): 42-47.

28. L. E. Sherman 외, "The Power of the Like in Adolescence: Effects of Peer Influence on Neural and Behavioral Responses to Social Media," Psychol. Sci. 27, no. 7 (July 2016): 1027-35.

29. Lauren E. Sherman, Leanna M. Hernandez, Patricia M. Greenfield, and Mirella Dapretto, "What the Brain 'Likes': Neural Correlates of Providing Feedback on Social Media," Social Cognitive and Affective Neuroscience 13, no. 7 (September 2018): 699-707.

Chapter5 공감이라는 선물: 단절 증후군으로부터 벗어나기

1. J. Decety and P. L. Jackson, "The Functional Architecture of Human Empathy," Behav. Cogn. Neurosci. Rev. 3, no. 2 (June 2004): 71-100.

2. 윌리엄 이케스, 『마음 읽기』, 권석만 옮김, 푸른숲, 2008.

3. S. H. Konrath, E. H. O'Brien, and C. Hsing, "Changes in Dispositional Empathy in American College Students Over Time: A Meta-Analysis," Pers. Soc. Psychol. Rev. 15, no. 2 (May 2011): 180-98.

4. see H. Riess, "The Science of Empathy," J. Patient Exp. 4, no. 2 (June 2017): 74-77, and K. Jankowiak-Siuda and W. Zajkowski, "A Neural Model of Mechanisms of Empathy Deficits in Narcissism," Med. Sci. Monit. 19 (2013): 934-41.

5. D. E. Reidy 외, "Effects of Narcissistic Entitlement and Exploitativeness on Human Physical Aggression," Pers. Individ. Dif. 44, no. 4 (March 2008): 865-75.

6. V. Blinkhorn, M. Lyons, and L. Almond, "Drop the Bad Attitude! Narcissism Predicts Acceptance of Violent Behaviour," Pers. Individ. Dif. 98 (August 2016): 157-61.

7. 캠벨 박사의 자기애에 대한 책과 연구는 다음 참고. WKeithCampbell.com.

8. David G. Taylor, "(Don't You) Wish You Were Here? Narcissism, Envy, and Sharing of Travel Photos Through Social Media: An Extended Abstract," in Marketing at the Confluence Between Entertainment and Analytics: Proceedings of the 2016 Academy of Marketing Science (AMS) World Marketing Congress, ed. Patricia Rossi, 821-24.

9. P. Reed 외, "Visual Social Media Use Moderates the Relationship Between Initial Problematic Internet Use and Later Narcissism," Open Psychol. J. 11, no. 1(September 2018): 163-70.

10. S. J. Woodruff, S. Santarossa, and J. Lacasse, "Posting #selfie on Instagram: What Are People Talking About?" Journal of Social Media in Society 7, no. 1 (2018): 4-14.

11. Julia Glum, "Millennials Selfies: Young Adults Will Take More Than 25,000 Pictures of Themselves During Their Lifetimes: Report," International Business Times, September 22, 2015. The survey was conducted by Luster Premium White, a Boston-based company that makes teeth-whitening products.

12. R. Lull and T. M. Dickinson, "Does Television Cultivate Narcissism? Relationships Between Television Exposure, Preferences for Specific Genres, and Subclinical Narcissism," Psychol. Pop. Media Cult. 7, no. 1 (2018): 47-60.

13. J. N. Beadle, S. Paradiso, and D. Tranel, "Ventromedial Prefrontal Cortex Is Critical for Helping Others Who Are Suffering," Front. Neurol. 9 (May 2018): 288.

14. Y. Mao 외, "Reduced Frontal Cortex Thickness and Cortical Volume Associated with Pathological Narcissism," Neuroscience 328 (July 2016): 50-57.

15. J. T. Cheng, J. L. Tracy, and G. E. Miller, "Are Narcissists Hardy or Vulnerable? The Role of Narcissism in the Production of Stress-Related Biomarkers in Response to Emotional Distress," Emotion 13, no. 6 (December 2013): 1004-11.

16. R. S. Edelstein, I. S. Yim, and J. A. Quas, "Narcissism Predicts Heightened Cortisol Reactivity to a Psychosocial Stressor in Men," J. Res. Pers. 44, no. 5 (October 2010): 565-72; 그리고 다음 참고. David A. Reinhard 외, "Expensive Egos: Narcissistic Males Have Higher Cortisol," PLoS One 7, no. 1 (2012): e30858.

17. R. Rogoza, "Narcissist Unmasked. Looking for the Narcissistic Decision-Making Mechanism: A Contribution from the Big Five," Social Psychological Bulletin 13, no. 2 (2018).

18. P. L. Lockwood 외, "Neurocomputational Mechanisms of Prosocial Learning and Links to Empathy," Proc. Natl. Acad. Sci. USA 113, no. 35 (August 2016): 9763-68.

19. J. Majdanzic 외, "The Selfless Mind: How Prefrontal Involvement in Mentalizing with Similar and Dissimilar Others Shapes Empathy and Prosocial Behavior," Cognition 157 (December 2016): 24-38.

20. S. K. Nelson-Coffey 외, "Kindness in the Blood: A Randomized Controlled Trial of the Gene Regulatory Impact of Prosocial Behavior," Psychoneuroendocrinology 81 (July 2017): 8-13.

21. 크리스티나 칸스 박사는 오리건 건강과학대학교에서 긍정적인 감정이 이타주의, 관대함과 상호 작용하는 방식에 대해 많은 연구를 하고 있다. 자세한 내용은 다음 참고. https://bdl.uoregon.edu/research/people/staff/christina-karns/.

22. 다음 참고. RobertWaldinger.com.

23. H. Ohira 외, "Pro-Inflammatory Cytokine Predicts Reduced Rejection of Unfair Financial Offers," Neuro. Endocrinol. Lett. 34, no. 1 (2013): 47-51.

24. M. Wilkes, E. Milgrom, and J. R. Hoffman, "Towards More Empathic Medical Students: A Medical Student Hospitalization Experience," Med. Educ. 36, no. 6 (June 2002): 528-33.

25. S. A. Batt-Rawden 외, "Teaching Empathy to Medical Students: An Updated, Systematic Review," Acad. Med. 88, no. 8 (August 2013): 1171-77.

Chapter6 인간과 자연은 둘이 아니다: 근원으로 돌아가기

1. E. M. Forster, "The Machine Stops," Oxford and Cambridge Review (November 1909).

2. Oliver Sacks, "The Machine Stops," The New Yorker (February 4, 2019).

3. 수많은 논문에서 자연과의 접촉과 건강의 상관관계를 다루었다. 최근 리뷰는 다음 참고. M. A. Repke 외, "How Does Nature Exposure Make People Healthier?: Evidence for the Role of Impulsivity and Expanded Space Perception," PLoS One 13, no. 8 (August 2018): e0202246.

4. United Nations, "World's Population Increasingly Urban with More Than Half Living in Urban Areas," July 10, 2014. http://www.un.org/en/development/desa/news/population/world-urbanization-prospects-2014.html.

5. Wayne C. Zipperer and Steward T. A. Pickett, "Urban Ecology: Patterns of Population Growth and Ecological Effects," in Encyclopedia of Life Sciences (Chichester, UK: John Wiley & Sons, 2012), 1-8.

6. 다음 참고. WellLivingLab.com.

7. L. T. Stiemsma 외, "The Hygiene Hypothesis: Current Perspectives and Future Therapies," Immunotargets Ther. 4 (July 2015): 143-57.

8. A. Mihyang 외, "Why We Need More Nature at Work: Effects of Natural Elements and Sunlight

on Employee Mental Health and Work Attitudes," PLoS One 11, no. 5 (May 2016): e0155614.

9. N. E. Klepeis 외., "The National Human Activity Pattern Survey (NHAPS): A Resource for Assessing Exposure to Environmental Pollutants," J. Expo. Sci. Environ. Epidemiol. 11 (2001): 231-52.

10. Sean Simpson, "Nine in Ten (87%) Canadians Say They're Happier When They Spend Time in Nature," Ipsos, https://www.ipsos.com/en-ca/news-polls/Canadians-happier-in-nature.

11. 다음 참고. RichardLouv.com.

12. O. R. McCarthy, "The Key to the Sanatoria," J. R. Soc. Med. 94, no. 8 (August 2001): 413-17.

13. Stephen R. Kellert and Edward O. Wilson, eds., The Biophilia Hypothesis (Washington, D.C.: Island Press, 1993); 그리고 다음 참고. 에드워드 윌슨, 『바이오필리아』 안소연 옮김, 사이언스 북스, 2010.

14. R. S. Ulrich, "View Through a Window May Influence Recovery from Surgery," Science 224, no. 4647 (April 1984): 420-21.

15. R. Kjaersti, G. G. Patil, and T. Hartig, "Health Benefits of a View of Nature Through the Window: A Quasi-Experimental Study of Patients in a Residential Rehabilitation Center," Clin. Rehabil. 26, no. 1 (January 2012): 21-32.

16. S. Park and R. H. Mattson, "Effects of Flowering and Foliage Plants in Hospital Rooms on Patients Recovering from Abdominal Surgery," Horttechnology 18, no. 4 (2008): 563-68.

17. C. J. Beukeboom, D. Langeveld, and K. Tanja-Dijkstra, "Stress-Reducing Effects of Real and Artificial Nature in a Hospital Waiting Room," J. Altern. Complement. Med. 18, no. 4 (April 2012): 329-33.

18. B. A. Bauer 외, "Effect of the Combination of Music and Nature Sounds on Pain and Anxiety in Cardiac Surgical Patients: A Randomized Study," Altern. Ther. Health Med. 17, no. 4 (July-August 2011): 16-23.

19. 다음 참고. Shinrin-Yoku.org.

20. K. Sowndhararajan and S. Kim, "Influence of Fragrances on Human Psychophysiological Activity: With Special Reference to Human Electroencephalographic Response," Sci. Pharm. 84, no. 4 (November 2016): 724-52.

21. Q. Li 외, "A Forest Bathing Trip Increases Human Natural Killer Activity and Expression of Anti-Cancer Proteins in Female Subjects," J. Biol. Regul. Homeost. Agents 22, no. 1 (January-March 2008): 45-55.

22. Q. Li 외, "A Day Trip to a Forest Park Increases Human Natural Killer Activity and the Expression of Anti-Cancer Proteins in Male Subjects," J. Biol. Regul. Homeost. Agents 24, no. 2 (April-June 2010): 157-65.

23. S. Dayawansa 외, "Autonomic Responses During Inhalation of Natural Fragrance of Cedrol in Humans," Auton. Neurosci. 108, nos. 1-2 (October 2003): 79-86.

24. Harumi Ikei, Chorong Song, and Yoshifumi Miyazaki, "Physiological Effect of Olfactory Stimulation by Hinoki Cypress (Chamaecyparis obtusa) Leaf Oil," Journal of Physiological Anthropology 34 (2015): 44.

25. Sowndhararajan and Kim, "Influence of Fragrances on Human Psychophysiological Activity."

26. W. Kim 외, "The Effect of Cognitive Behavior Therapy-Based Psychotherapy Applied in a Forest Environment on Physiological Changes and Remission of Major Depressive Disorder," Psychiatry Investig. 6, no. 4 (December 2009): 245-54.

27. D. T. C. Cox 외, "Doses of Nearby Nature Simultaneously Associated with Multiple Health Benefits," Int. J. Environ. Res. Public Health 14, no. 2 (February 2017): 172.

28. C. A. Capaldi, R. L. Dopko, and J. M. Zelenski, "The Relationship Between Nature Connectedness and Happiness: A Meta-Analysis," Front. Psychol. 5 (September 2014): 976.

29. G. MacKerron and S. Mourato, "Happiness Is Greater in Natural Environments," Glob. Environ. Change 23, no. 5 (October 2013): 992-1000.

30. 론다 패트릭 박사 연구의 자세한 내용은 다음 참고. FoundMyFitness.com.

31. P. K. Piff 외, "Awe, the Small Self, and Prosocial Behavior," J. Pers. Soc. Psychol. 108, no. 6 (June 2015): 883-99.

32. M. Rudd, K. D. Vohs, and J. Aaker, "Awe Expands People's Perception of Time, Alters Decision Making, and Enhances Well-Being," Psychol. Sci. 23, no. 10 (October 2012): 1130-36.

33. J. W. Zhang 외, "An Occasion for Unselfing: Beautiful Nature Leads to Prosociality," J. Environ. Psychol. 37 (March 2014): 61-72.

34. G. Kim 외, "Functional Neuroanatomy Associated with Natural and Urban Scenic Views in the Human Brain: 3.0T Functional MR Imaging," Korean J. Radiol. 11, no. 5 (September-October 2010): 507-13.

35. Y. T. Uhls 외, "Five Days at Outdoor Education Camp Without Screens Improves Preteen Skills with Nonverbal Emotion Cues," Comput. Human Behav. 39 (October 2014): 387-92.

36. T. Baumgartner 외, "Frequency of Everyday Pro-Environmental Behaviour Is Explained by Baseline Activation in Lateral Prefrontal Cortex," Sci. Rep. 9, no. 9 (January 2019).

37. G. X. Mao 외, "Effects of Short-Term Forest Bathing on Human Health in a Broad-Leaved Evergreen Forest in Zhejiang Province, China," Biomed. Environ. Sci. 25, no. 3 (June 2012): 317-24.

38. R. A. Atchley, D. L. Strayer, and P. Atchley, "Creativity in the Wild: Improving Creative Reasoning Through Immersion in Natural Settings," PLoS One 7, no. 12 (December 2012): e51474.

39. R. Mitchell and F. Popham, "Effect of Exposure to Natural Environment on Health Inequalities: An Observational Population Study," Lancet 372, no. 9650 (November 2008): 1655-60.

40. D. L. Crouse 외, "Urban Greenness and Mortality in Canada's Largest Cities: A National Cohort Study," Lancet Planet. Health 1, no. 7 (October 2017): e289-97.

41. D. Vienneau 외, "More Than Clean Air and Tranquillity: Residential Green Is Independently Associated with Decreasing Mortality," Environ. Int. 108 (November 2017): 176-84.

42. M. van den Berg 외, "Health Benefits of Green Spaces in the Living Environment: A Systematic Review of Epidemiological Studies," Urban For. Urban Green. 14, no. 4 (August 2015): 806-16.

Chapter7 식탁을 치우자: 생각해 볼 문제

1. R. H. Lustig, "Processed Food—AnExperiment That Failed," JAMA Pediatr. 171, no. 3 (March 2017): 212-14.

2. L. Schnabel 외, "Association Between Ultraprocessed Food Consumption and Risk of Mortality Among Middle-Aged Adults in France," JAMA Intern. Med. 179, no. 4 (February 2019): 490-98.

3. GBD 2017 Diet Collaborators, "Health Effects of Dietary Risks in 195 Countries, 1990-2017: A

Systematic Analysis for the Global Burden of Disease Study 2017," Lancet 393, no. 10184 (May 2019): 1958-72.

4. US Department of Health and Human Services, "What Is a Food Additive?, https://www.hhs.gov/answers/public−health−and−safety/what−is−a−food−additive/index.html.

5. US Food and Drug Administration, "Overview of Food Ingredients, Additives & Colors,"https://www.fda.gov/food/food−ingredients−packaging/overview−food−ingredients−additives−colors.

6. US Food and Drug Administration, "Overview of Food Ingredients."

7. B. Popkin and C. Hawkes, "The Sweetening of the Global Diet, Particularly Beverages: Patterns, Trends and Policy Responses for Diabetes Prevention," Lancet Diabetes Endocrinol. 4, no. 2 (February 2016): 174-86.

8. V. S. Malik 외, "Long−Term Consumption of Sugar−Sweetened and Artificially Sweetened Beverages and Risk of Mortality in US Adults," Circulation 139, no. 18 (April 2019): 2113-25.

9. A. Mummert 외, "Stature and Robusticity During the Agricultural Transition: Evidence from the Bioarchaeological Record," Econ. Hum. Biol. 9, no. 3 (July 2011): 284-301.

10. Jared Diamond, "The Worst Mistake in the History of the Human Race," Discover, May 1987.

11. Jared Diamond, "The Worst Mistake."

12. 유발 하라리, 『사피엔스』, 조현욱 옮김, 김영사, 2015.

13. J. Graham Ruby 외, "Estimates of the Heritability of Human Longevity Are Substantially Inflated Due to Assortative Mating," Genetics 210, no. 3 (November 1, 2018): 1109 1124.

14. F. N. Jacka 외, "Western Diet Is Associated with a Smaller Hippocampus: A Longitudinal Investigation," BMC Med. 13 (September 2015): 215; 그리고 다음 참고. T. Akbaraly 외, "Association of Long−Term Diet Quality with Hippocampal Volume: Longitudinal Cohort Study," Am. J. Med. 131, no. 11 (November 2018): 1372-81.

15. A. Ramirez 외, "Elevated HbA1c Is Associated with Increased Risk of Incident Dementia in Primary Care Patients," J. Alzheimers Dis. 44, no. 4 (2015): 1203-12.

16. Lustig, "Processed Food."

17. Y. Lee 외, "Cost−Effectiveness of Financial Incentives for Improving Diet and Health through Medicare and Medicaid: A Microsimulation Study," PLoS Med. 16, no. 3 (March 2019): e1002761.

18. M. K. Potvin and A. Wanless, "The Influence of the Children's Food and Beverage Advertising Initiative: Change in Children's Exposure to Food Advertising on Television in Canada between 2006-2009," Int. J. Obes. (Lond.) 38, no. 4 (April 2014): 558-62.

19. S. Rincon−Gallardo Patino 외, "Nutritional Quality of Foods and Non−Alcoholic Beverages Advertised on Mexican Television According to Three Nutrient Profile Models," BMC Public Health 16 (August 2016): 733.

20. M. M. Romero−Fernandez, M. A. Royo−Bordonada, and F. Rodriguez−Artalejo, "Evaluation of Food and Beverage Television Advertising During Children's Viewing Time in Spain Using the UK Nutrient Profile Model," Public Health Nutr. 16, no. 7 (July 2013): 1314-20.

21. M. Hajizadehoghaz, M. Amini, and A. Abdollahi, "Iranian Television Advertisement and Children's Food Preferences," Int. J. Prev. Med. 7 (December 2016): 128.

22. J. L. Harris, J. A. Bargh, and K. D. Brownell, "Priming Effects of Television Food Advertising on Eating Behavior," Health Psychol. 28, no. 4 (July 2009): 404-13.

23. E. J. Boyland 외, "Food Choice and Overconsumption: Effect of a Premium Sports Celebrity Endorser," J. Pediatr. 163, no. 2 (August 2013): 339-43.

24. J. A. Emond 외, "Exposure to Child−Directed TV Advertising and Preschoolers' Intake of

Advertised Cereals," Am. J. Prev. Med. 56, no. 2 (2019): e35-e43.

25. M. A. Bragg 외, "Sports Sponsorships of Food and Nonalcoholic Beverages," Pediatrics 141, no. 4 (April 2018): e20172822.

26. S. Luo 외, "Abdominal Fat Is Associated with a Greater Brain Reward Response to High-Calorie Food Cues in Hispanic Women," Obesity (Silver Spring) 21, no. 10 (October 2013): 2029-36.

27. Y. Yang 외, "Executive Function Performance in Obesity and Overweight Individuals: A Meta-Analysis and Review," Neurosci. Biobehav. Rev. 84 (January 2018): 225-44.

28. N. Mac Giollabhui 외, "Executive Dysfunction in Depression in Adolescence: The Role of Inflammation and Higher Body Mass," Psychol. Med (March 2019): 1-9.

29. Giollabhui 외, "Executive Dysfunction."

30. J. A. Bremser and G. G. Gallup, "Mental State Attribution and Body Configuration in Women," Front. Evol. Neurosci. 4 (January 2012): 1.

31. B. S. Lennerz 외, "Effects of Dietary Glycemic Index on Brain Regions Related to Reward and Craving in Men," Am. J. Clin. Nutr. 98, no. 3 (September 2013): 641-47.

32. R. Chen 외, "Decision Making Deficits in Relation to Food Cues Influence Obesity: A Triadic Neural Model of Problematic Eating," Front. Psychiatry 9 (June 2018): 264.

33. M. T. Osborne 외, "Amygdalar Activity Predicts Future Incident Diabetes Independently of Adiposity," Psychoneuroendocrinology 100 (February 2019): 32-40.

34. S. C. Staubo 외, "Mediterranean Diet, Micro-and Macronutrients, and MRI Measures of Cortical Thickness," Alzheimers Dement. 13, no. 2 (February 2017): 168-77.

35. A. Molfino 외, "The Role for Dietary Omega-3 Fatty Acids Supplementation in Older Adults," Nutrients 6, no. 10 (October 2014): 4058-72.

36. R. K. McNamara 외, "Docosahexaenoic Acid Supplementation Increases Prefrontal Cortex Activation During Sustained Attention in Healthy Boys: A Placebo-Controlled, Dose-Ranging, Functional Magnetic Resonance Imaging Study," Am. J. Clin. Nutr. 91, no. 4 (April 2010): 1060-67; 그리고 다음 참고. S. C. Dyall, "Long-Chain Omega-3 Fatty Acids and the Brain: A Review of the Independent and Shared Effects of EPA, DPA, and DHA," Front. Aging Neurosci. 7 (April 2015): 52.

37. 데이비드 펄머터, 『장내세균 혁명』, 윤승일 · 이문영 옮김, 지식너머, 2016.

38. M. K. Wium-Andersen 외, "C-Reactive Protein Levels, Psychological Distress, and Depression in 73, 131 Individuals," JAMA Psychiatry 70, no. 2 (2013): 176-184

39. V. Valkanova, K. P. Ebmeier, and C. L. Allan, "CRP, IL-6 and Depression: A Systematic Review and Meta-Analysis of Longitudinal Studies," J. Affect. Disord. 150, no. 3 (September 2013): 736-44.

40. A. N. Westover and L. B. Marangell, "A Cross-National Relationship Between Sugar Consumption and Major Depression?," Depress. Anxiety 16, no. 3 (2002): 118-20.

41. A. Sanchez-Villegas 외, "Added Sugars and Sugar-Sweetened Beverage Consumption, Dietary Carbohydrate Index and Depression Risk in the Seguimiento Universidad de Navarra (SUN) Project," Br. J. Nutr. 119, no. 2 (January 2018): 211-21.

42. J. E. Gangwisch 외, "High Glycemic Index Diet as a Risk Factor for Depression: Analyses from the Women's Health Initiative," Am. J. Clin. Nutr. 102, no. 2 (August 2015): 454-63.

43. C. Lassale 외, "Healthy Dietary Indices and Risk of Depressive Outcomes: A Systematic Review and Meta-Analysis of Observational Studies," Mol. Psychiatry 24, no. 7 (July 2019): 965-86.

44. Glenda Lindseth, Brian Helland, and Julie Caspers, "The Effects of Dietary Tryptophan on Affective Disorders," Archives of Psychiatric Nursing 29, no. 2 (April 2015): 102-107.

45. G. Z. Reus 외, "Kynurenine Pathway Dysfunction in the Pathophysiology and Treatment of Depression: Evidences from Animal and Human Studies," J. Psychiatr. Res. 68 (September 2015): 316-28.

46. Reus 외, "Kynurenine Pathway Dysfunction."

47. J. Savitz, "Role of Kynurenine Metabolism Pathway Activation in Major Depressive Disorder," Current Topics in Behavioral Neuroscience 31 (2017): 249-267.

48. T. B. Meier 외, "Relationship between Neurotoxic Kynurenine Metabolites and Reductions in Right Medial Prefrontal Cortical Thickness in Major Depressive Disorder," Brain Behav. Immun. 53 (March 2016): 39-48.

49. Y. Zhou 외, "Cross-Sectional Relationship between Kynurenine Pathway Metabolites and Cognitive Function in Major Depressive Disorder," Psychoneuroendocrinology 101 (March 2019): 72-79.

50. J. C. Feiger 외, "Inflammation Is Associated with Decreased Functional Connectivity Within Corticostriatal Reward Circuitry in Depression," Mol. Psychiatry 21, no. 10 (October 2016): 1358-65.

51. M. Visser 외, "Elevated C-Reactive Protein Levels in Overweight and Obese Adults," JAMA 282, no. 22 (December 1999): 2131-35.

52. K. A. Walker 외, "Midlife Systemic Inflammatory Markers Are Associated with Late-Life Brain Volume: The ARIC Study," Neurology 89, no. 22 (November 2017): 2262-70.

53. Masashi Soga, Kevin J. Gaston, and Yuichi Yamaurac, "Gardening Is Beneficial for Health: A Meta-analysis," Preventative Medicine Reports 5 (March 2017): 92-99.

Chapter8 달콤한 수면: 한밤중 브레인 워시

1. Centers for Disease Control and Prevention, "Short Sleep Duration Among U.S. Adults," https://www.cdc.gov/sleep/data_statistics.html.

2. 수면에 관한 자료는 National Sleep Foundation 웹사이트 참고. SleepFoundation.org.

3. C. S. Moller-Levet 외, "Effects of Insufficient Sleep on Circadian Rhythmicity and Expression Amplitude of the Human Blood Transcriptome," Proc. Natl. Acad. Sci. USA 110, no. 12 (March 2013): E1132-41.

4. 매슈 워커, 『우리는 왜 잠을 자야 할까』, 이한음 옮김, 열린책들, 2019.

5. J. G. Jenkins and K. M. Dallenbach, "Obliviscence During Sleep and Waking," Am. J. Psychol. 35, no. 4 (October 1924): 605-12.

6. A. S. Lim 외, "Sleep Fragmentation and the Risk of Incident Alzheimer's Disease and Cognitive Decline in Older Persons," Sleep 36, no. 7 (July 2013): 1027-32.

7. L. K. Barger 외, "Short Sleep Duration, Obstructive Sleep Apnea, Shiftwork, and the Risk of Adverse Cardiovascular Events in Patients After an Acute Coronary Syndrome," J. Am. Heart Assoc. 6, no. 10 (October 2017): e006959.

8. C. W. Kim 외, "Sleep Duration and Progression to Diabetes in People with Prediabetes Defined by HbA1c Concentration," Diabet. Med. 34, no. 11 (November 2017): 1591-98.

9. M. R. Irwin, R. Olmstead, and J. E. Carroll, "Sleep Disturbance, Sleep Duration, and Inflammation: A Systematic Review and Meta-Analysis of Cohort Studies and Experimental Sleep Deprivation," Biol. Psychiatry 80, no. 1 (July 2016): 40.

10. T. B. Meier 외, "Relationship Between Neurotoxic Kynurenine Metabolites and Reductions in

Right Medial Prefrontal Cortical Thickness in Major Depressive Disorder," Brain Behav. Immun. 53 (March 2016): 39-48.

11. S. M. Greer, A. N. Goldstein, and M. P. Walker, "The Impact of Sleep Deprivation on Food Desire in the Human Brain," Nat. Commun. 4 (2013): 2259.

12. M. P. St-Onge 외, "Short Sleep Duration Increases Energy Intakes but Does Not Change Energy Expenditure in Normal-Weight Individuals," Am. J. Clin. Nutr. 94, no. 2 (August 2011): 410-16.

13. J. S. Rihm 외, "Sleep Deprivation Selectively Upregulates an Amygdala Hypothalamic Circuit Involved in Food Reward," J. Neurosci. 39, no. 5 (January 2019): 888-99.

14. C. A. Everson, "Functional Consequences of Sustained Sleep Deprivation in the Rat," Behav. Brain. Res. 69, nos. 1-2 (July-August 1995): 43-54.

15. J. J. Iliff 외, "A Paravascular Pathway Facilitates CSF Flow Through the Brain Parenchyma and the Clearance of Interstitial Solutes, Including Amyloid ß," Sci. Transl. Med. 4, no. 147 (August 2012): 147ra111.

16. L. Xie 외, "Sleep Drives Metabolite Clearance from the Adult Brain," Science 342, no. 6156 (October 2013): 373-77.

17. E. Shokri-Kojori 외, "ß-Amyloid Accumulation in the Human Brain After One Night of Sleep Deprivation," Proc. Natl. Acad. Sci. USA 115, no. 17 (April 2018): 4483-88.

18. P. Li 외, "Beta-Amyloid Deposition in Patients with Major Depressive Disorder with Differing Levels of Treatment Resistance: A Pilot Study," EJNMMI Res. 7, no.1 (December 2017): 24; 그리고 다음 참고. S. Perin 외, "Amyloid Burden and Incident Depressive Symptoms in Preclinical Alzheimer's Disease," J. Affect. Disord. 229 (March 2018): 269-74.

19. E. Flores-Martinez and F. Pena-Ortega, "Amyloid ß Peptide-Induced Changes in Prefrontal Cortex Activity and Its Response to Hippocampal Input," Int. J. Pept. 12 (January 2017): 1-9.

20. B. T. Kress 외, "Impairment of Paravascular Clearance Pathways in the Aging Brain," Ann. Neurol. 76, no. 6 (December 2014): 845-61.

21. S. Yoo 외, "The Human Emotional Brain Without Sleep—A Prefrontal Amygdala Disconnect," Curr. Biol. 17, no. 20 (2007): 877-78.

22. E. van der Helm and M. P. Walker, "Overnight Therapy? The Role of Sleep in Emotional Brain Processing," Psychol. Bull. 135, no. 5 (September 2009): 731-48.

23. A. N. Goldstein and M. P. Walker, "The Role of Sleep in Emotional Brain Function," Annu. Rev. Clin. Psychol. 10 (2014): 679-708.

24. Y. Motomura 외, "Two Days' Sleep Debt Causes Mood Decline During Resting State via Diminished Amygdala-Prefrontal Connectivity," Sleep 40, no. 10 (October 2017).

25. E. Ben Simon and M. P. Walker, "Sleep Loss Causes Social Withdrawal and Loneliness," Nat. Commun. 9, no. 3146 (August 2018).

26. K. J. Brower and B. E. Perron, "Sleep Disturbance as a Universal Risk Factor for Relapse in Addictions to Psychoactive Substances," Med. Hypotheses 74, no. 5 (May 2010): 928-33.

27. Grand View Research, "Insomnia Therapeutics Market Analysis by Treatment Type [Devices, Drugs (Benzodiazepines, Nonbenzodiazepines, Antidepressants, Orexin Antagonists, Melatonin Antagonists)], by Sales Channel, and Segment Forecasts, 2018-2025," October 2017, https://www.grandviewresearch.com/industry-analysis/insomnia-therapeutics-market.

28. Yinong Chong, Cheryl D. Fryar, and Quiping Gu, "Prescription Sleep Aid Use Among Adults: United States, 2005-2010," Centers for Disease Control and Prevention, NCHS Data Brief 127, August 2013, https://www.cdc.gov/nchs/products/databriefs/db127.htm.

29. T. B. Huedo-Medina 외, "Effectiveness of Non-Benzodiazepine Hypnotics in Treatment of Adult Insomnia: Meta-Analysis of Data Submitted to the Food and Drug Administration," BMJ 345 (December 2012): e8343.

30. D. F. Kripke, R. D. Langer, and L. E. Kline, "Hypnotics' Association with Mortality or Cancer: A Matched Cohort Study," BMJ Open 2 (2012): e000850.

31. D. F. Kripke, "Hypnotic Drug Risks of Mortality, Infection, Depression, and Cancer: But Lack of Benefit," version 3, F1000Res. 5 (2016): 918.

32. Kripke, "Hypnotic Drug Risks."

33. A. M. Chang 외, "Evening Use of Light-Emitting eReaders Negatively Affects Sleep, Circadian Timing, and Next-Morning Alertness," Proc. Natl. Acad. Sci. USA 112, no. 4 (January 2015): 1232-37.

34. J. M. Zeitzer 외, "Sensitivity of the Human Circadian Pacemaker to Nocturnal Light: Melatonin Phase Resetting and Suppression," J. Physiol. 526, part 3 (August 2000): 695-702.

35. A. Garcia-Saenz 외, "Evaluating the Association Between Artificial Lightat-Night Exposure and Breast and Prostate Cancer Risk in Spain (MCC-Spain Study)," Environ. Health Perspect. 126, no. 4 (April 2018): 047011.

36. P. James 외, "Outdoor Light at Night and Breast Cancer Incidence in the Nurses' Health Study II," Environ. Health Perspect. 125, no. 8 (August 2017): 087010.

37. T. A. Bedrosian and R. J. Nelson, "Timing of Light Exposure Affects Mood and Brain Circuits," Transl. Psychiatry 7, no. 1 (January 2017): e1017.

38. Common Sense Media, "The Common Sense Census: Media Use by Kids Age Zero to Eight 2017," https://www.commonsensemedia.org/research/the-common-sense-census-media-use-by-kids-age-zero-to-eight-2017.

39. The National Sleep Foundation's Sleep in America poll: https://www.sleepfoundation.org/sites/default/files/inline-files/Highlights_facts_06.pdf.

40. A. Shechter 외, "Blocking Nocturnal Blue Light for Insomnia: A Randomized Controlled Trial," J. Psychiatr. Res. 96 (January 2018): 196-202.

41. F. H. Rangtell 외, "Two Hours of Evening Reading on a Self-Luminous Tablet vs. Reading a Physical Book Does Not Alter Sleep After Daytime Bright Light Exposure," Sleep Med. 23 (July 2016): 111-18.

Chapter9 행복한 몸, 행복한 뇌: 몸을 움직이면 계속 움직이게 된다

1. D. A. Raichlen and A. D. Gordon, "Relationship Between Exercise Capacity and Brain Size in Mammals," PLoS One 6, no. 6 (June 2011): e20601; 그리고 다음 참고. D. A. Raichlen and J. D. Polk, "Linking Brains and Brawn: Exercise and the Evolution of Human Neurobiology," Proc. Biol. Sci. 280, no. 1750 (January 2013): 201222550.

2. M. Moriya, C. Aoki, and K. Sakatani, "Effects of Physical Exercise on Working Memory and Prefrontal Cortex Function in Post-Stroke Patients," Adv. Exp. Med. Biol. 923 (2016): 203-8; 그리고 다음 참고. T. Tsujii, K. Komatsu, and K. Sakatani, "Acute Effects of Physical Exercise on Prefrontal Cortex Activity in Older Adults: A Functional Near-Infrared Spectroscopy Study," Adv. Exp. Med. Biol. 765 (2013): 293-98.

3. S. Dimitrov, E. Hulteng, and S. Hong, "Inflammation and Exercise: Inhibition of Monocytic Intracellular TNF Production by Acute Exercise via □ 2-Adrenergic Activation," Brain Behav. Immun. 61 (March 2016): 60-68.

4. D. Aune 외, "Physical Activity and the Risk of Type 2 Diabetes: A Systematic Review and Dose-Response Meta-Analysis," Eur. J. Epidemiol. 30, no. 7 (July 2015): 529-42.

5. E. E. Hill 외, "Exercise and Circulating Cortisol Levels: The Intensity Threshold Effect," J. Endocrinol. Invest. 31, no. 7 (July 2008): 587-91.

6. D. E. Lieberman, "Is Exercise Really Medicine? An Evolutionary Perspective," Curr. Sports Med. Rep. 14, no. 4 (July-August 2015): 313-19; 그리고 다음 참고. 대니얼 리버먼, 『우리 몸 연대기』, 김명주 옮김, 웅진지식하우스, 2018.

7. D. Berrigan 외, "Physical Activity in the United States Measured by Accelerometer," Med. Sci. Sports Exerc. 40, no. 1 (January 2008): 181-88.

8. Frank W. Marlowe, The Hadza: Hunter-Gatherers of Tanzania, Origins of Human Behavior and Culture 3 (Berkeley: University of California Press, 2010).

9. A. Biswas 외, "Sedentary Time and Its Association with Risk for Disease Incidence, Mortality, and Hospitalization in Adults: A Systematic Review and Meta-Analysis," Ann. Intern. Med. 162, no. 2 (January 2015): 123-32.

10. S. Beddhu 외, "Light-Intensity Physical Activities and Mortality in the United States General Population and CKD Subpopulation," Clin. J. Am. Soc. Nephrol. 10, no. 7 (July 2015): 1145-53.

11. 신체 활동과 암 관계를 다루는 국립암연구소 사이트. www.cancer.gov/about-cancer/causes-prevention/risk/obesity/physical-activity-fact-sheet.

12. S. Colcombe and A. F. Kramer, "Fitness Effects on the Cognitive Function of Older Adults: A Meta-Analytic Study," Psychol. Sci. 14, no. 2 (March 2003): 125-30.

13. C. L. Davis 외, "Exercise Improves Executive Function and Achievement and Alters Brain Activation in Overweight Children: A Randomized, Controlled Trial," Health Psychol. 30, no. 1 (January 2011): 91-98.

14. D. Moreau, I. J. Kirk, and K. E. Waldie, "High-Intensity Training Enhances Executive Function in Children in a Randomized, Placebo-Controlled Trial," Elife 6 (August 2017).

15. C. E. Hugenschmidt 외, "Effects of Aerobic Exercise on Functional Connectivity of Prefrontal Cortex in MCI: Results of a Randomized Controlled Trial," Alzheimers Dement. 13, no. 7 (July 2017): 569-70.

16. J. A. Blumenthal 외, "Lifestyle and Neurocognition in Older Adults with Cognitive Impairments," Neurology 92, no. 3 (2019): e212-e223.

17. P. Gellert 외, "Physical Activity Intervention in Older Adults: Does a Participating Partner Make a Difference?," Eur. J. Ageing 8, no. 3 (September 2011): 211.

18. A. Kassavou, A. Turner, and D. P. French, "Do Interventions to Promote Walking in Groups Increase Physical Activity? A Meta-Analysis," Int. J. Behav. Nutr. Phys. Act. 10 (February 2013) 18.

19. L. Chaddock-Heyman 외, "Aerobic Fitness Is Associated with Greater White Matter Integrity in Children," Front. Hum. Neurosci. 8 (August 2014): 584.

20. S. M. Hayes 외, "Cardiorespiratory Fitness Is Associated with White Matter Integrity in Aging," Ann. Clin. Trans. Neurol. 2, no. 6 (June 2015): 688-98.

21. C. J. Vesperman 외, "Cardiorespiratory Fitness Attenuates Age-Associated Aggregation of White Matter Hyperintensities in an At-Risk Cohort," Alzheimers Res. Ther. 10, no. 1 (September 2018): 97.

22. S. Muller 외, "Relationship Between Physical Activity, Cognition, and Alzheimer Pathology in Autosomal Dominant Alzheimer's Disease," Alzheimers Dement. 14, no. 11 (November 2018):

1427-37.

23. Helena Horder 외, "Midlife Cardiovascular Fitness and Dementia," Neurology 90, no. 15 (April 2018): e1298-e1305.

24. G. M. Cooney 외, "Exercise for Depression," Cochrane Database Syst. Rev. 9 (September 2013): CD004366.

25. D. Catalan-Matamoros 외, "Exercise Improves Depressive Symptoms in Older Adults: An Umbrella Review of Systematic Reviews and Meta-Analyses," Psychiatry Res. 244 (October 2016): 202-9.

26. S. B. Harvey 외, "Exercise and the Prevention of Depression: Results of the HUNT Cohort Study," Am. J. Psychiatry 175, no. 1 (January 2017): 28-36.

27. K. W. Choi 외, "Assessment of Bidirectional Relationships Between Physical Activity and Depression Among Adults: A 2-Sample Mendelian Randomization Study," JAMA Psychiatry 76, no. 4 (January 2019): 399-408.

28. S. Butscheidt 외, "Impact of Vitamin D in Sports: Does Vitamin D Insufficiency Compromise Athletic Performance?," Sportverletz Sportschaden 31, no. 1 (January 2017): 37-44.

Chapter10 고요한 시간: 마음 챙김

1. S. Charron and E. Koechlin, "Divided Representation of Concurrent Goals in the Human Frontal Lobes," Science 328, no. 5976 (April 2010): 360-63.

2. "Use of Yoga and Meditation Becoming More Popular in U.S.," press release, November 8, 2018, https://www.cdc.gov/nchs/pressroom/nchs_press_releases/2018/201811_Yoga_Meditation. htm.

3. P. H. Ponte Marquez 외, "Benefits of Mindfulness Meditation in Reducing Blood Pressure and Stress in Patients with Arterial Hypertension," J. Hum. Hypertens. 33, no. 3 (March 2019): 237-47.

4. L. Hilton 외, "Mindfulness Meditation for Chronic Pain: Systematic Review and Meta-Analysis," Ann. Behav. Med. 51, no. 2 (April 2017): 199-213.

5. D. S. Black and G. M. Slavich, "Mindfulness Meditation and the Immune System: A Systematic Review of Randomized Controlled Trials," Ann. N. Y. Acad. Sci. 1373, no. 1 (June 2016): 13-24.

6. M. C. Pascoe 외, "Mindfulness Mediates the Physiological Markers of Stress: Systematic Review and Meta-Analysis," J. Psychiatr. Res. 95 (December 2017): 156-78.

7. T. Gard, B. K. Holzel, and S. W. Lazar, "The Potential Effects of Meditation on Age-Related Cognitive Decline: A Systematic Review," Ann. N. Y. Acad. Sci. 1307 (January 2014): 89-103.

8. J. Ong and D. Sholtes, "A Mindfulness-Based Approach to the Treatment of Insomnia," J. Clin. Psychol. 66, no. 11 (November 2010): 1175-84.

9. D. C. Johnson 외, "Modifying Resilience Mechanisms in At-Risk Individuals: A Controlled Study of Mindfulness Training in Marines Preparing for Deployment," Am. J. Psychiatry 171, no. 8 (August 2014): 844-53.

10. M. Goyal 외, "Meditation Programs for Psychological Stress and Well-Being: A Systematic Review and Meta-Analysis," JAMA Intern. Med. 174, no. 3 (March 2014): 357-68.

11. D. W. Orme-Johnson and V. A. Barnes, "Effects of the Transcendental Meditation Technique on Trait Anxiety: A Meta-Analysis of Randomized Controlled Trials," J. Altern. Complement.

Med. 20, no. 5 (May 2014): 330-41.

12. B. K. Holzel 외, "Mindfulness Practice Leads to Increases in Regional Brain Gray Matter Density," Psychiatry Res. 191, no. 1 (January 2011): 36-43.

13. S. W. Lazar 외, "Meditation Experience Is Associated with Increased Cortical Thickness," Neuroreport 16, no. 17 (November 2005): 1893-97.

14. Y-Y. Tang 외, "Short-Term Meditation Induces White Matter Changes in the Anterior Cingulate," Proc. Natl. Acad. Sci. USA 107, no. 35 (2010): 15649-52.

15. J. A. Brewer 외, "Meditation Experience Is Associated with Differences in Default Mode Network Activity and Connectivity," Proc. Natl. Acad. Sci. USA 108, no. 50 (December 2011): 20254-59.

16. Y-Y. Tang 외, "Short-Term Meditation Training Improves Attention and Self-Regulation," Proc. Natl. Acad. Sci. USA 104, no. 43 (October 2007): 17152-56.

17. Y-Y. Tang, B. K. Holzel, and M. I. Posner, "The Neuroscience of Mindfulness Meditation," Nat. Rev. Neurosci. 16, no. 4 (April 2015): 213-25.

18. S. L. Valk 외, "Structural Plasticity of the Social Brain: Differential Change After Socio-Affective and Cognitive Mental Training," Sci. Adv. 3, no. 10 (October 2017): e1700489; 그리고 다음 참고. R. A. Gotink 외, "8-Week Mindfulness Based Stress Reduction Induces Brain Changes Similar to Traditional Long-Term Meditation Practice—A Systematic Review," Brain Cogn. 108 (October 2016): 32-41.

19. C. A. Hutcherson, E. M. Seppala, and J. J. Gross, "Loving-kindness Meditation Increases Social Connectedness," Emotion 8, no. 5 (October 2008): 720-24.

20. A. A. Taren 외, "Mindfulness Meditation Training and Executive Control Network Resting State Functional Connectivity: A Randomized Controlled Trial," Psychom. Med. 79, no. 6 (July-August 2017): 674-83.

21. A. A. Taren, J. D. Creswell, and P. J. Gianaros, "Dispositional Mindfulness Co-Varies with Smaller Amygdala and Caudate Volumes in Community Adults," PLoS One 8, no. 5 (May 2013): e64574.

22. G. Desbordes 외, "Effects of Mindful-Attention and Compassion Meditation Training on Amygdala Response to Emotional Stimuli in an Ordinary, Non-Meditative State," Front. Hum. Neurosci. 6 (November 2012): 292.

23. C. Wamsler 외, "Mindfulness in Sustainability Science, Practice, and Teaching," Sustain. Sci. 13, no. 1 (2018): 143-62.

24. 다음 참고. BensonHenryInstitute.org.

25. M. K. Bhasin 외, "Relaxation Response Induces Temporal Transcriptome Changes in Energy Metabolism, Insulin Secretion and Inflammatory Pathways," PLoS One 8, no. 5 (May 2013): e62817.

26. M. De Jong 외, "A Randomized Controlled Pilot Study on Mindfulness-Based Cognitive Therapy for Unipolar Depression in Patients with Chronic Pain," J. Clin. Psychiatry 79, no. 1 (January-February 2018): 26-34.

27. J. J. Miller, K. Fletcher, and J. Kabat-Zinn, "Three-Year Follow-Up and Clinical Implications of a Mindfulness Meditation-Based Stress Reduction Intervention in the Treatment of Anxiety Disorders," Gen. Hosp. Psychiatry 17, no. 3 (May 1995): 192-200.

28. 앤드루 뉴버그 박사의 연구는 다음 참고. http://www.andrewnewberg.com/pdfs.

29. A. B. Newberg 외, "Meditation Effects on Cognitive Function and Cerebral Blood Flow in Subjects with Memory Loss: A Preliminary Study," J. Alzheimers Dis. 20, no. 2 (2010): 517-26.

30. A. S. Moss 외, "Effects of an 8-Week Meditation Program on Mood and Anxiety in Patients with Memory Loss," J. Altern. Complement. Med. 18, no. 1 (January 2012): 48-53.

31. I. Kirste 외, "Is Silence Golden? Effects of Auditory Stimuli and Their Absence on Adult Hippocampal Neurogenesis," Brain Struct. Funct. 220, no. 2 (March 2015): 1221-28.

32. L. Bernardi, C. Porta, and P. Sleight, "Cardiovascular, Cerebrovascular, and Respiratory Changes Induced by Different Types of Music in Musicians and Non-Musicians: The Importance of Silence," Heart 92, no. 4 (2006): 445-52.

Chapter11 10일 프로그램: 종합하기

1. G. Y. Kim, D. Wang, and P. Hill, "An Investigation into the Multifaceted Relationship Between Gratitude, Empathy, and Compassion," J. Posit. Psychol. Wellbeing 2, no. 1 (2018): 23-44.

결론

1. 다음 참고. AdultDevelopmentStudy.org.

2. R. J. Waldinger 외, "Security of Attachment to Spouses in Late Life: Concurrent and Prospective Links with Cognitive and Emotional Well-Being," Clin. Psychol. Sci. 3, no. 4 (July 2015): 516-29.

3. John Bowlby, Attachment and Loss, vol. 1, Attachment (New York: Basic Books, 1969).

4. R. J. Waldinger, G. E. Vaillant, and E. J. Orav, "Childhood Sibling Relationships as a Predictor of Major Depression in Adulthood: A 30-Year Prospective Study," Am. J. Psychiatry 164, no. 6 (June 2007): 949-54.

5. Y. Minagawa and Y. Saito, "Active Social Participation and Mortality Risk Among Older People in Japan: Results from a Nationally Representative Sample," Res. Aging 37, no. 5 (July 2015): 481-99.

6. S. Cohen 외, "Social Ties and Susceptibility to the Common Cold," JAMA 277, no. 24 (June 1997): 1940-44.

7. K. Orth-Gomer, A. Rosengren, and L. Wilhelmsen, "Lack of Social Support and Incidence of Coronary Heart Disease in Middle-Aged Swedish Men," Psychosom. Med. 55, no. 1 (January-February 1993): 37-43.

8. 다음 참고. BlueZones.com.

옮긴이 **김성훈**

치과 의사의 길을 걷다가 번역의 길로 방향을 튼 엉뚱한 번역가. 중학생 시절부터 과학에 대해 궁금증이 생길 때마다 **틈틈**이 적어 온 과학 노트가 지금까지도 보물 1호이며, 번역으로 과학의 매력을 더 많은 사람과 나누기를 꿈꾼다. 현재 바른번역 소속 번역가로 활동하고 있다. 『이상한 수학책』, 『아인슈타인의 주사위와 슈뢰딩거의 고양이』, 『운명의 과학』, 『세상을 움직이는 수학개념 100』, 『정리하는 뇌』, 『공부하는 뇌』 등을 우리말로 옮겼으며, 『늙어감의 기술』로 제36회 한국과학기술도서상 번역상을 받았다.

클린 브레인

2020년 8월 17일 초판 1쇄 인쇄
2020년 8월 24일 초판 1쇄 발행

지은이 | 데이비드 펄머터 · 오스틴 펄머터 · 크리스틴 로버그
옮긴이 | 김성훈
발행인 | 윤호권 · 박헌용
책임편집 | 정상미

발행처 | 지식너머
출판등록 | 제2013-000128호

주소 | 서울특별시 서초구 사임당로 82(우편번호 06641)
전화 | 편집 (02)3487-1151, 영업 (02)2046-2800
팩스 | 편집 · 마케팅 (02)585-1755
홈페이지 | www.sigongsa.com

ISBN 979-11-6579-170-4 13510

지식너머는 ㈜시공사의 브랜드입니다.

이 도서의 국립중앙도서관 출판예정도서목록(CIP)은 서지정보유통지원시스템 홈페이지(http://seoji.nl.go.kr)와 국가자료종합목록 구축시스템(http://kolis-net.nl.go.kr)에서 이용하실 수 있습니다. (CIP제어번호: CIP2020032611)